Wolfgang Schlicht, Ralf Brand
Körperliche Aktivität, Sport und Gesundheit

Grundlagentexte Gesundheitswissenschaften

Herausgegeben von Petra Kolip

Wolfgang Schlicht, Ralf Brand

Körperliche Aktivität, Sport und Gesundheit

Eine interdisziplinäre Einführung

Juventa Verlag Weinheim und München 2007

Die Autoren

Wolfgang Schlicht, Jg. 1952, Dr. phil. habil., ist Professor und Direktor des Instituts für Sportwissenschaft der Universität Stuttgart.
Seine Arbeitsschwerpunkte sind Präventionsforschung (insbesondere Gesundheitsverhalten) und Sportpsychologie (insbesondere Evaluation und Dissemination, sowie Wohlbefindensforschung).

Ralf Brand, Jg. 1971, Dr. rer. soc. habil., ist Privatdozent im Arbeitsbereich Verhalten, Erziehung und Gesundheitsförderung am Institut für Sportwissenschaft der Universität Stuttgart.
Seine Arbeitsschwerpunkte sind Gesundheitsverhalten, Sportpsychologie und Sportspielforschung.

Bibliografische Information der Deutschen Nationalbibliothek

Die Deutsche Nationalbibliothek verzeichnet diese Publikation in der Deutschen Nationalbibliografie; detaillierte bibliografische Daten sind im Internet über http://dnb.d-nb.de abrufbar.

Umschlaggestaltung: Atelier Warminski, 63654 Büdingen
Umschlagabbildung: Egon Schiele, Der Tänzer, 1913
Printed in Germany

ISBN 978-3-7799-1568-3

Inhalt

1. Anstelle eines Vorworts: Einführung in die Problematik und Anspruch dieses Buches

Millionen von Menschen lassen sich von einem Phänomen in den Bann ziehen, das seit seinen Anfängen in England als *Sport* geläufig ist und das vor allem in seiner traditionellen Gestaltung als Wettkampf- und Leistungssport Gegenstand von geselliger Konversation, medialer Präsentation, aber auch von interindividuellen Konflikten ist. Sport begeistert die Massen und bei oberflächlicher Betrachtung könnte man zu dem Schluss gelangen, als seien die Massen nicht nur konsumierend, sondern tatsächlich sportlich aktiv: Sie bevölkern zu Tausenden die Wintersportgebiete, joggen oder walken im Gelände, rudern, segeln oder surfen auf Baggerseen und schließen sich – gleich ob alt oder jung – einem Verein oder einem Fitnessstudio an. Sie genießen die Bewegung, die Umgebung, den Schnee, das Wasser und das gemeinsame Tun mit Gleichgesinnten oder den Nervenkitzel in riskanten Sportarten.

Fragt man Menschen nach ihrer Einstellung zum Sport, erhält man denn auch überwiegend positive Rückmeldungen. Sport finden die meisten gut. Indes – entgegen diesem Eindruck – sind nur die wenigsten tatsächlich sportlich aktiv. Das Gros der Menschen in den industrialisierten Nationen lässt gar das physiologisch notwendige Mindestmaß an *körperlicher Aktivität* vermissen: Die meisten gehen noch nicht einmal zwei Kilometer pro Woche zu Fuß. Sie nutzen stattdessen jede Möglichkeit, sich das Leben (scheinbar) durch den Einsatz von Mobilitätshilfen (Auto, Fahrstuhl, Rolltreppe) zu erleichtern. Der Großteil der Bevölkerung trägt durch die selbst gewählte Sport- und Bewegungsabstinenz langfristig zum eigenen gesundheitlichen Risiko bei.

Verschiedene Berufsgruppen und Wissenschaftler ganz unterschiedlicher Couleur beschäftigen sich nicht zuletzt vor dem Hintergrund solcher gesellschaftlicher Realitäten mit dem Themenbereich körperliche Aktivität, Sport und Gesundheit.

Die Sportmedizin befasst sich mit den biologischen Prozessen, den Anpassungsvorgängen im Organismus, die durch eine aktive körperliche Betätigung provoziert werden. Die Trainingswissenschaft sucht nach Prinzipien der effizienten und effektiven Belastungsdosierung, um die Anpassungen des Organismus gezielt zu steuern. Sportpsychologen beschreiben und erklären die psychischen Vorgänge, die mit körperlicher Aktivität verbunden sind, fragen nach den Motiven, den Barrieren und den Wirkungen. Vertreterinnen und Vertreter der Public Health-Forschung befassen sich mit körperlicher Aktivität als einer Verhaltensweise, die gesundheitliche Risiken mindert und eine Ressource für Gesundheit und Wohlbefinden ist.

Wir werden in diesem Buch einen Teil dieser Perspektiven aufgreifen und interdisziplinär argumentieren. Im Zentrum steht also nicht der spezifische Blickwinkel der Disziplinen, sondern das Phänomen körperliche Aktivität, dem wir uns aus differenten Perspektiven nähern.

Dennoch gibt es auch dabei notwendigerweise Beschränkungen. In unseren Ausführungen bevorzugen wir nämlich eine *sozial- und verhaltenswissenschaftliche Perspektive*. Deshalb wird kaum – oder wenn, dann nur randständig – darauf eingegangen, welche physiologischen (zum Beispiel hämodynamischen oder metabolischen) Änderungen durch körperliche Aktivität im Organismus provoziert werden. Dazu sei auf Arbeiten aus der Sportmedizin verwiesen (u.a. Dickhuth 2000).

Am Ende jedes Kapitels findet sich jeweils eine kurze Zusammenfassung über Kernpunkte (Synopse) sowie einige Hinweise auf weiterführende Literatur und sonstige Informationsquellen.

Das Buch wurde für eine breite Leserschaft geschrieben: Sportwissenschaftler, Sportmediziner, Public Health-Forscher, Gesundheitspsychologen, Praktizierende in Gesundheitsberufen, Journalisten, aber auch Politiker, die davon überzeugt sind, dass körperliche Aktivität der Gesundheit nützt.

Das Buch ist ein Grundlagentext, der also einen Überblick zum Thema gibt und daher auf Details ebenso verzichtet wie auf fachliche Spezifiken, die bei der Leserin oder dem Leser ein spezielles Wissen voraussetzen.

Frau Professor Dr. Petra Kolip, die uns zu diesem Buch eingeladen hat und dem Juventa Verlag, der das Buch betreut, danken wir für die Chance, unsere Position zum Thema darzulegen.

Stuttgart, im März 2007
Wolfgang Schlicht, Ralf Brand

2. Inaktivität als gesundheitliches Risiko

Körperliche Inaktivität zählt die Weltgesundheitsorganisation in ihrem Bericht des Jahres 2002 zu den meist verbreiteten (proximalen) gesundheitlichen Risiken in den Industrieländern. Inaktivität wird damit als ähnlich riskant bewertet wie das Übergewicht oder das Rauchen.

Nach Angaben der Weltgesundheitsorganisation (WHO 2002) gehen auf das Konto der körperlichen Inaktivität:

- weltweit 1,9 Millionen vorzeitige Todesfälle und 19 Millionen „Disability-Adjusted-Life-Years" (DALY). DALYs oder „um Behinderungen bereinigte Lebensjahre" sind ein Indikator für die Lebenszeit, die in Behinderung verlebt wird oder durch vorzeitiges Versterben verloren geht.
- Alleine in Westeuropa verursacht Inaktivität 8 % bis 10 % der vorzeitigen Todesfälle.
- 16 % der Brust- und Darmkrebs-, sowie 22 % der ischämischen Herzerkrankungen sind ursächlich auf Inaktivität zurück zu führen.

Neben dem individuellen Leid, das durch die Erkrankungen entsteht, ist auch der volkswirtschaftliche Schaden, der durch Inaktivität verursacht wird, beträchtlich. Allein für die USA ergaben sich im Jahr 1995 Kosten in der Höhe von 24 Milliarden U.S. Dollar (Colditz 1999).

In der Zeitschrift *The Lancet* hat eine Arbeitsgruppe im Jahr 2002 für verschiedene Regionen und Länder den Anteil geschätzt, den verschiedene Risikofaktoren an der Sterblichkeit (Morbidität) und Erkrankungsrate (Mortalität) haben (Ezzati, Lopez, Rodgers, Hoorn & Murray 2002). Dabei wurde das Risiko *kontrafaktisch* analysiert. Die Frage lautete, welche Entwicklungen die Erkrankungsrate (Morbidität) und die Sterblichkeitsrate (Mortalität) nähmen, wenn es gelänge, das Risiko gänzlich zu beseitigen oder mindestens doch zu minimieren? Bei diesem Vorgehen wird also ein optimistisches Szenario mit einem alternativen Szenario verglichen. Der gewählte Zugang stellt zugleich in Rechnung, dass Erkrankungen oder frühzeitige Todesfälle meist mehrere Ursachen haben.

Als Risikofaktoren wurden in der Analyse von Ezzati et al. (2002) solche Verhaltensweisen gewählt, die mit hoher Wahrscheinlichkeit zu den führenden Ursachen von Krankheitslasten (*burden of diseases*) zählen. Sie durften nicht zu spezifisch sein (zum Beispiel: Umwelteinflüsse, die selten vorkommen und nur einen kleinen Teil der Bevölkerung treffen) aber auch nicht zu global ausfallen (beispielsweise die heutige Lebenswelt als Ganzes).

Das Risiko Inaktivität wurde in drei Kategorien geordnet: [1] inaktiv, [2] unzureichend aktiv (weniger als 2,5 Stunden pro Woche moderat intensive Aktivität oder weniger als 4.000 KJ oder ca. 1.000 kcal pro Woche zusätzlich zum Grundumsatz) und [3] ein Mindestniveau von 2,5 Stunden pro Woche moderat intensiver Aktivität oder 4.000 KJ pro Woche zusätzlich zum Grundumsatz.

Unter der Annahme, dass die meisten Menschen in ihrer Kindheit hoch aktiv waren, als Erwachsene dann aber inaktiv sind, ergeben sich für die entwickelten Länder Europas, darunter auch Deutschland, pro Jahr 147.000 (vermeidbare) Todesfälle bei den Männern und 175.000 Todesfälle bei den Frauen. Verursacht sind diese Todesfälle durch Erkrankungen wie koronare Herzerkrankungen (KHK), Brustkrebs, Diabetes mellitus (Typ 2), Prostata- und Rektum-Krebs. Alle die genannten Erkrankungen werden also durch ein inaktives Leben begünstigt.

Den Zusammenhang zwischen Risikoverhalten und den Folgen illustriert beispielhaft und zum einleitenden Überblick die Abb. 2.1.

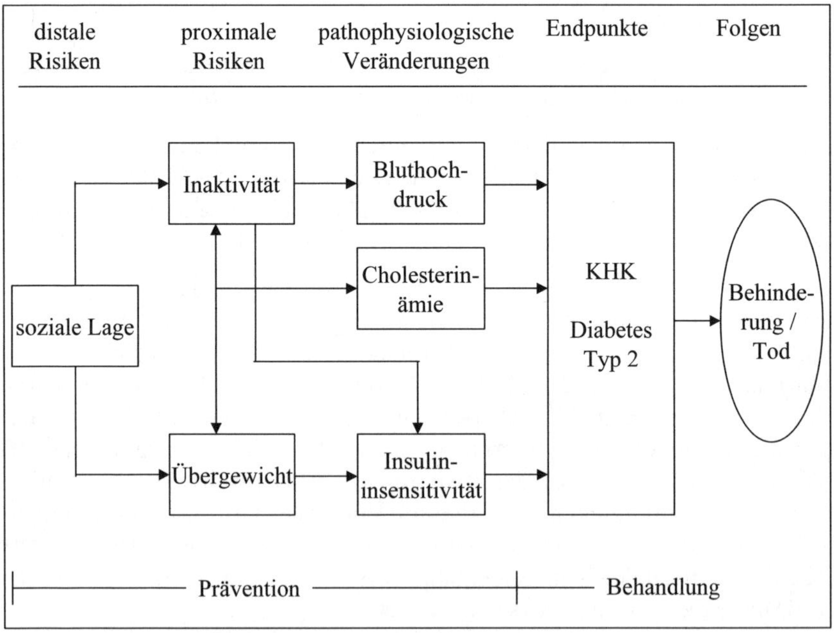

Abb. 2.1: Illustration des Zusammenhanges von Risikoverhalten und Gesundheit (angelehnt an WHO 2002)

Wie viele Erkrankungen sind der Inaktivität direkt anzulasten? Man spricht vom *attributablen Risiko* (AR) und beschreibt damit jenen Anteil einer Erkrankung oder vorzeitigen Sterblichkeit, der direkt auf die Inaktivität zurückgeführt werden kann. AR wird für gewöhnlich als das Verhältnis der

Neuerkrankten respektive Verstorbenen in der Gruppe der Inaktiven gegenüber der Gruppe der Aktiven berechnet. Aus dem AR lässt sich abschätzen, um wie viel Prozent die Erkrankungs- und Sterberate in einer Gruppe von Menschen sinkt, wenn man das Risiko (Inaktivität) beseitigte.

Auch dieses lässt sich graphisch veranschaulichen (siehe Abb. 2.2). In die Berechnung der Krankheitslasten, die ein Risikoverhalten in einer Bevölkerung bedingt (relatives Risiko, RR), gehen die Verbreitung des Risikoverhaltens in der Bevölkerung (Prävalenz), das attributable Risiko (Prozent-Anteil des Risikos an der Krankheit) und die attributable Krankheitslast (eine von der WHO verwendete „Währung" dafür sind die *D*isability *A*justed *L*ife *Y*ears oder einfacher: DALYs) ein.

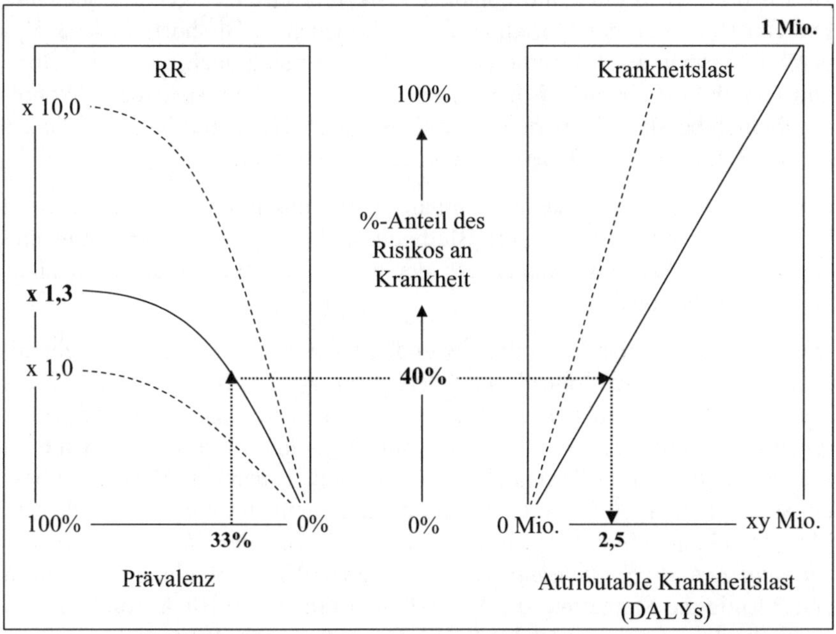

Abb. 2.2: Illustration des Zusammenhangs zwischen dem attributablen Risiko und der Krankheitslast in einer Bevölkerung (modifiziert nach WHO 2002).

Gelingt es, die Prävalenz zu reduzieren, reduziert sich auch die Krankheitslast in der Bevölkerung.

Nehmen wir zu Illustrationszwecken einmal an, ein Risikofaktor sei bei 33 % einer Population von 80 Millionen Menschen vorhanden (Prävalenz). Diesem Betrag entspricht in etwa die Situation in der deutschen Bevölkerung und dem Risikofaktor Inaktivität. Nehmen wir weiterhin an, das Risiko der Exponierten sei um das 1,3-fache (RR) erhöht. Das attributable Risiko beträgt dann etwa 40 %.

Formel zur Schätzung des attributablen Risikos (WHO 2002; vgl. Abb. 2.2):

$$AR = \frac{P \times (RR - 1)}{[1 + P + (RR - 1)]}$$

wobei: AR = attributables Risiko, P = Prävalenz , RR = relatives Risiko

Falls die dadurch bedingten Erkrankungen ca. 2,5 Millionen DALYs verursachen, so gehen 1 Million auf das Konto der Inaktivität.

Inaktivität zählt nach den vorliegenden Berechnungen in den Industrieländern zu den zehn wichtigsten, attributablen Risiken der frühzeitigen Sterblichkeit. Die Hauptfaktoren der Mortalität sind 1. Rauchen, 2. Bluthochdruck, 3. Hypercholesterinämie, 4. Übergewicht, 5. Alkoholmissbrauch, geringer Obst- und Gemüseverzehr und 7. Inaktivität. Für die DALYs steht der Alkoholmissbrauch bei den Männern an zweiter Stelle (WHO 2002). Die Tabelle 2.1 gibt die Daten des WHO-Berichts auszugsweise wieder.

Über die direkte Verursachung hinaus geht Inaktivität mit einer ganzen Reihe weiterer Risiken einher: Bluthochdruck, Hypercholesterinämie und Übergewicht. Wer also inaktiv ist, der ist oft auch von anderen Gesundheitsrisiken betroffen.

Die meisten Organisationen des Gesundheitswesens (U.S. Surgeon General, Centers for Disease Control and Prevention, American College of Sports Medicine, Robert Koch Institut u.a.) empfehlen vor diesem Hintergrund, regelmäßig aktiv zu sein, um das Erkrankungs- und Sterblichkeitsrisiko zu senken. Erwachsene sollten sich an den meisten Tagen der Woche, am besten sogar täglich, 30 Minuten mit moderater Intensität körperlich belasten. Man spricht in diesem Zusammenhang auch von der *Health Enhancing Physical Activity Empfehlung* (HEPA). Die HEPA-Empfehlung hat nicht in erster Linie die Steigerung der körperlichen Fitness im Blick, sondern zielt vielmehr darauf ab, eine Mehrheit der Bevölkerung zu körperlicher Aktivität zu motivieren, um so langfristig deren Krankheitsrisiken zu senken (Blair & Connelly 1996; Haskell 1994).

Wie diese HEPA-Empfehlung, so basieren auch andere Verlautbarungen und Empfehlungen auf einem breiten Fundament von epidemiologischem Studienmaterial. Seltener finden sich kontrollierte experimentelle Arbeiten. Aber auch diese stützen die HEPA-Empfehlung.

Nachdem in Kapitel 3 wesentliche sportwissenschaftliche Grundlagen zu den Formen und Komponenten körperlicher Aktivitäten gelegt sind und in Kapitel 4 näher auf die korrespondierenden Mittel zur Diagnostik eingegangen worden ist, werden die vorhandenen Daten zur Prävalenz der Inaktivität und zur präventiven Wirkung der Aktivität geordnet und in ihrer Aussagekraft bewertet (Kapitel 5–8). Dabei wird zum Teil auch auf bereits veröffentlichte Überblicksartikel zurückgegriffen (vgl. Brand & Schlicht, in Druck; Bucksch & Schlicht 2006; Schlicht 2002 a).

Tab. 2.1: Attributable Sterblichkeit und Krankheitslast für entwickelte Länder im Jahr 2000 (WHO 2002)

	Mortalität		Krankeitslast (DALYs)	
	Männer	Frauen	Männer	Frauen
Total (in Tausend)	6.890	6.601	117.670	96.543
	% Total	% Total	% Total	% Total
Übergewicht und Fettsucht	9,6	11,5	6,9	8,1
Bewegungsmangel	6,0	6,7	3,3	3,2
Geringer Obst- und Gemüseverzehr	7,6	7,4	4,3	3,4
Bluthochdruck	20,1	23,9	11,2	10,6
Hoher Cholesterinspiegel	14,5	17,6	8,0	7,0
Tabakkonsum	26,3	9,3	17,1	6,2
Alkoholkonsum	8,0	–0,3	14,0	3,3

Anmerkung. Auszug aus WHO 2002, S. 86 ff. Bei Interpretation der Ergebnisse sollte beachtet werden, dass unsichere Annahmen in die Berechnung mit eingegangen sind. Details siehe Anhang des WHO-Reports (Statistical Annex Explanatory Notes, WHO 2002)

Appelle an die Vernunft des Einzelnen, sein riskantes Verhalten doch zu ändern, fruchten kaum, wenn sie nicht in eine *Strategie der Verhaltensmodifikation* eingebettet sind. Im vergangenen Jahrzehnt hat zum Beispiel die gesundheitspsychologische Forschung Theorien und Modelle der Verhaltensänderung generiert und empirisch geprüft. Von diesen (und einigen anderen) wird vor allem in den Kapiteln 9–11 des Buches die Rede sein. Dort ist zusammengetragen, welche Erkenntnisse derzeit vorliegen, um inaktives Verhalten zu ändern, wie es gelingen könnte, inaktive Personen oder besondere Persongruppen zu aktivieren und sie dauerhaft an das neue Verhalten zu binden.

Weiterführende Literatur

Dishman, R.K., Washburn, R.A., & Heath, G.W. (2004). *Physical Activity Epidemiology*. Champaign, IL: Human Kinetics.

WHO. (2002). *The World Health Report 2002. Reducing risks – promoting healthy life*. Geneva: World Health Organization.

WHO (2004). *Global Strategy on Diet, Physical Activity and Health* (Resolution: WHA57.17). Geneva: World Health Organization.

Ressourcen im World Wide Web

Seiten des European Network for the Promotion of Health-Enhancing Physical Activity: http://www.euro.who.int/hepa

Seiten der Weltgesundheitsorganisation (WHO) zum Thema körperliche Aktivität: http://www.who.int/topics/physical_activity/en/

3. Körperliche Aktivität, Sport, Bewegung, Training

3.1 Allgemeine Begriffsbestimmung

In der Literatur finden sich – wie so oft – unterschiedliche Begriffe für ein ähnliches Phänomen: *Sport und Bewegung, sportliche Aktivität, körperliche Aktivität, sportliche Aktivität, körperliches oder sportliches Training, Lebensstilaktivität* und so weiter. In der Rehabilitation kommt auch noch der Begriff *Bewegungstherapie* hinzu.

Im vorliegenden Text verwenden wir die Begriffe wie folgt. *Sport* ist, trotz des inzwischen gewandelten Verständnisses, bei den allermeisten Personen nach wie vor mit dem *Rekordgedanken* und mit der für den Wettkampf typischen *Konkurrenz* assoziiert. Dieser Sport wird in der Freizeit in gesondert ausgewiesenen Plätzen (Stadien, Hallen, etc.) betrieben und wer in ihm erfolgreich sein will, der muss talentiert sein. Nur geringfügig anders und deshalb vergleichbar verhält es sich mit den so genannten Risiko- oder Lifestyle-Sportarten (wie beispielsweise Fallschirmspringen oder Klettern). Konkurrenz und Leistung werden hier nicht immer nur gegen andere, sondern häufig auch im Wettstreit mit sich selbst erbracht. Für solche Sportarten gilt aber genauso wie für althergebrachte Sportvarianten (wie beispielsweise Fußball, Turnen oder Tennis), dass zunächst komplexere sportartspezifische Techniken erlernt und eingeübt werden müssen, um sie sinnvoll und sicher betreiben zu können. Wenn in diesem Buch von *sportlichen Aktivitäten* die Rede ist, dann sind damit all diese verschiedenen Formen des in der Alltagssprache so vielfältig und häufig höchst individuell belegten Sammelbegriffs Sport gemeint.

Die Debatte um den Nutzen von *körperlicher Aktivität*, die in der gesundheitswissenschaftlichen Forschung geführt wird, behandelt die Art und Weise des aktiven Verhaltens nachrangig. Stattdessen betont sie den durch die Aktivität provozierten *Energieaufwand*. Man kann – etwas zugespitzt – formulieren: Um einen gesundheitlichen Nutzen zu erzielen, reicht es, seinen Arbeitsumsatz substantiell zu erhöhen. Das kann durch körperlich-sportliche Aktivität geschehen, muss es aber nicht. Denn auch durch Gartenarbeit, Spazieren gehen oder berufliche Arbeit und Hausarbeit lässt sich der Energieumsatz steigern. Solche Aktivitäten wurden zuletzt auch immer wieder einmal als *Lebensstilaktivitäten* bezeichnet.

Dieses Verständnis von körperlicher Aktivität entspricht den englischsprachigen Termini *physical activity* oder *life style activities*. Wenn Sport explizit nicht als Wettkampf- sondern als gesundheitsorientierter Sport verstanden werden soll, dann findet der Begriff *exercise* Verwendung. *Sports* ist auch im Englischsprachigen reserviert für den Wettkampf- und Leistungssport.

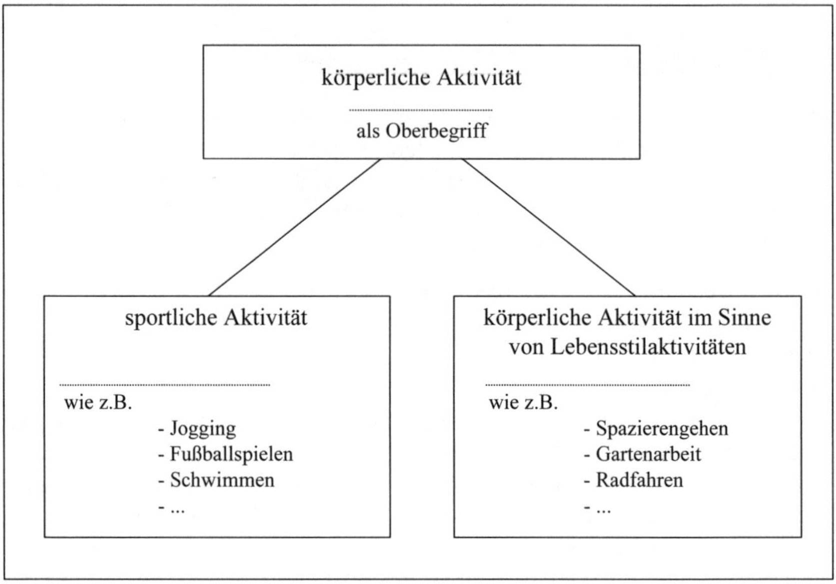

Abb. 3.1: Begriffshierarchie zur körperlichen Aktivität

Aus gesundheitswissenschaftlicher Perspektive erscheint es also vorteilhaft, körperliche Aktivität – und nicht Sport – als übergeordneten Begriff zu verwenden (Abb. 3.1). Sport ist eben für die allermeisten Personen jenes Tun, über das die Medien berichten, das von jungen Menschen mit einem besonderen Talent und nach langen Jahren des Trainings praktiziert wird oder eben unter Konkurrenz- und Rekordbedingungen stattfindet. Man selbst hält sich dagegen für unbegabt (unsportlich), traut sich Sporttreiben nicht zu, fühlt sich zu alt oder findet es je nach Geschlecht, Schicht, Milieu oder religiöser Zugehörigkeit unschicklich, Sport zu treiben. Kaum aber kann man sich mit ähnlichen Gründen einer gesundheitlich relevanten Zunahme der körperlichen Aktivität verweigern. Unterhalb dieses übergeordneten Begriffs wäre dann zwischen sportlicher Aktivität und körperlicher Aktivität im Sinne von Lebensstilaktivitäten zu unterscheiden.

Der Begriff Bewegung wird in diesem Zusammenhang in der gesundheitswissenschaftlichen Literatur hingegen kaum verwendet (vgl. hierzu allerdings die kurze Anmerkung zur Bewegungstherapie weiter unten im Text). Während in einem allgemein sportwissenschaftlichen Verständnis mit Bewegungen häufig Körperteil-Bewegungen gemeint sind, signalisieren alltagssprachliche Formulierungen wie „Sich ausreichend bewegen, nützt der Gesundheit", dass es sich eher um einen unscharfen Oberbegriff handelt. Wie die meisten Autoren, verzichten wir deshalb auf eine nähere Definition.

Körperliches *Training*, ein weiterer, oft verwendeter Begriff, führt eine zusätzliche Perspektive ein. Trainieren bedeutet, seine körperliche Aktivität systematisch und geplant auf ein Ziel auszurichten. Im Sport verfolgt Training das Ziel, die körperliche Leistungsfähigkeit zu steigern, um dann letztlich im Wettkampf zu siegen. Die in der Trainingswissenschaft gesammelten Erkenntnisse zur Leistungssteigerung sind im Prinzip aber auch für die Ziele der gesundheitlichen Vorsorge gültig: Das angemessene Verhältnis von Beanspruchung und Erholung oder die Rhythmisierung der Belastung im Zeitverlauf. Abweichend vom *sportlichen Training* geht es im *Gesundheitstraining* aber nicht vorrangig um die Leistungssteigerung. Auch die Erhaltung oder die Wiederherstellung einer mangelhaften Funktionstüchtigkeit können Trainingsziele sein.

Trainingsziele, die in gesundheitlicher Absicht gefasst werden, können beispielsweise die Steigerung der Ausdauerleistungsfähigkeit sein, von der man zeigen kann, dass sie der kardialen Gesundheit nutzt, dass sie also in umgekehrter Relation zur kardialen Morbidität und Mortalität steht (Dickhuth & Schlicht 1997). Mit Training lässt sich aber auch die Beweglichkeit erhalten, und dadurch die Sturzhäufigkeit im Alter reduzieren (vgl. Latham, Andersen, Bennett & Stretton 2006). Auch kann man gezielt einzelne Muskelgruppen trainieren, um auf diese Weise Rückenbeschwerden zu reduzieren (beispielsweise Denner 1998; Schifferdecker-Hoch & Denner 1999).

Anders als die körperliche Aktivität oder das körperliche Training ist *Bewegungstherapie* zumeist an ein definiertes Setting gebunden und findet unter professioneller Anleitung statt. Rehabilitationseinrichtungen, ob nun ambulant oder stationär, integrieren Bewegungstherapie in die Behandlung von orthopädischen, internistischen (Schlicht & Kanning 2003; Schlicht, Kanning & Bös 2003) oder psychischen Erkrankungen (Brand & Schlicht, in Druck). Um als Therapie zu gelten, muss die Bewegung spezifisch, nach Diagnosestellung und unter Anleitung eines für diese Zwecke qualifizierten Personals (Physio- und Bewegungstherapeuten, Sportwissenschaftler) erfolgen.

Im vorliegenden Text wird aus gesundheitswissenschaftlicher Perspektive die Rede von körperlicher Aktivität oder körperlichem Training sein. Die Bewegungstherapie dagegen wird nicht weiter behandelt.

3.2 Aktivitätskomponenten

Die gesundheitliche Wirkung der körperlichen Aktivität mag sich tatsächlich vor allem über einen gesteigerten Energieaufwand erklären. Ein identischer Energieaufwand kann allerdings auf unterschiedliche Weise erzeugt werden. Dabei scheint es zunächst tatsächlich beliebig zu sein, auf welche Art dieses geschieht: Durch körperlich aktives Freizeitverhalten, bei der beruflichen Tätigkeit, im Haushalt oder beim Transport zur Arbeit. Für die Wirkung auf den Organismus sind andere Komponenten bedeutsamer.

Eine definierte körperliche Aktivität lässt sich über mehrere Parameter quantifizieren: *Dauer* und *Umfang* der Aktivität werden zumeist als Zeitaufwand (zum Beispiel: 15 Minuten flottes Gehen), als zurückgelegte Strecke (2 km flott Gehen) oder als gehobene Last (zum Beispiel: 100 kg) operationalisiert. Mit der *Häufigkeit* der Aktivität wird zusätzlich die Anzahl zeitlich abgrenzbarer Aktivitätseinheiten benannt (zum Beispiel: 3-mal pro Woche).

Weniger eindeutig in der Operationalisierung ist die *Intensität* der Aktivität. Entweder wird sie als *Maß der Belastung* ausgedrückt, beispielsweise als Geschwindigkeit (zum Beispiel: 6 Minuten Laufzeit pro Kilometer oder Rad fahren mit 15 km/h) oder als relative Größe der gehobenen Last im Gewichtstraining (zum Beispiel: 60 % der maximalen Last). Außerdem definiert noch die *Beanspruchung des Aktiven* die Intensität. Häufig wird die absolute oder relative Herzfrequenz pro Minute verwendet (zum Beispiel: 130 Schläge/min oder 70 % der auf das Lebensalter bezogenen maximalen Herzfrequenz). Schließlich können Stoffwechsel-Produkte gemessen werden, die über die Art der Energiebereitstellung informieren, welche ihrerseits von der körperlichen Beanspruchung des Organismus abhängt (zum Beispiel: Laktat pro Milliliter Kapillarblut als Maß für die Inanspruchnahme des anaeroben Stoffwechsels).

Diese Aktivitätsparameter sollen im Folgenden noch einmal an zwei Aktivitätsbeispielen verdeutlicht werden (vgl. die Zusammenfassung in den nachfolgenden beiden Kästen). Im ersten Beispiel marschiert eine Person an zwei Tagen in der Woche jeweils für 30 Minuten mit moderater Intensität, um so ihre Ausdauerleistungsfähigkeit zu verbessern.

In der Notation der sportlichen Trainingspraxis könnte dies lauten:

- 2-mal (Häufigkeit) 20 Minuten (Dauer) mit 60 % der Trainingsherzfrequenz (Intensität).

Im zweiten Beispiel will sie ihre Kraftfähigkeiten verbessern und zieht zu diesem Zweck nacheinander 20-mal an einer Last von 20 kg. Dieses wiederholt sie dann viermal innerhalb einer Trainingseinheit.

Hier lautet eine korrekte Notation:

- 4 Serien (Häufigkeit) à 20 Wiederholungen (Umfang) mit 20 kg (Intensität).

In der epidemiologischen Forschung wird selten derart differenziert. Dort hat es sich bewährt, die Gesamtbelastung, die sich aus der Kombination der Einzelparameter ergibt, auf eine definierte Zeiteinheit (meist auf eine Woche) zu beziehen und dieses *Volumen* dann mit gesundheitsrelevanten Endpunkten (Sterblichkeit, Erkrankungsrate, u.a.) in Beziehung zu setzen. Als Maß für das *Gesamtvolumen* finden sich häufig die Größen „MET pro kg Körpergewicht pro Woche", „METstunden pro Woche" oder „kcal pro Woche".

Das Volumenmaß MET steht für „metabolische Einheiten" und wurde 1993 von einer Arbeitsgruppe der kanadischen Physiologin Barbara E. Ainsworth (Ainsworth, Haskell, Leon, Jacob, Montoye, Sallis et al. 1993) in die epidemiologische Literatur eingeführt. MET bezeichnet die absolute (nicht aber die individuelle) Intensität einer Belastung. Sie stellt das relative Stoffwechseläquivalent einer definierten Aktivität dar. Bezugsgröße ist der Energieaufwand, den eine erwachsene Person betreiben muss, um zu sitzen: Dieser Aufwand entspricht genau 1 MET. Für diesen Aufwand wird ein Sauerstoffverbrauch von 3,5 ml Sauerstoff pro kg Körpergewicht pro Minute oder ein Energieverbrauch von 1,2 kcal pro Minute kalkuliert (vgl. Montoye, Kemper, Saris &Washburn 1996).

Der Bezug auf den Sauerstoffverbrauch rechtfertigt sich aus dem Sachverhalt, dass körperlich trainierte Personen einen größeren Umsatz pro Zeiteinheit realisieren können, als wenig oder gar untrainierte Personen. Die maximale Sauerstoffaufnahme-Kapazität (VO_2-max), die durch systematisches sportliches Training verbessert werden kann, gilt denn auch als das Bruttokriterium der Leistungsfähigkeit unter den Bedingungen einer aeroben Energiebreitstellung (Zitronensäure-Zyklus). Im Zitronensäure-Zyklus (auch Citrat- oder Krebszyklus genannt) wird Glukose oder Fettsäure chemisch aufgespalten und in der anschließenden Atmungskette zu Adenosin-Tri-Phosphat (ATP) umgebaut. ATP ist der Stoff, der die Energie für die körperliche Arbeit liefert.

Die Gruppe um Ainsworth veröffentlichte in den vergangenen Jahren mehrfach Listen, aus denen die MET-Angaben für verschiedene Aktivitäten zu entnehmen sind (Ainsworth, Haskell, Whitt, Irwin, Swartz, Strath et al. 2000). Sämtliche Aktivitäten bis zu 3 MET (zum Beispiel: Gehen mit einer Geschwindigkeit von 4 km/h) gelten als leicht oder niedrig intensiv. Solche von mehr als 3 MET bis zu 6 MET gelten als moderat (zum Beispiel: lockeres Joggen mit einer Geschwindigkeit von bis zu 7 km/h) und wenn mehr als 6 MET eingesetzt werden, spricht man von hoch intensiven Belastungen (zum Beispiel: Spielsportarten wie Fußball oder Basketball). Die Listen sind weiterhin eingeteilt in Berufs-, Haushalts- und Freizeitaktivitäten.

Mit Hilfe des Volumenmaßes MET lässt sich das Gesamtvolumen der körperlichen Aktivität in Kilokalorien schätzen. Nehmen wir beispielhaft eine 80 kg schwere Person, die an sechs Tagen der Woche je 30 Minuten (insgesamt also 180 Minuten) in einer Geschwindigkeit von 6 km/h joggt:

$$5\ MET \times 80kg \times \frac{180\text{min}}{60\text{min}} = 1.200\ kcal$$

Mit diesen 1.200 kcal hätte unsere Beispielperson bereits das genannte Mindestvolumen der körperlichen Aktivität erreicht (Martin & Marti 1998; Mensink 2003; Pate, Pratt, Blair, Haskell, Macera, Bouchard et al. 1995).

Die in Public Health Verlautbarungen empfohlenen 30 Minuten täglicher Aktivität sind im Übrigen ein Kompromiss. Sie bedeuten keine verbindliche Zeitvorgabe. Der Umfang von 30 Minuten stellt in Betracht, dass höhere Zeitumfänge für bislang inaktive Personen möglicherweise eine unüberwindliche subjektive Barriere darstellen könnten, die sie davor zurückschrecken lassen, überhaupt aktiv zu werden. Der Umfang der Aktivität lässt sich – nach den zurzeit bekannten Fakten – auch über häufigere, acht bis zehn Minuten dauernde Einheiten akkumulieren (zum Beispiel: 3 × 10 Minuten pro Tag; siehe Kapitel 6.2.2).

Niemand empfiehlt, die Intensität zu erhöhen, um auf diese Weise das Gesamtvolumen von 1.200 kcal schneller zu erreichen, also Belastungen niedriger (bis 3 MET) bis moderater (> 3 bis 6 MET) durch solche mit hoher Intensität (> 6 MET) zu ersetzen. Wie verschiedene Studien zeigen, birgt die Intensitätserhöhung nämlich für ehemals inaktive Personen, die gerade erst mit einer regelmäßigen körperlichen Aktivität oder einem körperlichen Training beginnen, ein kardiales Risiko, das den gewollten Gesundheitseffekt zunichte macht (Dickhuth & Schlicht 1997). Das Risiko eines plötzlichen Herztods etwa steigt bei hohen Intensitäten auf das Fünf- bis Siebenfache gegenüber der Inaktivität an.

Auf eine Besonderheit der HEPA-Empfehlung soll noch hingewiesen werden. Zwar steht hinter der Empfehlung die Annahme, dass es entscheidend darauf ankommt, den Energieumsatz zu steigern und zwar mit beliebiger Aktivität. Das Konzept schränkt aber implizit die Vielfalt möglicher Aktivitätsformen ein, in dem vornehmlich ausdauernde Übungen empfohlen werden. Übungen zur Kräftigung der Muskulatur, zur Steigerung der Beweglichkeit oder gar zur Verbesserung der intermuskulären Koordination werden mit dem Konzept dagegen kaum angesprochen. Gleichwohl haben auch diese einen nachweislichen gesundheitlichen Nutzen und sie sollten vor allem vor dem Hintergrund einer zunehmend älter werdenden Bevölkerung nicht vernachlässigt werden. Beispielsweise zeigt ein *Cochrane Review* von Latham et al. (2006) den günstigen Effekt eines in der Belastung progressiv gestalteten Muskeltrainings auf die Muskelkraft über 60-jähriger Personen und auf einzelne Alltagsaktivitäten (Gehen, Aufstehen aus dem Sitzen und ähnliches). Entgegen der Erwartung zeigen sich dort aber keine konsistenten Wirkungen auf komplexere Alltagsaktivitäten oder auf die gesundheitsbezogene Lebensqualität.

Mit ihrer *Bewegungspyramide* zum gesundheitsförderlichen Ausmaß körperlicher Aktivität scheint das Schweizer Bundesamt für Sport (BASPO) genau solchen Überlegungen zu folgen (Abb. 3.2).

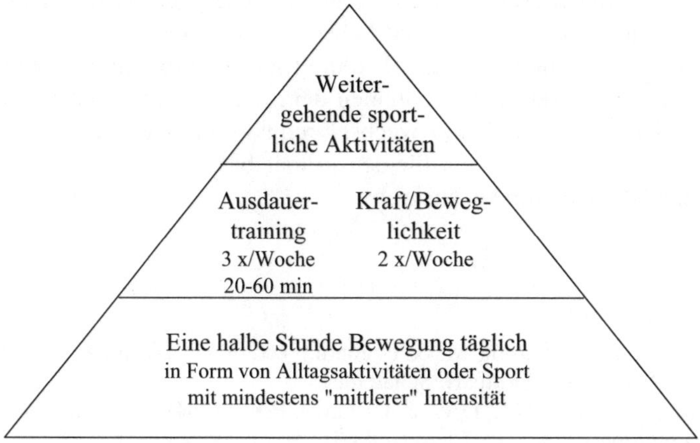

Weiter-
gehende sport-
liche Aktivitäten
Ausdauer-
training
3 x/Woche
20-60 min
Kraft/Beweg-
lichkeit
2 x/Woche
Eine halbe Stunde Bewegung täglich
in Form von Alltagsaktivitäten oder Sport
mit mindestens "mittlerer" Intensität

Abb. 3.2: Bewegungspyramide des BASPO

Mit der Bewegungspyramide wird empfohlen, niedrig intensive Belastungen (Akkumulation von 30 Minuten moderat intensiver körperlicher Aktivität, am besten an allen Tagen der Woche, auch aus Alltagsaktivitäten), mit intensiverem Ausdauer-, Kraft- und Beweglichkeitstraining sowie weitergehenden sportlichen Aktivitäten zu kombinieren (Martin & Marti 1998).

Eingangs zu diesem Kapitel wurde auf den derzeitigen epidemiologischen Erkenntnisstand hingewiesen, der nahe legt, dass der *Kontext der Aktivität* – welcher neben den genannten Umfangs- und Intensitätsparametern einen weiteren Aktivitätsparameter definiert – unbedeutend für die gesundheitspräventive Wirkung ist. Demnach scheint es also unerheblich, ob eine Person ihren Energieumsatz bei Haushalts-, Garten-, Berufs-, Transport- oder gezielten aktiven Freizeitaktivitäten steigert.

Legt man allerdings einen strengen methodischen Maßstab zugrunde, dann steht diese Schlussfolgerung auf tönernen Füßen. Die allermeisten Studien erfassen die Aktivität über Selbstberichte und mit einem deutlichen Schwerpunkt auf dem Volumen der Aktivität. Kontexte, die dann auch noch vergleichend analysiert werden, wurden bisher ausgesprochen selten berücksichtigt. Eine gute Evidenz für eine kontextunabhängige Wirkung der Aktivität besteht daher zurzeit nicht.

Synopse. Körperliche Aktivität ist – wie in diesem Kapitel referiert – ein mehrdimensionales Verhalten. Die wesentlichen Parameter, um die Aktivität näher zu beschreiben sind die Dauer und die Häufigkeit der Belastung, die Intensität und das aus der Verknüpfung dieser Größen resultierende Volumen, sowie der Kontext der Aktivität. Die Intensität wird in der epidemiologischen Forschung in aller Regel als absolutes Maß des metabolischen Aufwands, der für eine definierte Aktivität erbracht werden muss, wiedergegeben (MET/kg Körpergewicht/h). In der sportwissenschaftlichen Literatur finden sich häufiger Beanspruchungsindikatoren wie die absolute (Schläge pro Minute) oder relative Herzfrequenz (Prozent der maximalen dem Lebensalter angepassten Frequenz), oder der Verweis auf Stoffwechselprodukte wie das Laktat, gemessen im Kapillarblut, als Hinweis für den primär beanspruchten Prozess der Energiebereitstellung (aerob vs. anaerob).

Weiterführende Literatur

Ahonen, J., Lahtinen, T. Sandström, M. & Pogliani, G. (2003). *Sportmedizin und Trainingslehre* (2. Auflage). Stuttgart: Schattauer.

Jackson, A.W., Morrow, J.R.J., Hill, D.W. & Dishman, R.K. (2004). *Physical activity for health and fitness* (2nd ed.). Champaign, IL: Human Kinetics.

Ressourcen im World Wide Web

Seiten des Netzwerk Gesundheit und Bewegung Schweiz: http://www. hepa.ch

Seiten des U.S. Department of Health and Human Services, Centers for Disease Control (USDHHS, CDC) zum Thema körperliche Aktivität: http://www.cdc.gov/nccdphp/dnpa/physical/index.htm

4. Messung von Aktivität und Fitness

Wie deutlich geworden ist, handelt es sich bei der körperlichen Aktivität um eine komplexe Verhaltensweise. Dieser Komplexität in der Lebenswirklichkeit – mal treiben Menschen intensiv Sport, mal gelegentlich, mal sind sie bei der Gartenarbeit körperlich aktiv, mal sind sie „austrainiert“, mal übergewichtig – sollte Rechnung getragen werden, wenn die körperliche Aktivität von Personen, zum Beispiel im Rahmen wissenschaftlicher Untersuchungen, beschrieben werden soll.

4.1 Fragebogenverfahren zur Beschreibung des Aktivitätsverhaltens

Während sich die Sportmedizin international darauf verständigt hat, welche Parameter aussagefähig sind, um die körperliche Fitness einer Person zu beurteilen, steht ein solcher Konsens für die Erfassung des Aktivitätsverhaltens in der Sportwissenschaft oder der Epidemiologie bis heute noch aus. Für die Forschung zum Aktivitätsverhalten wäre es wünschenswert, wenn man sich auch dort auf eine konsensfähige Standardisierung der Messverfahren einigte. Nur so sind Prävalenzdaten zukünftig vergleichbar.

Woll (2004) hat die wesentlichen Verfahren beschrieben und systematisiert. Neben den bewährten Kriterien der Testgüte (Validität, Reliabilität und Objektivität) sollten die Verfahren eine hohe Testökonomie besitzen, um sie in Studien mit großen Kohorten einsetzen zu können (vgl. Fuchs 2003). In ihrer Verwendung sind nicht-apparative Erfassungsmethoden wie Fragebogen ökonomischer als apparative Methoden wie Schrittzähler (Pedometer) oder gar die Registrierungen des Aktivitätsverhaltens über Beschleunigungsmesser (Akzelerometer).

Die Reliabilität der *Fragebogenverfahren* steigt (bis zu einem gewissen Grad) mit der Anzahl der Items, die zu einem Selbstreport der Aktivität eingesetzt werden. Trotz dieser testtheoretischen Selbstverständlichkeit werden zu Forschungszwecken aber immer wieder Ein-Item-Verfahren eingesetzt. Begründet wird das dann zumeist pragmatisch, weil zum Beispiel das eingesetzte Forschungsinstrument bereits zu umfangreich war und den Befragten keine längeren Verfahren mehr zumutbar seien. Ein solches Vorgehen erscheint zwar zunächst einmal verständlich. Der Validität und der Messgenauigkeit der Aktivitätserfassung aber schadet es. Die Verwendung von Ein-Item-Fragebogenverfahren zur Beschreibung des Aktivitätsstatus ist aus sport- und gesundheitswissenschaftlicher Sicht nicht gegenstandsangemessen und sollte in wissenschaftlichen Untersuchungen unbedingt vermieden werden.

Fragebogenverfahren, die es lohnten, sich auf einen konsensfähigen Gebrauch zu verständigen, sind das *Baecke-Inventar* (deutsche Übersetzung von Wagner & Singer 2004), der *Freiburger Fragebogen zum Aktivitätsverhalten* (Frey & Berg 2002), der *International Physical Activity Questionnaire* (IPAQ, beispielsweise Craig, Marshall, Sjostrom, Baumann, Booth, Ainsworth et al. 2003) oder der *Zutphen-Physical-Activity Questionnaire* von (Caspersen, Bloemberg, Saris, Merritt & Kromhout 1991).

Das *Baecke-Inventar* wurde 1982 in die Literatur eingeführt (Baecke, Burema & Frytters 1982). Es besteht aus 16 Items, die sich den Dimensionen Beruf, Freizeit und Sport zuordnen lassen. Die teststatistischen Kennwerte, insbesondere die Reliabilitätskennwerte (Cronbach's-Alpha) sind überzeugend. Das Verfahren eignet sich zur Erfassung der regelmäßigen körperlichen Aktivität von Erwachsenen. Schwächen zeigen sich in der deutschen Übersetzung bei der Erfassung der Freizeitaktivitäten und auch die Korrelationen der Indizes zu Endpunkten (zum Beispiel: körperliche und psychische Gesundheit) sind eher schwach.

Auch der Freiburger *Fragebogen zum Aktivitätsverhalten* von Frey und Berg (2002) unterscheidet zwischen Berufs- und Freizeitaktivitäten. Zwölf Items ermitteln was getan wurde (Art), wie lange (Dauer) und wie oft (Häufigkeit). Rekonstruiert wird der Zeitraum von einer Woche oder einem Monat. Die Angaben werden bepunktet und zu einem Aktivitätsindex summiert. Sportliche Aktivitäten werden höher gewichtet als Alltagsaktivitäten, weil sich erstere als stärker in ihrer gesundheitlichen Wirkung erwiesen haben. Die Wiederholungsstabilität (Retest-Reliabilität) der Einzelitems schwankt stark zwischen $r_{tt} = .35$ und $r_{tt} = .91$. Zur maximalen Sauerstoffaufnahme zeigt der Umfang der Sportaktivitäten eine mittlere Korrelation von $r = .40$. Von dem Verfahren liegt eine acht Items umfassende Kurzversion vor. Unseren eigenen Untersuchungserfahrungen nach scheint es Versuchspersonen jedoch nicht immer leicht zu fallen, die Kurzversion selbständig korrekt auszufüllen (Schwierigkeiten bereitete immer wieder einmal die korrekte Angabe zu den Alltagsaktivitäten). Möglicherweise eignet sich die Kurzform besser zur gestützten Befragung, so dass die Probanden, wenn Schwierigkeiten mit dem Beantworten einzelner Fragen entstehen, beim Versuchsleiter nachfragen können.

Der *Zutphen-Physical-Activity Questionnaire* umfasst 17 Fragen zur täglichen körperlich Aktivität und differenziert zwischen Sport und Freizeit (körperlichen Aktivität im Sinne von Lebensstilaktivitäten). Eine autorisierte und geprüfte deutsche Übersetzung des Verfahrens fehlt bislang. Die Retest-Reliabilität für einen Zeitraum von drei Monaten ist mit $r_{tt} = .93$ hoch und auch die Konstruktvalidität ist – indiziert durch eine mittlere Korrelation von $r = .62$ mit dem tatsächlichen Energieverbrauch (doubly labeled water method) – zufriedenstellend.

Im Eurobarometer, auf den wir im folgenden Kapitel noch näher eingehen, wurde der *IPAQ* eingesetzt. Dieser hat elf Items, von denen sich allerdings nur neun auf die körperliche Aktivität beziehen. Die verbleibenden drei Items fragen nach den Gelegenheiten und Angeboten, sportlich-körperlich aktiv zu werden. Der Zeitraum, nach dem dort befragt wird, beträgt eine Woche. Die Retest-Reliabilität über einen Zeitraum von drei bis sieben Tagen fällt zufriedenstellend aus ($\phi = .80$). Zu den Daten eines Beschleunigungsmessers ergibt sich eine schwache bis mittlere Korrelation von $\phi = .30$.

Sämtliche Inventare haben ihre je eigenen Stärken und auch Schwächen. Für Forschungszwecke bleibt es eine Entscheidung, die von der Fragestellung abhängt, welches Verfahren letztlich eingesetzt wird. Der Wiederholung Wert ist jedoch unsere prinzipielle Anmerkung, dass Ein-Item-Messungen oder globale Fragen (zum Beispiel: „Wie aktiv sind Sie?“) ungeeignet sind.

Keines der oben genannten Verfahren bildet allerdings die Aktivitätsbiographie, jene mal mehr, mal weniger aktiven Phasen eines Lebens ab. Gerade solche Daten dürften aber unter dem Gesichtspunkt einer alternden Gesellschaft von großem Interesse sein.

4.2 Apparative Verfahren zur Beschreibung des Aktivitätsverhaltens

Als apparative Verfahren zur Beschreibung von Aktivitätsverhalten wurden in den zurückliegenden Jahren vor allem drei Messvarianten überprüft und eingesetzt: *GPS-Systeme*, *Akzelerometrie* und *Pedometer-Messung*.

Bei der wohl modernsten Alternative, bei der die Satellitentechnik zum Einsatz kommt, zeichnet ein am Körper befestigtes *GPS-System* (Global Positioning System) die Positionsveränderungen der Versuchsperson auf. Da von solchen Systemen jedoch jegliche Fortbewegung im Raum aufgezeichnet wird, muss gleichzeitig erfasst werden, ob sich die Person unter Aufwendung ihrer eigenen Muskelkraft bewegt, ob sie also tatsächlich körperlich aktiv ist. Sie könnte ja beispielsweise auch in einem Fahrzeug sitzen. Aus diesem Grund sind, wenn GPS-Systeme zur Beschreibung des Aktivitätsverhaltens eingesetzt werden, stets weitere Daten über zusätzliche Messgeräte zu erfassen.

In Frage kommen hier vor allem tragbare *Akzelerometer*, mit denen in der Regel die durch Schrittbewegung entstehenden Vertikal-Beschleunigungen der Körpermasse registriert werden. Aus den aufsummierten Einzelbeschleunigungen wird dann ein Netto-Energieaufwand (ausgegeben zum Beispiel in kcal oder MET) geschätzt, der als eigentliches Messergebnis über das Gerät ausgegeben wird. Die Genauigkeit der Aktivitätsbestimmung ergibt sich für diese Geräte also aus dem Vergleich zum sportmedizinisch bestimmbaren Energieverbrauch über verschiedene biometrische Maße (beispielsweise das Atemminutenvolumen; siehe Kapitel 4.3). Einige jüngere Untersuchungen legen den Schluss nahe, dass die Aktivitätsbestimmung mit Hilfe von Akzelerometern recht gute Schätzungen des durch körperliche Aktivität verursachten Energieaufwands liefern (vgl. Bassett, Ainsworth, Swartz, Strath, O'Brien & King 2000; Kumahara, Schutz, Ayabe, Yoshioka, Yoshitake, Shindo et al. 2004). Während derzeit noch eher wenige Untersuchungen zum besonderen Informationsgewinn einer Kombination von Akzelerometrie mit GPS-Verfahren vorliegen (Edwards, Babington, Ozmun, Kang, Skaggs, Bergman et al. 2002; Rodriguez, Brown & Troped 2005), scheint die objektive Aktivitätsmessung mittels Beschleunigungsmesser derzeit den State-of-the-Art darzustellen (Ward, Evenson, Vaughn, Rodgers & Troiano 2005).

Die beiden bis hierher vorgestellten Verfahren teilen jedoch einen gemeinsamen Nachteil: Die jeweiligen Messgeräte sind in ihrer Anschaffung relativ teuer. Wenn zum Beispiel in epidemiologischen Untersuchungen mit größeren Untersuchungsstichproben umgegangen werden muss, dann mag allein dieser Umstand schon gegen den Einsatz solcher Technologien sprechen.

Möglicherweise entstanden in den vergangenen Jahren aus diesem Grund eine ganze Reihe von Untersuchungen, in denen *Pedometer* für die Beschreibung von Aktivitätsumfängen von Personen eingesetzt wurden. Diese vergleichsweise kostengünstigen Geräte werden in der Regel am Gürtel, seitlich an der Hüfte, befestigt und zählen die Schritte, die eine Person zurücklegt. Verschiedene Produkte leisten dies mal mehr, mal weniger genau. Unsere eigenen mit dieser Methode gemachten Erfahrungen lassen es uns empfehlen, die Messgenauigkeit eines Gerätes auf jeden Fall in Voruntersuchungen zu überprüfen und ggf. sogar die einzelnen Geräte für die Schrittlänge und Ganggewohnheiten ihres Trägers, durch Ermittlung eines individuellen statistischen Korrekturfaktors zu „eichen".

Die vorliegenden Untersuchungen zur Validität von Pedometermessungen zeigen, dass es sich bei dieser Methode (trotz einiger offensichtlicher Einschränkungen: manche körperliche Aktivitäten, wie beispielsweise Schwimmen, werden überhaupt nicht, manche andere eher ungenau erfasst, beispielsweise Fahrradfahren) um ein hinreichend geeignetes Maß zur Bestimmung der Gesamtaktivität handelt (Tudor-Locke, Williams, Reis & Pluto 2002). Seit dem Jahr 2004 ist eine – wenn auch noch vorläufige, weil auf noch zu wenigen Studien beruhende – Public Health Empfehlung über die aus gesundheitlichen Überlegungen täglich zu absolvierende Mindest-Schrittzahl verfügbar (Tudor-Locke & Bassett 2004). Ihr zufolge sollten, um von einem ausreichend körperlich aktiven Lebensstil sprechen zu können, mindestens 10.000 Schritte täglich absolviert werden. Die Empfehlung beinhaltet darüber hinaus die folgenden Schrittzahl-Grenzen:

Vorläufige Public Health Empfehlung (Tudor-Locke & Bassett 2004)

- weniger als 5.000 Schritte/Tag: inaktiver Lebensstil
- 5.000 – 7.499 Schritte/Tag: wenig aktiv
- 7.500 – 9.999 Schritte/Tag: mäßig aktiv
- 10.000 Schritte/Tag: ausreichend aktiv
- mehr als 12.500 Schritte/Tag: hoch aktiv

4.3 Einschätzung der körperlichen Fitness

Unter gesundheitlichen Aspekten ist schließlich die körperliche Fitness ein wesentliches Kriterium der Beurteilung. Sie beinhaltet die Ausdauerleistungsfähigkeit, die Beweglichkeit, die Kraftfähigkeiten und einige Körperbaumerkmale.

Eine Besonderheit stellt in diesem Zusammenhang ein von der Arbeitsgruppe um Klaus Bös entwickeltes Fragebogen-Instrument zur Erfassung des motorischen Funktionsstatus dar (FFB-Mot; Bös, Abel, Woll, Niemann, Tittlbach & Schott 2002). Die Standardskala des Fragebogens beinhaltet 20 Selbsteinschätzungsfragen zu Kraft, Ausdauer, Beweglichkeit und Koordination (die Kurzform enthält zwölf Items). Jeweils vier weitere Items dienen der Bestimmung einer minimalen körperlichen Leistungsfähigkeit sowie der sportlichen Leistungsfähigkeit. Die Ergebnisse für die vier genannten Fähigkeitsbereiche im FFB-MOT korrelieren mit entsprechenden motorischen Funktionstests zwischen $r = .31$ und $r = .59$ (Männer) bzw. $r = .21$ und $r = .62$ (Frauen). Die Skalen erreichen gute Werte für die innere Konsistenz (Cronbach's-α zwischen .79 und .88), sowie eine hohe Test-Retest-Reliabilität (für Männer und Frauen, in der Lang- genauso wie in der Test-Kurzform um $r = .90$). Dem Test sind insgesamt gute bis hinreichende psychometrische Eigenschaften zu bescheinigen, so dass er sich als ein effizientes Screening-Verfahren zur Erfassung der körperlichen Fitness anbietet. Die Zukunft und weitere entsprechende Untersuchungen werden zeigen, ob das Instrument eine sinnvolle Alternative zu den im folgenden beschriebenen Verfahren darstellt.

Zuverlässig erfolgt die Beurteilung des Fitness-Zustandes einer Person über sportmedizinische Testverfahren. Für die Beurteilung der Ausdauerleistungsfähigkeit werden Personen typischerweise auf einem Laufband- oder einem Fahrradergometer (sitzend oder liegend) mit steigenden Anforderungen belastet (Erhöhung der Laufbandgeschwindigkeit, des Tretwiderstandes oder der Steigung des Laufbandes). Gleichzeitig werden eine ganze Anzahl an Parametern gemessen: Unter anderen die Herzfrequenz, die Laktatkonzentration im Kapillarblut, der respiratorische Quotient (Energieausbeute pro Liter Sauerstoff) und der Blutdruck. Es existieren unterschiedliche Mess-Protokolle (vgl. Dickhuth 2000). Als Bruttokriterium der Ausdauerleistungsfähigkeit gilt meistens die *maximale Sauerstoffaufnahmekapazität (VO_2-max) pro kg Körpergewicht pro Minute*. Sie zeigt an, wie stark sich eine Person im aeroben Stoffwechsel gerade noch beanspruchen kann. Die Werte für untrainierte Personen liegen bei etwa 30 bis 40 ml $\times$ kg^{-1} $\times$ min^{-1}. Aussagekräftiger und in der modernen Trainingssteuerung für Sportler auch inzwischen gängig, ist allerdings die Bestimmung der Dauerleistungsgrenze (respiratorischer Kompensationspunkt), also jenes Bereichs der Belastung der 60 bis 120 Minuten aufrecht erhalten werden könnte.

Wir bleiben in diesem Grundlagentext aber bei solchen Messverfahren und Fitnesskriterien, die für den gesundheitsorientierten Sport oder die körperliche Belastung interessant sind. Nicht immer ist es möglich, sich einer sportmedizinischen Prozedur zu unterziehen und dennoch wäre es gut zu wissen, wie es denn um die Fitness steht. Hier helfen einige spezielle Testverfahren, die eine Schätzung des wahren Wertes ohne Labor und mit allenfalls geringem apparativen Einsatz erlauben (siehe zusammenfassend: Maud & Foster 2006).

4.3.1 Ausdauerleistungsfähigkeit

Ein Fragebogen, Papier und Bleistift oder ein Taschenrechner reichen aus, um die *VO_2-max* annähernd genau zu schätzen. Zwei Berechnungsverfahren stehen zur Verfügung, die im Ergebnis geringfügig differieren und die beide auf Körperbaumerkmale und das Aktivitätsverhalten zurückgreifen.

In der Berechnung nach Jackson, Blair, Mahar, Wier, Ross und Stuteville (1990) werden Konstante für Männer und Frauen gemeinsam mit dem Body Mass Index (BMI) oder dem prozentualen Anteil des Körperfetts (%BF), dem Alter und dem Aktivitätsstatus arithmetisch verknüpft (siehe Kasten, Formel 1). Diese Formel firmiert in der Literatur als Non-Exercise Measurement Model (*N-Ex Modell*).

<u>Formel 1:</u> N-Ex BMI [%BF] Modell nach Jackson et al. (1990)

- für Frauen: $\sim VO_{2\text{-}max} =$ 56,363 [*50,513*] + (1,921 [*1,589*] × PA-R Wert) – (0,381 [*0,298*] × Alter) – (0,754 [*0,552*] × BMI [*%BF*])
- für Männer: $\sim VO_{2\text{-}max} =$ 67,350 [*56,376*] + (1,921 [*1,589*] × PA-R Wert) – (0,381 [*0,289*] × Alter) – (0,754 [*0,552*] × BMI [*%BF*])

Das Akronym *PA-R* steht für den Aktivitätsstatus, der aus einem Fragebogen ermittelt wird (*P*hysical *A*ctivity *R*ating Questionnaire von Jackson et al. 1990; siehe Tabelle 4.1 auf Seite 29). Für das *N-Ex %BF*-Modell ändern sich die Konstante und die Faktorwerte. Sie sind in den Formeln in eckigen Klammern und in kursiv gesetzt.

Tabelle 4.1: PA-R Questionnaire (nach Jackson et al. 1990)

Instruktion:
Bitte lesen Sie die Aussagen unten zunächst vollständig durch. Markieren Sie dann diejenige der von (1) bis (8) nummerierten Aussagen, die Ihr derzeitiges Aktivitätsverhalten am ehesten beschreibt. Die in Klammern angegebene Zahl entspricht ihrem persönlichen PA-R Wert.

Ich treibe keinen regelmäßigen Sport und bin auch ansonsten nicht körperlich aktiv.

(1) Ich vermeide es, körperlich aktiv zu sein. Wann immer es geht, nutze ich Rolltreppen, Fahrstühle oder sonstige Mobilitätshilfen, anstatt zu Fuß zu gehen.

(2) Ich gehe zum Vergnügen, nutze für gewöhnlich Treppen und gelegentlich bewege ich mich so intensiv, dass ich dabei ins Schwitzen komme oder außer Atem gerate.

Ich bin regelmäßig in moderater Intensität körperlich aktiv. (Zum Beispiel: Golf spielen, Reiten, Gymnastik, Tischtennis, Kegeln oder Gartenarbeit)

(3) 10 bis 60 Minuten in der Woche.

(4) Mehr als 60 Minuten in der Woche.

Ich bin regelmäßig sportlich aktiv. (Zum Beispiel: Joggen, Schwimmen, Radfahren, Rudern, Tennis, Basketball oder Fußball)

(5) Weniger als 1,5 km oder weniger als 30 Minuten pro Woche.

(6) 1,5 bis 5 km oder mehr als 30 und weniger als 60 Minuten pro Woche.

(7) 5 bis 10 km oder mehr als 60 und weniger als 180 Minuten pro Woche.

(8) Mehr als 10 km oder mehr als 180 Minuten pro Woche.

Als Alternative zur Formel nach Jackson bietet sich die Formel 2 nach Matthews (1999) an. Auch hier handelt es sich um ein N-Ex Modell, das auf das PA-R Verfahren zurückgreift. Es gehen wiederum der Aktivitätsstatus, das Alter, das Geschlecht und die Körperhöhe und -masse in die Berechnungen ein.

Formel 2: N-Ex Modell nach Matthews (1999)

- $\sim VO_{2\text{-max}} = (0{,}133 \times \text{Alter}) - 0{,}005 \times \text{Alter}^2) + (11{,}403 \times \text{Geschlecht}) + (1{,}463 \times \text{PA-R Wert}) + (9{,}17 \times \text{Körperhöhe}) - (0{,}254 \times \text{Körpergewicht}) + 34{,}142$

Für das Geschlecht der Person gilt 1 = männlich und 0 = weiblich.

Die Ergebnisse der Schätzverfahren korrelieren beide mit Werten größer $r = .90$ mit VO_2-max Messungen in Labor- und Feldtests.

Unsere eigenen Erfahrungen zeigen allerdings, dass sich die Verfahren nur bedingt für *Veränderungs*messungen eignen, da bereits eine Stufe im PA-R die VO_2-max Schätzung um 1,46 ml $\times$ kg^{-1} $\times$ min^{-1} erhöht, was zumindest auf den unteren Stufen des Tests nicht mit der tatsächlichen Zunahme der Ausdauerleistungsfähigkeit korrespondiert. Der Test eignet sich vielmehr zum einmaligen Eingangs-Screening von Personen, beispielsweise um individuelle Ausgangsvoraussetzungen vor Beginn einer Interventionsmaßnahme einzuschätzen.

Der Aufwand zur Beurteilung der Ausdauerleistungsfähigkeit erhöht sich, wenn man einfache Feldtests einsetzt, von denen die meisten sich an den *Rockport Fitness Walking Test* (RFWT) von Dolgener, Hensley, Marsh und Fjelstul (1994; siehe Kasten Formel 3) anlehnen.

<u>Formel 3</u>: RFW-Test nach Dolgener et al. (1994)

- $\sim VO_{2\text{-max}}$ = 132,853 – (0,0769 × Körpergewicht) – (0,3877 × Alter) + (6,315 × Geschlecht) – (3,2649 × Walking-Zeit) – (0,1565 × HF)

Für das Geschlecht der Person gilt 1 = männlich und 0 = weiblich.

Beim RFWT ist eine Meile (1.609 m) zu walken. Im *UKK-Test* von Kukkonen-Harjula, Laukannen, Vuori, Oja, Pasanen, Nenonen et al. (1998) hingegen – in der populären Walking-Literatur auch als finnischer Walking-Test bezeichnet – beträgt die Walking-Distanz zwei Kilometer (Kasten, Formel 4).

<u>Formel 4</u>: UKK-Test nach Dolgener et al. (1994)

- für Frauen: $\sim VO_{2\text{-max}}$ = 116,2 – 2,98 × (Walking-Zeit) – 0,11 (HF) – 0,14 (Alter) – 0,39 (BMI)

für Männer: $\sim VO_{2\text{-max}}$ = 184,0 – 4,65 × (Walking-Zeit) – 0,22 (HF) – 0,26 (Alter) – 1,05 (BMI)

Der UKK-Test eignet sich zur Beurteilung der Ausdauerleistungsfähigkeit von 20- bis 65-jährigen Personen. Diese werden im Test aufgefordert, eine zwei Kilometer lange, ebene Strecke (im Stadion entsprechend 5 Runden) so schnell wie möglich zu walken. Am Ende der Übung wird die Herzfrequenz pro Minute bestimmt. Die erreichte Zeit und die Herzfrequenz (HF) gehen dann in eine Formel ein, die für Männer und Frauen unterschiedliche Konstante benutzt und erneut Köpermaße und das Alter berücksichtigt.

Fitness- und Gesundheitsratgeber veröffentlichen inzwischen Tabellen, in denen – getrennt für Frauen und Männer und für verschiedene Altersstufen – Walkingzeiten angegeben und bewertet sind (siehe beispielsweise Langbein & Skalnik 2005).

Sämtliche der angegeben Testverfahren gelten als valide und reliabel und die Abweichungen zur sportmedizinisch und im Labor ermittelten Maximalen Sauerstoffaufnahme ($VO_{2\text{-max}}$) sind für die Belastungs- und Trainingssteuerung im Fitness- und Gesundheitsbereich zu vernachlässigen.

Inzwischen findet man auch im Gesundheitssport immer mehr Personen, die ihr Ausdauertraining mit Pulsuhren überwachen. Einige dieser Uhren erlauben es, die Variabilität der Herzfrequenz (Hottenrott 2002, für einen breiten Überblick) zu erfassen und aus diesen Daten die Leistungsfähigkeit zu schätzen. Auch solche Testverfahren schätzen die Ausdauerleistungsfähigkeit mit einer hohen Genauigkeit und sind für den gesundheitlich orientierten Sport tauglich.

4.3.2 Beweglichkeit

Mit zunehmendem Lebensalter schwinden durch Inaktivität nicht nur die Kräfte und die Ausdauer, auch die Beweglichkeit lässt nach und erschwert dadurch die Bewältigung des Alltags. Insofern ist körperliche Fitness auch eine Frage der Beweglichkeit, die im Folgenden allerdings aus einem eher eingeschränkten Blickwinkel betrachtet wird. Wir haben für diesen Grundlagentext nämlich *exemplarisch* zwei Testverfahren ausgewählt, mit denen sich die Flexibilität beurteilen lässt. Flexibilität ist sehr stark genetisch, durch die Freiheitsgrade der Gelenke limitiert und wird durch die Muskelkraft beeinflusst. Die Fähigkeit *Beweglichkeit* ist dagegen weiter gefasst. Sie bezieht auch koordinative Aspekte mit ein: Zum Beispiel, sich harmonisch, elegant oder steif und unbeholfen zu bewegen.

Rückenbeschwerden zählen zu den Erscheinungen mit einer hohen Punkt- und Lebenszeitprävalenz. Die eingeschränkte Flexibilität der Rückenmuskulatur wird dabei als eine mögliche Ursache diskutiert, wenn auch bis heute dazu eine überzeugende Evidenz fehlt (VanTulder, Malmivaara, Esmail & Koes 2000). Mit dem *Sitz-und-Streck-Test* von Hoeger & Hopkins, (1990), lässt sich die Flexibilität der Wirbelsäule und der ischiocruralen Muskulatur beurteilen (Illustration in 4.1).

Die Person sitzt auf dem Fußboden. Rücken, Kopf und Schultern berühren die Wand. Die Beine sind ausgestreckt und die Fußsohlen sind gegen eine Stütze von ca. 30 cm Höhe gestellt. Die Hände liegen übereinander. Ein Meterstab wird nun auf die Fußstütze platziert, mit der Nulllinie in Richtung der Person. Diese streckt zunächst die Arme nach vorne, ohne die Berührung mit der Wand aufzugeben (Ausgangsposition). Am äußersten Punkt der Streckung wird nun der Meterstab mit der Nulllinie an die ausgestreckten Finger angelegt. Die Person hat nun die Aufgabe, sich langsam, so weit wie möglich vorzubeugen (Endposition). Die äußerste Position auf dem Meterstab sollte für mindestens 2 Sekunden gehalten werden und gilt als Kriterium der Flexibilität. In der Regel wird der Durchschnitt aus zwei Versuchen gewertet. Bei Hoeger und Hoeger (2005) finden sich Perzentil-Tabellen, die allerdings die Strecklänge in inches (1 inch = 2,5 cm) ausdrücken.

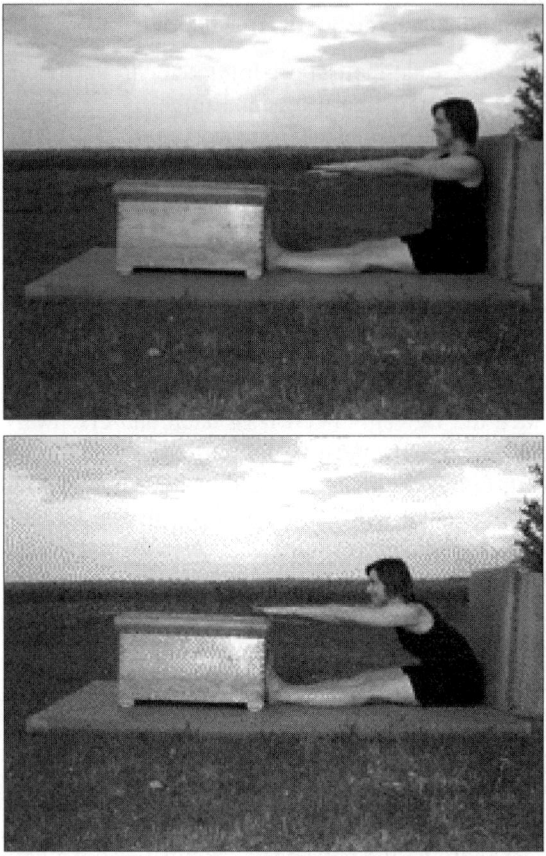

Abb. 4.1: Ausgangsposition (oberes Bild) und Endposition (unteres Bild) im Sitz- und Streck-Tests. Wenn mit Testnormen verglichen werden soll, dann sollte die Fußstütze mit dem darauf liegenden Meterstab nicht höher als ca. 30cm sein.

Ein weiterer, in Abbildung 4.2 illustrierter, sehr einfacher Flexibilitätstest, der für das gesundheitsorientierte Sporttreiben interessant ist, misst die Flexibilität in der Schultermuskulatur (*Pectoralis major*, *Latissimus dorsi, Teres major und Rhomboiden*). Die Person liegt mit dem Rücken auf dem Fußboden oder einer Liege mit festem Untergrund. Die Beine sind gebeugt und die Fußsohlen sind flach auf dem Untergrund aufgestellt. Die Arme ruhen neben dem Körper, mit den Handflächen nach unten. Die Person streckt nun die Arme nach hinten über den Kopf und legt die Hände auf die Liege. Bei ausreichender Flexibilität gelingt es ihr, die Arme eng am Körper und flach auf die Unterlage zu legen; bei unzureichender Flexibilität wird ihr das misslingen.

Die Flexibilitätsanforderungen des Alltags differieren von Person zu Person erheblich. Sie hängen nicht zuletzt auch von den äußeren Umständen ab (u.a. berufliche Anforderungen) und dennoch lässt sich generell sagen, dass ein flexibler Körper den Alltag erleichtert.

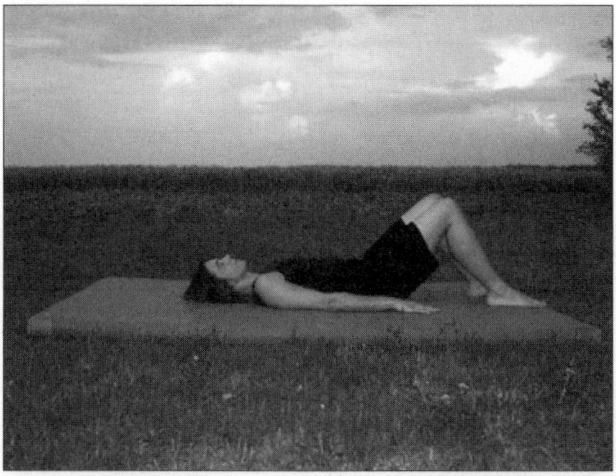

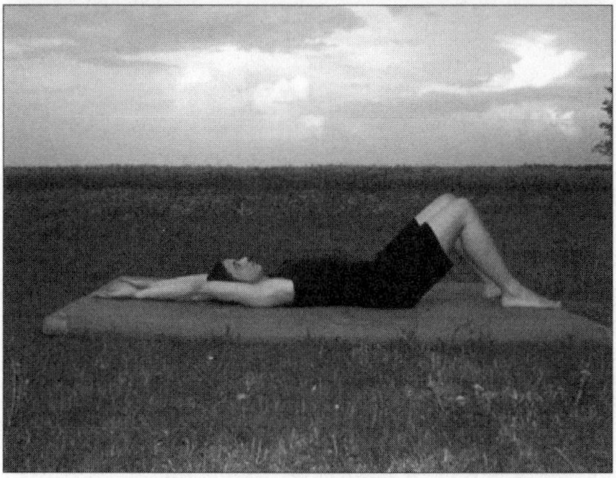

Abb. 4.2: Ausgangsposition (Bild oben) und Endposition (Bild unten) in einem einfachen Test zur Flexibilitätsbestimmung des Schultergürtels.

4.3.3 Kraftfähigkeiten

Auch die Anforderungen an die Kraftfähigkeiten, die im Alltag benötigt werden, differieren interindividuell. Und auch für diese gilt, dass ein Mindestmaß an Körperkraft die Bewältigung des Alltags erleichtert, Beschwerden gerade im Bereich der Rückenmuskulatur verhindert und ein signifikantes Kriterium einer hinreichenden Fitness ist. Auch hier beschränken wir unsere Darstellung und benennen nur einige Testverfahren, die für das gesundheitsorientierte Sporttreiben relevant sind.

Die einfachsten Verfahren nutzen haushaltstypische Gegenstände (zum Beispiel: Milchtüten, Besenstiele) oder den eigenen Körper als Last und zur Einschätzung der Muskelausdauerkraft. Differenzierter gelingt die Bewertung mit Kraftmaschinen, die heute in jedem Fitness-Studio zu finden sind und mit denen die Maximalkraftfähigkeit trainiert und exakt gemessen werden kann. Wegen der Verletzungsgefahren sollten freie Hanteln dagegen geübten Sportlerinnen und Sportlern (Leistungssport) vorbehalten bleiben.

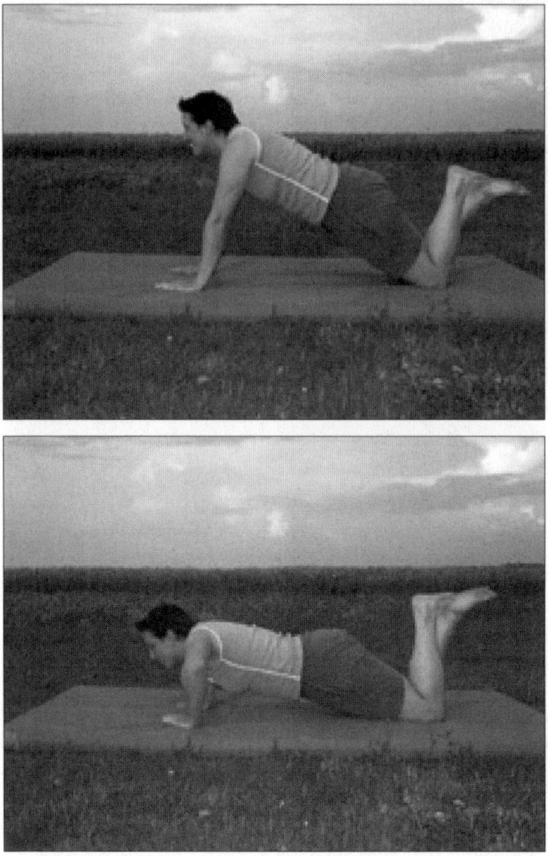

Abb. 4.3: Ausgangs- (Bild oben) und Umkehrposition (Bild unten) vereinfachter Liegestütz.

Zur Messung der Armkraftausdauer ist beispielsweise der Liegestütz geeignet. Es gibt ihn in mindestens zwei Varianten. In der Standardausführung, die die meisten vielleicht sogar schon aus dem eigenen Sportunterricht kennen, sind die Knie durchgestreckt, das Körpergewicht ruht in der Ausgangsposition auf Händen und Fußspitzen. In der einfacheren Variante, die für untrainierte Personen bereits schwierig genug ist, wird der Liegestütz im Kniestand ausgeführt (Abb. 4.3). Kriterium für die Fitness ist die Anzahl der Wiederholungen. Bei Langbein und Skalnik (2005, S. 51) finden sich Listen, die die erreichte Anzahl von Liegestützen Fitnessstufen zuordnen und dabei zwischen Männern und Frauen unterscheiden.

Rückenbeschwerden, die wir nun schon öfter als Grund für eine präventive körperliche Aktivität angeführt haben, resultieren nicht alleine aus einer schwächlichen Rückenmuskulatur, sondern auch aus einer schwachen Bauchmuskulatur. Die Kraftausdauer der geraden Bauchmuskulatur lässt sich zum Beispiel mit einfachen Sit-up-Tests bewerten (siehe Langbein & Skalnik 2005, S. 50 f.). Die Person liegt auf einer festen Unterlage auf dem Rücken. Die Beine sind angewinkelt, die Fußsohlen ruhen auf der Unterlage und die Arme liegen auf den Oberschenkeln. Die Person spannt die Bauchmuskeln an und hebt den Oberkörper, bis die ausgestreckten Arme die Knie berühren. Der Oberkörper wird wieder abgesenkt, aber nicht auf den Boden zurückgeführt. Die Übung wird eine Minute lang wiederholt und die Anzahl der Wiederholungen wird gezählt (Abb. 4.4).

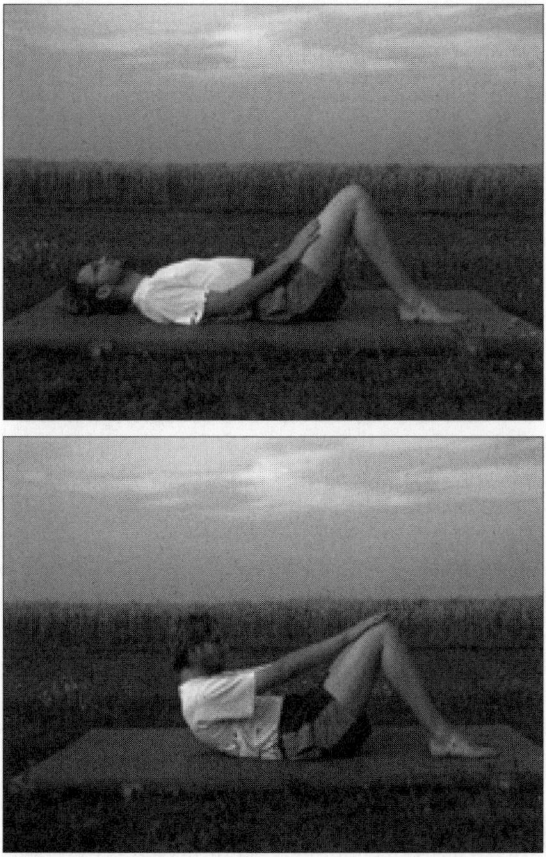

Abb. 4.4: Ausgangs- (Bild oben) und Umkehrposition (Bild unten) im Sit-up-Test für die gerade Bauchmuskulatur.

Während derartige Übungen die Kraftausdauer messen, jene Fähigkeit, die es möglich macht, Widerstände wiederholt zu überwinden, messen Maschinen die Maximalkraft. Diese ist die Fähigkeit, große Lasten willkürlich zu bewältigen. Für den gesundheitsorientierten Sport erscheint es passend, das *multiple Wiederholungsmaximum* (mRM) statt des einfachen RM zu messen und so einen Hinweis zu erhalten, mit welcher relativen Last ein Muskelkrafttraining (Kraftausdauertraining) durchgeführt werden sollte (siehe Kasten).

Protokoll zur Bestimmung des multiplen Wiederholungsmaximum (mRM) nach Kraemer, Ratamess, Fry und French (2006):

(1) Aufwärmen mit 5 bis 10 Wiederholungen einer Last, die etwa 50 % des geschätzten mRM beträgt.

(2) Nach einer Pause von 1 Minute, in der die Testperson ihre Muskulatur ein wenig dehnen sollte, erfolgt die nächste Testung.

(3) n Wiederholungen mit einer Last von 70 % des geschätzten mRM

(4) 3 bis n Wiederholungen mit einer Last von 90 % des geschätzten mRM

(5) 2 Minuten Pause

(6) n Wiederholungen mit einer Last von 100 % bis 105 % des geschätzten mRM

(7) 3 Minuten Pause

(8) Sofern der Schritt 6 erfolgreich realisiert werden konnte, sollte die Last nun um 2,5 % bis 5 % erhöht werden. Mit dieser Last sollten erneut mit n Wiederholungen erfolgen. Sofern der Schritt 6 nicht gelungen ist, sollte die Last um 2,5 % bis 5 % reduziert werden. Diese Last, ist das mRM.

(9) Eine Wiederholung des Gesamttests sollte frühestens 24 Stunden später erfolgen.

In der Literatur findet sich noch eine Vielzahl weiterer Tests, für ganz unterschiedliche Muskelgruppen, die je nach verfolgter Fragestellung jeweils interessant und wichtig sein könnten, auf die wir hier aber nicht weiter eingehen wollen.

4.3.4 Körperbaumerkmale

Für die gesundheitsbezogene Fitness sind nur jene Körperbaumerkmale interessant, die sich durch körperliche Aktivität auch beeinflussen lassen. Anthropometrische Merkmale wie die Länge der Gliedmaßen oder der Kopfumfang sind also irrelevant. Beeinflussen lassen sich das Körpergewicht, der Anteil der fettfreien Masse an der Gesamtmasse, der Hüft- und Bauchumfang sowie Kombinationsmaße, die sich aus diesen Größen zusammensetzen. Auch hier wollen wir nur eine Auswahl von Messverfahren nennen, die keines spezifischen apparativen Aufwands bedürfen (wie etwa die Körperfettbestimmung mittels Kaliper oder ähnlicher Instrumente).

Die relevanten Maße haben letztlich allesamt mit der Körpermasse zu tun und sind mit dem Risiko verschiedener internistischer Erkrankungen assoziiert (vgl. die entsprechenden Hinweise in Kapitel 2). Aus dem Körpergewicht und der Körperhöhe lässt sich der *Body Mass Index* (BMI) berechnen, der für Erwachsene ab einem Wert von 25 kg/m^2 Übergewicht (bzw. Präadipositas) und ab einem BMI von 30 kg/m^2 Adipositas (je nach BMI-Ausprägung des 1., 2. oder 3. Schweregrads) indiziert. Das Morbiditätsrisiko für Diabetes Typ 2 zum Beispiel steigt ab einem BMI von 25 kg/m^2 linear. Für Kinder gelten diese Grenzen nicht. Leitlinien zur Beurteilung der BMI-Werte von Kindern werden zum Beispiel von der Arbeitsgemeinschaft Adipositas im Kinder- und Jugendalter in Deutschland (AGA) zur Verfügung gestellt (AGA 2006). Berechnet wird der BMI, für Kinder genauso wie für Erwachsene, aus dem Körpergewicht in Kilogramm, das durch das Quadrat der Körperhöhe in Meter dividiert wird:

$$BMI = \frac{Körpergewicht \ \ in \ \ kg}{(Körperhöhe \ \ in \ \ m) \times (Körperhöhe \ \ in \ \ m)}$$

Ein weiterer Risiko-Indikator ist der Anteil der Fettmasse an der Gesamtmasse. Bei Frauen ist (in Abhängigkeit vom Lebensalter) ein Anteil von 20 % bis 25 % wünschenswert, bei Männern ein Anteil von 12 % bis 20 %. Der Anteil lässt sich entweder mit einer Körperfettwaage ermitteln, die die bioelektrische Impedanz nutzt. Die Waage sendet einen Schwachstrom durch das Körpergewebe, das dem Strom als Fett einen höheren Widerstand entgegensetzt als die fettfreie Masse, die mehr Wasser und Elektrolyte bindet (Henn 2003).

Die fette Masse lässt sich aber auch hinreichend reliabel errechnen, in dem auf andere Köpermaße zurückgegriffen wird: BMI oder der Mittelwert aus dem Durchschnitt des Umfangs von Bauch und Taille in Zentimeter (*mean Abd*). Weltman, Seip und Tran (1987) haben eine Formel entwickelt, die für übergewichtige (BMI > 25) Männer und Frauen zuverlässige Schätzungen des Körperfetts errechnen lässt (siehe Kasten).

Formel 5: Schätzung des Körperfetts nach Weltman et al. (1987)

- für Männer: %Fett = (0,31457 × mean Abd in cm) – (0,10969 × kg Körpergewicht) + 10,8336
- für Frauen: %Fett = (0,11077 × mean Abd in cm) – (0,17666 × Körperhöhe in cm) + (0,114354 × kg Körpergewicht) + 51,03301

Noch einfacher, aber sicher auch noch stärker vereinfachend, lässt sich die fette Masse mit der folgenden Formel berechnen, die den BMI berücksichtigt (Müller 1996):

Frauen: %Fett = (1,48 × BMI) – 7

Männer: % Fett = (1,218 × BMI) – 10,13

Ein letztes Maß, das in diesem Kapitel genannt werden soll, ist der Umfang des Abdomens, der den „Bauchspeck“ indiziert. Das National Blood and Lung Institute der USA sieht bei einem Umfang von 1,02 m bei Männern und 0,89 m bei Frauen ein erhöhtes Risiko für das metabolische Syndrom (Glukoseintoleranz, Insulin In-Sensitivität, Dyslipidämie und Bluthochdruck), das wiederum ein erhöhtes Risiko für koronare Herzerkrankungen und Krebs bedeutet.

Synopse. Bei der körperlichen Aktivität handelt es sich um eine komplexe Verhaltensweise, zu deren Beschreibung es in der Regel nicht ausreicht, einfache (Ein-Item-) Nachfragen im Stile von „Wie aktiv sind Sie?“ oder „Treiben Sie Sport?“ zu stellen. Für eine gegenstandsangemessene Beschreibung kann und sollte auf aus der Literatur bekannte und auf ihre Objektivität, Reliabilität und Validität hin überprüfte Messverfahren zurückgegriffen werden. Zur Messung des Aktivitätsverhaltens liegen empirisch bewährte Fragebogenverfahren vor (z.B. Freiburger Fragebogen zur körperlichen Aktivität, Baecke-Inventar, IPAQ), es können aber auch apparative Messverfahren (Akzelerometer, Pedometer) eingesetzt werden. Beide Möglichkeiten besitzen ihre spezifischen Vor- und Nachteile, die in konkreten Untersuchungszusammenhängen gegeneinander abgewogen werden müssen. Wenn die körperliche Fitness oder Körperbaumerkmale von Personen bestimmt werden soll, definieren sportmedizinische Messungen und Tests den Goldstandard. Jedoch kann es für manche Fragestellungen ausreichen, auf einfachere Schätzverfahren (N-Ex Modelle) zurückzugreifen. Darüber hinaus gibt es standardisierte motorische Tests, mit denen Fitnesskomponenten (im gegebenen Zusammenhang sind dies vor allem Ausdauer, Kraft und Beweglichkeit) auf einfache Weise und dennoch verlässlich bestimmt werden können.

Weiterführende Literatur

Bös, K. (2001) (Hrsg.). *Handbuch motorische Tests* (2. Auflage). Göttingen: Hogrefe.

Heyward, V.H. (2002). *Advanced fitness assessment and exercise prescription* (4th Ed.). Champaign, Il: Human Kinetics.

Woll, A. (2004). Diagnose körperlich-sportlicher Aktivität im Erwachsenenalter. *Zeitschrift für Sportpsychologie, 11*, 54-70.

Ressourcen im World Wide Web

Web-Dokumentation und ausführliche Informations-Ressource zum International Physical Activity Questionnaire (IPAQ): http://www. ipaq.ki.se

Seiten des U.S. Department of Health and Human Services, Centers for Disease Control (USDHHS, CDC) zum Thema körperliche Aktivität: http://www.cdc.gov/nccdphp/dnpa/physical/index.htm

5. Prävalenz der körperlichen Aktivität

Die WHO (2002) beklagt ein zu geringes Ausmaß an körperlicher Aktivität in der erwachsenen Bevölkerung: Viel zu viele Menschen sind demnach viel zu wenig körperlich aktiv.

In zwei Eurobarometer-Erhebungen im November und Dezember 2003, in denen eine repräsentative Stichprobe der Bürger der EU-Länder ab dem 15. Lebensjahr befragt wurden, lässt sich ablesen, wie die Bürger der EU ihre Freizeit nutzen. Mindestens dreimal wöchentlich surfen 19 % im Internet, schauen 88 % fern, spielen 6 % Computerspiele und gehen 4 % kulturellen Aktivitäten nach. Nur 15 % sind mindestens dreimal pro Woche körperlich aktiv. Dabei sind Nordeuropäer deutlich aktiver als Südeuropäer (European Opinion Research Group 2003).

5.1 Körperliche Aktivität von Erwachsenen in Deutschland

Wenn man für Deutschland mit verlässlichen Zahlen aufwarten will, stößt man auf nicht unerhebliche Differenzen zwischen einzelnen Studien. Im genannten Eurobarometer erklären 32 % der deutschen erwachsenen Bevölkerung, sie seien mindestens einmal pro Woche in irgendeiner Form körperlich aktiv.

Den Daten des 1998 erhobenen Bundesgesundheitssurvey zufolge, erreichen in den alten und neuen Bundesländern im Durchschnitt nicht mehr als 13 % aller Erwachsenen das empfohlene Mindestmaß, mindestens an drei Tagen der Woche, am besten an allen, so körperlich aktiv zu sein, dass Puls und Atmung zumindest leicht ansteigen und sie dabei ins Schwitzen geraten (Mensink 1999; Mensink 2003). Wie in Abbildung 5.1 zu erkennen ist, sind die Alters- und Geschlechtsunterschiede dabei allerdings beträchtlich: Während bei den Männern im Alter von 18 und 19 Jahren knapp 40 % dieses Mindestmaß erreichen, sind dies bei den Frauen desselben Alters weniger als 20 %. Bei beiden Geschlechtern nimmt die Aktivität mit zunehmendem Alter stark ab.

Speziell nach dem Ausmaß sportlicher Aktivität wurde im telefonischen Gesundheitssurvey des Robert Koch-Instituts 2003 gefragt (Rütten, Abu-Omar, Lampert & Ziese 2005). In der Altersgruppe der 18- bis 19-Jährigen geben hier 73 % der Männer und 57 % aller Frauen an, wöchentlich zumindest zwei Stunden sportlich aktiv zu sein (Abb. 5.2). Auf alle Altersgruppen bezogen fasst das Robert Koch-Institut im abschließenden, aktuell gültigen

Gesundheitsbericht für Deutschland hierzu zusammen, dass sich etwa ein Drittel der Bevölkerung für gänzlich sport-abstinent erklärt (RKI 2006).

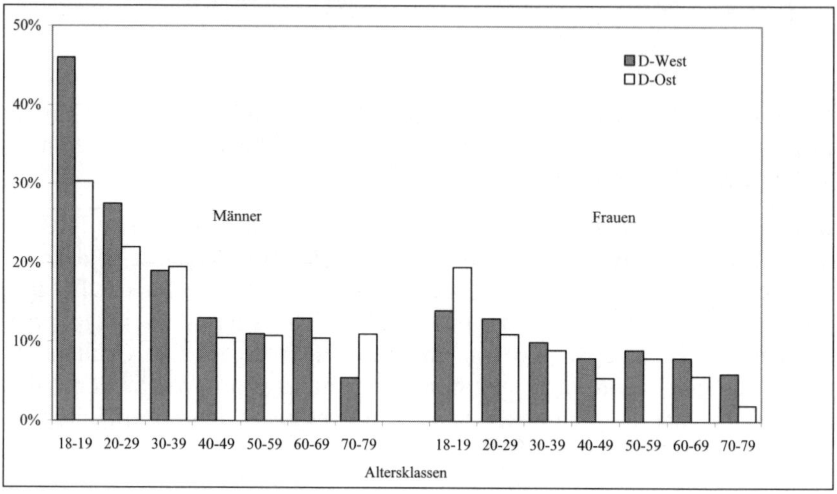

Abb. 5.1: Personen in Deutschland, die das empfohlene Mindestmaß an körperlicher Aktivität erreichen (Mensink 1999, S. 130).

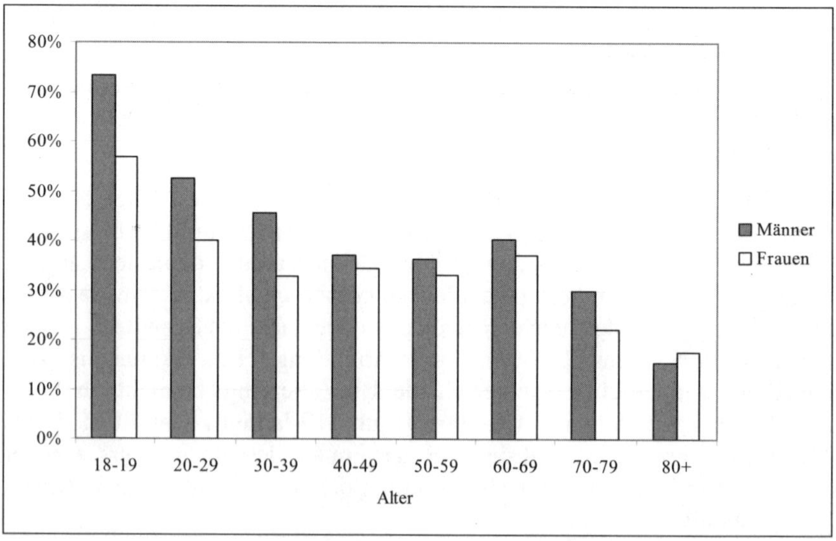

Abb. 5.2: Anteil der Menschen in Deutschland, die wöchentlich zwei und mehr Stunden sportlich aktiv sind (Rütten et al. 2005, S. 9).

Während die 1998 von Mensink erhobenen Zahlen zur körperlichen Aktivität alarmieren, erscheinen die von Rütten und Kollegen 2003 zur sportlichen Aktivität erhobenen Daten deutlich weniger besorgniserregend. Aus den beiden aufeinander folgenden repräsentativen Datensätzen einen Trend zum Positiven abzuleiten, erscheint uns allerdings verfrüht. Die Differenzen in der Prävalenz sind sicherlich durch die unterschiedlichen Arten der Abfrage (schriftlich vs. telefonisch) sowie durch den Einsatz unterschiedlicher Erhebungsverfahren mitverursacht (vgl. Kapitel 4.1).

Überhaupt muss davon ausgegangen werden, dass die allermeisten Daten, die auf einer Selbsteinschätzung der Befragten beruhen, das tatsächliche Ausmaß an Aktivität eher über- als unterschätzen. Aus psychologischer Sicht ist nämlich zu erwarten, dass die entsprechenden Auskünfte der Befragten nicht unerheblich durch eine *Tendenz zur sozialen Erwünschtheit* (SE) beeinflusst sind. Diese wird je nach Art der Fragestellung mal stärker oder mal weniger stark zu Buche schlagen. Der SE-Effekt besagt, dass Menschen in sozialen Situationen häufiger einmal dazu tendieren, ihre Ansichten oder ihr Verhalten gegenüber Anderen in einer Art und Weise darzustellen, von der sie glauben, dass diese das für gut und richtig halten. Wie groß solche Antwortverzerrungstendenzen sein könnten, wenn nach körperlicher Aktivität gefragt wird, darüber lässt sich nur spekulieren. Einen Anhaltspunkt mag eine von uns selbst im Jahr 2003 durchgeführte Telefonbefragung Stuttgarter Bürgerinnen und Bürgern liefern.

Hierzu wurde einer Personenstichprobe, die zufällig aus dem Telefonverzeichnis der Baden-Württembergischen Landeshauptstadt Stuttgart gezogen wurde, mehrere Fragen zum Aktivitätsverhalten gestellt. Es nahmen 578 Personen teil, von denen 59,5 % weiblichen und 40,5 % männlichen Geschlechts waren (auch wenn die Verteilung der beiden Variablen Geschlecht und Alter in unserer Stichprobe nicht vollständig den tatsächlichen Verhältnissen in der Population entspricht, sind die Befragungsergebnisse – aufgrund der Zufallsziehung – aussagekräftig.)

Interessant ist die im Telefoninterview gestellte, pauschale Nachfrage, „Bitte betrachten Sie ihr wöchentliches Ausmaß an körperlicher Aktivität einmal selbstkritisch. Sind Sie der Meinung, dass Sie ausreichend Bewegung haben?" Von fast genau der Hälfte der Befragten (49 %) wurde diese Frage verneint. Aber etwa die Hälfte von diesen Personen (27 % in der Gesamtstichprobe) gab gleichzeitig an, dass sie aktuell die Absicht verfolge, demnächst aktiver zu werden, oder dass sie gar schon konkrete Vorbereitungen dazu getroffen hätte. Die übrigen 22 % beurteilten ihren eigenen Aktivitätsstatus als unzureichend und bekundeten gleichzeitig nicht vor zu haben, daran irgendetwas ändern zu wollen (die Abfragelogik entspricht der des Transtheoretischen Modells der Verhaltensänderung, das in Kapitel 9.2 ausführlicher dargestellt wird). Genau 47,5 % der Befragten ($n = 275$ Personen) hielten auf unsere pauschale Nachfrage hin, ihren eigenen Aktivitätsstatus für ausreichend.

Außerdem wurde in demselben Interview differenziert nach Art, Umfang und Intensität körperlicher und sportlicher Aktivitäten in der Freizeit gefragt, die die Personen an durchschnittlichen Werktagen oder Wochenenden verrichten. Über die Zuordnung der berichteten Aktivitäten zu MET-Angaben konnte sodann der dafür notwendige Energieaufwand in kcal, als Maß für den tatsächlichen Aktivitätsstatus ermittelt werden (vgl. Kapitel 4.1).

Von denen, die angaben, mit ihrem eigenen Ausmaß an körperlicher Aktivität zufrieden zu sein, erreichen in unserer Stichprobe 79,4 % ($n = 218$ Personen) einen Energieaufwand von mindestens 1.000 kcal pro Woche, aus mindestens moderat intensiven, körperlichen Aktivitäten. Wie in Kapitel 3.2 gezeigt, entspricht dieses Ausmaß ungefähr der aktuell gültigen HEPA-Empfehlung, an den meisten Tagen der Woche, mindestens 30 Minuten körperlich aktiv zu sein. Der Anteil derer, die in der pauschalen Nachfrage *angaben* (und möglicherweise auch *glauben*) ausreichend körperlich aktiv zu sein, dies aber der differenzierteren Befragung nach tatsächlich *nicht sind*, betrug in unserer Stichprobe also etwas mehr als 20 %.

Diese Untersuchungsergebnisse mögen illustrieren, wie sehr die Art der Erfragung des Aktivitätsstatus, Einfluss auf das spätere Ergebnis nimmt. Zentral für die Beurteilung von Prävalenzdaten zur körperlichen Aktivität ist es daher, sich ein möglichst genaues Bild über die Methode und den exakten Gegenstand der jeweiligen Befragung zu machen. Auch die Beurteilung der Daten zur Prävalenz von körperlicher (In-)Aktivität in Deutschland, sollte – bevor vorschnelle Schlüsse gezogen werden – entsprechend sorgfältig erfolgen. Für die Bundesrepublik stehen bis heute keine repräsentativen Zahlen zur Verfügung, die sich so aufeinander beziehen ließen, dass sich daraus eindeutige Schlussfolgerungen über Veränderungstrends ableiten ließen (vgl. hierzu auch die Anmerkungen von Rütten et al. 2005).

Nähert man sich dem Topos aus einer anderen, nicht durch gesundheitliche Bezüge markierten Perspektive, dann kann man zumindest für Deutschland feststellen, dass Sport seit den 1970er Jahren von einem größeren Anteil der Bevölkerung betrieben wird, als in den Jahrzehnten zuvor. Hintergrund ist die Veränderung des Sportverständnisses und somit eine Veränderung der Einstellungen zum eigenen Körper (siehe dazu etwa Bette 1992; Brinkhoff 1998). Bis in die 1970er Jahre war das Sportverständnis vorrangig konstituiert durch den Rekordgedanken und die Konkurrenzsituation. Sport trieben die (vermeintlich) Talentierten; jene, die sich dem Wettkampfbetrieb anschlossen und dort ihre Leistung erproben wollten. Im gesellschaftlichen Gefüge waren das vor allem junge Männer der Mittelschicht (vgl. Brinkhoff 1998). Was von ihnen im Sport erwartet wurde, das deckte sich mit der Mentalität ihrer Schicht. Implizit ausgeschlossen von diesem Sport waren die Alten, die Frauen und die Untalentierten.

Das hat sich bis zum heutigen Tage deutlich geändert. Sport ist multidimensional konzipiert, befriedigt unterschiedliche Bedürfnisse und wird quer durch alle Bevölkerungsgruppen betrieben. Und dennoch bestehen auch heute noch Differenzen, die horizontale (Geschlecht, Lebensstilmilieus) und vertikale (Schichten) Merkmale der gesellschaftlichen Stratifizierung spiegeln, und die sich in typischen Präferenzen oder Zugangsbarrieren des Sporttreibens zeigen. Vor allem Lamprecht und Stamm (1995) haben dazu einige Daten vorgelegt.

Nach deren Untersuchungen in der Schweizer Bevölkerung bevorzugen Angehörige unterschiedlicher Sozialmilieus, in Abhängigkeit von Geschlecht und Alter, unterschiedliche „Sportmodelle“. Menschen in höherer beruflicher Position bevorzugen demnach Erlebnissport in freier Natur und Gesundheitssport. Singles bevorzugen Sporttreiben im Fitness-Studio und Leistungssport und verheiratete Personen mit Kindern treiben meist nur gelegentlich Sport und wenn, dann außerhalb von Fitnesszentren und Vereinen. Sport mag also als Ganzes seine „Insignien der Herkunft“ (s.o.) abgestreift haben, in seiner spezifischen Ausgestaltung bleibt in ihm aber eine soziale Differenzierung evident.

Hartmann (1999) konnte in einer im Kölner Raum durchgeführten Replikation der kultursoziologischen Studie von Schulze (1992) einen Kohorteneffekt von Lebensweisen-Präferenzen ausmachen. Etwas vereinfacht lässt sich formulieren: Was man sich in jungen Jahren an Verhaltensweisen aneignet, das wird einem auch noch in späteren Jahren gefallen. Nimmt man einen solchen Kohorteneffekt einmal als gegeben an, dann stellt sich die Frage, ob die zurzeit beobachtete Prävalenz der körperlichen Aktivität bei den heute jüngeren Kohorten die Aktivität in 10, 20 oder 30 Jahren vorhersagt. Wenn dem so wäre, dann lässt sich für die Zukunft nicht nur Positives erwarten. Einige Stimmen warnen, dass gerade die heutige Kinder- und Jugendgeneration in einem gesundheitlich bedenklichen Ausmaß inaktiv ist. Sygusch, Brehm und Ungerer-Röhrich (2003) etwa stellen das für 20 % der Kinder und Jugendlichen fest.

Wie ist es um das Ausmaß der körperlichen Aktivität Jugendlicher tatsächlich bestellt (siehe dazu auch Hoffmann, Brand & Schlicht 2006)?

5.2 Körperliche Aktivität von Kindern und Jugendlichen

Obgleich doch inzwischen als populäre Binsenweisheit gilt, dass viel zu wenige Kinder und Jugendliche in ausreichendem Maße aktiv sind, ist es kein leichtes Unterfangen, reliable Daten zur Verbreitung der körperlichen Aktivität im Kindes- und Jugendalter zu erhalten.

Jugendstudien zeigen, wie eine diffuse Operationalisierung der körperlichen Aktivität zu irritierenden Angaben führt, die von „fast jeder ist sportlich aktiv“ (Sack 1980) bis zu „höchstens 10 % treiben richtig Sport“ (Bachleitner 1988)“ reichen (zit. nach Brinkhoff & Sack 1996, S. 31).

Die oben bereits erwähnten epidemiologischen Studien wie der Bundesgesundheitssurvey malen auch kein klares Bild. Sie beziehen meist erst Jugendliche ab dem 18. Lebensjahr in die Stichprobe ein. In der jüngsten Altersgruppe (18 bis 19 Jahre) sind weniger als 50 % der männlichen Jugendlichen und weniger als 20 % der weiblichen Jugendlichen in einem gesundheitlich relevanten Ausmaß aktiv.

Auch die repräsentative *pan-europäische Studie zu körperlicher Aktivität, Körpergewicht und Gesundheit* erfasst in 15 Mitgliedsstaaten der EU jeweils annähernd 1.000 Personen erst ab dem 15. Lebensjahr (vgl. European Union 1999). Dort sind es zwischen 15 % und 36 % der 15- bis 24-Jährigen, die in einer typischen Woche keine körperliche Aktivität ausüben. Mädchen und junge Frauen zeigen sich weniger aktiv und auch mit niedrigerem Bildungsabschluss nimmt die Inaktivität zu. Überraschenderweise zeigen sich in dieser Studie keine konsistenten Zusammenhänge zwischen der freien Zeit, die sitzend verbracht wird und dem Ausmaß an körperlicher Aktivität.

Langandauerndes Sitzen in der Freizeit alleine ist also noch kein Indiz für eine inaktive Lebensweise und umgekehrt lässt sich aus einem körperlich aktiven Freizeitverhalten noch keine geringere Dauer an sitzend verbrachter Freizeitaktivität vorhersagen. Die üblicherweise schnell geäußerte Erklärung, Jugendliche seien zu wenig aktiv, weil sie zu viele Freizeitaktivitäten praktizieren, bei denen sie sitzen (Computerspiele, Fernsehen, Musik hören, etc.), klingt plausibel. Sie findet in den empirischen Daten aber keine Bewährung.

Die Mitgliederzahlen der deutschen Sportorganisationen deuten bei oberflächlicher Betrachtung eine eindrucksvolle Verbreitung körperlicher Aktivität im Kindes- und Jugendalter an. Die jeweiligen Untergliederungen des Deutschen Sportbundes auf der Ebene der Bundesländer, die Landessportbünde Deutschlands, führen im Jahre 2002 in ihren Mitgliederkarteien knapp 7,5 Millionen Kinder und Jugendliche bis zum Alter von 18 Jahren. In den Alterskohorten der 7- bis 14-Jährigen sind gut 52 % der Mädchen und über 68 % der Jungen in einem Sportverein organisiert (DSB ohne Jahr).

Mitgliederzahlen repräsentieren aber nur bedingt das tatsächliche Ausmaß der körperlichen Aktivität. Selbst wenn man unterstellt, dass Kinder und Jugendliche sportlich aktive und nicht passiv zahlende Mitglieder eines Vereins sind, lassen die bloßen Mitgliederzahlen nicht erkennen, in welchem Umfang und mit welcher Intensität die Kinder und Jugendlichen tatsächlich aktiv sind. Somit lässt sich auch nicht abschätzen, ob das Volumen der vereinssportlichen Aktivität zu gesundheitlichen Effekten führen kann. Die Mitgliederzahlen informieren auch nicht über das Ausmaß der sportlichen Aktivität außerhalb des organisierten Vereinssports. Repräsentative Studien zeigen, dass Kinder und Jugendliche häufiger informell und abseits institutioneller Strukturen Sport treiben als innerhalb von Sportvereinen (vgl. Brinkhoff & Sack 1996; Gogoll, Kurz & Menze-Sonneck 2003; Tietjens 2001). Und schon gar nicht werden all jene körperlichen Aktivitäten erfasst, die ebenfalls gesundheitsrelevant sein können (zum Beispiel: Bewegungsspiele, regelmäßiges Radfahren), die aber eben nicht dem traditionellen Sportgeschehen des Vereins zugehören.

5.2.1 Sind Kinder und Jugendliche heutzutage weniger körperlich aktiv als früher?

Neben der Aussage, Kinder bewegten sich zu wenig, lautet eine weitere populäre Aussage, dass sich Kinder und Jugendliche heutzutage weniger bewegen als früher und in Folge davon auch weniger „fit" sind als frühere Generationen. Während man kaum reliabel angeben kann, ob Kinder heute weniger aktiv sind als in früheren Zeiten, lassen sich Veränderungen in der körperlichen Leistungsfähigkeit tatsächlich belegen.

Diese hat in den vergangenen drei Jahrzehnten zum Teil deutlich abgenommen. Nach Rusch und Irrgang (2002) erreichen nur noch gut ein Fünftel (27 %) der Kinder im Jahr 2001 die Durchschnittswerte ihrer Gleichaltrigen aus dem Jahr 1986. Gemessen wurde mit dem Münchner-Fitness-Test (MFT). Bös (2003) stellt für den Zeitraum von 1975 bis 2000 für nahezu alle grundlegenden Motorikbereiche (aerobe Ausdauer, Schnellkraft, Kraftausdauer, Aktionsschnelligkeit und Beweglichkeit) einen signifikanten, durchschnittlich 10 %-igen Leistungsabfall fest.

Auch Klaes, Cosler, Rommel und Zens (2003), welche die Daten von mehreren Tausend Kindern und Jugendlichen mit dem MFT erfasst haben, berichten eine Abnahme der körperlichen Leistungsfähigkeit während des Zeitraums von 1995 bis 2001/2002. Von den 10- bis 14-Jährigen, die in den Jahren 2001 und 2002 getestet wurden, erreichen nur noch 80 % der Jungen und 74 % der Mädchen die Durchschnittswerte einer Vergleichsstichprobe aus dem Jahre 1995.

5.2.2 Werden körperlich aktive Kinder und Jugendliche aktive Erwachsene?

Trifft denn die Annahme überhaupt zu, dass in jungen Jahren die Weichen für einen lebenslangen körperlich aktiven Lebensstil gestellt werden? Gibt es also einen Kohorteneffekt und erlaubt die körperliche Aktivität in Kindheit und Jugend eine Vorhersage für die Aktivität im Erwachsenenalter? In der Literatur wird dieser Frage unter dem Stichwort *tracking* behandelt.

Die Antworten der vorliegenden Arbeiten mögen einigermaßen überraschen, und sie widersprechen erneut plausibel klingenden und populären Mutmaßungen. Die körperliche Aktivität des Jugendalters lässt sich tatsächlich hinreichend zuverlässig aus jener des Kindesalters vorhersagen (vgl. Janz, Dawson & Mahoney 2000; Pate, Baranowski, Dowda & Trost 1996). Die körperliche Aktivität des Erwachsenenalters allerdings ist mit der des Kindes- und Jugendalters *nicht* assoziiert. Betrachtet man kürzere Zeitspannen von bis zu drei Jahren, dann korrelieren die Aktivitätsmaße mittelstark ($r = .50$). Werden längere Zeitspannen analysiert, ist nur noch ein geringer Zusammenhang zwischen der körperlichen Aktivität in der Jugend und dem Erwachsenenalter feststellbar (Korrelationen von $r = .05$ bis $r = .43$; zusammenfassend dargestellt beispielsweise in Malina 1996; Pate, Trost, Dowda, Ott, Ward, Saunders et al. 1999; Trudeau, Laurencelle, Tremblay, Rajic & Shephard 1999; Twisk, Kemper & van Mechelen 2000).

Die körperliche Aktivität im Lebensverlauf ist demnach also ein recht instabiles Verhalten (Boreham, Robson, Gallagher, Cran, Savage & Murray 2004). Insbesondere biographische Umbrüche, bedeutsame psycho-physische Entwicklungsabschnitte (vor allem die Pubertät), aber auch Krankheiten, Verletzungen sowie kritische Lebensereignisse wie Heirat oder die Geburt eigener Kinder, sind bedeutsame Wegscheiden, an denen sich das Ausmaß der körperlichen Aktivität entscheidet (vgl. Boreham & Riddoch 2003; Sallis 1999).

5.3 Distale Einflüsse auf die körperliche Aktivität

Die Daten sämtlicher Prävalenz-Studien, sowohl für den deutschen als auch den internationalen Raum, zeigen einen teilweise massiven Alters-, Geschlechts- und Schichtgradienten. Das Risikoverhalten *Inaktivität* ist mit jedem einzelnen Merkmal ebenso korreliert, wie mit der einfachen oder mehrfachen Konfiguration der Merkmale. Wer älter als 50 Jahre ist und wer weiblich ist, wer nur einen niedrigen Schulabschluss, ein geringes Haushaltseinkommen oder einen niedrigen beruflichen Status besitzt, der ist mit einer deutlich höheren Wahrscheinlichkeit inaktiv, als ein jüngerer männlicher Erwerbstätiger mit mittlerem bis hohem Einkommen, mit höherer Bildung und höherem beruflichen Status (vgl. Cachay & Hartmann-Thews 1998 für eine ausführliche Einführung).

Auch andere Risikoverhaltensweisen (Rauchen, Fehlernährung) zeigen diesen sozialen Gradienten (Marmot & Feeney 1997; Mielck 2000). Zu den Ursachen für dieses Phänomen gibt es mehrere Thesen: Mangelnde Bildung oder geringes Einkommen könnten ebenso ursächlich sein, wie fehlende Angebote oder limitierte Zugangsmöglichkeiten zu präventiven Angeboten. Und auch eine Reihe psychologischer Variablen kommen in Betracht (siehe Kapitel 9.2); darunter vor allem die Fähigkeit zum Belohnungsaufschub und die Selbstwirksamkeit. Mit Belohungsaufschub meint die Psychologie eine Fähigkeit und Bereitschaft, in die Zukunft zu investieren, ohne eine sofortige Belohnung für das Verhalten zu erfahren. Der Volksmund kennt das in dem Sprichwort: „Spare in der Zeit, so hast Du in der Not." Für das Gesundheitsverhalten bedeutet das, auf die unmittelbaren Lustgewinne durch Rauchen, Alkohol, fette Speisen oder Inaktivität zu verzichten und stattdessen seinen Körper und seine Psyche zu „pflegen“ und zu stärken. Selbstwirksamkeit, die zweite psychologische Variable, steht für die Überzeugung, das in Frage stehende Verhalten auch realisieren zu können; selbst dann, wenn Barrieren den Weg dahin verstellen sollten.

Entscheidend für die schicht- und milieutypischen Unterschiede im Gesundheitsverhalten dürften nicht mangelndes Wissen oder fehlendes Einkommen sein, sondern eine Einstellung zum Zustand des eigenen Körpers und zur eigenen Gesundheit, welche die Verantwortung hierfür an fremde Mächte (beispielsweise Gott, Schicksal) oder an Experten verweist (beispielsweise Ärzte). Kühn (1993, 1999) hat wiederholt darauf hingewiesen, dass die üblichen präventiven Appelle nicht fruchten, wenn die Mentalitäten der angesprochenen Personen ein mechanistisches Körperbild („der Körper muss funktionieren“) oder eine direkte Belohnung bevorzugen und demgegenüber aber ein Verhalten gefordert wird, dass Eigenverantwortung und Belohnungsaufschub voraussetzt.

Neben sozial-strukturellen Merkmalen beeinflusst auch das Lebensalter die Aktivitätsprävalenz: Jüngere Personen sind im Durchschnitt körperlich aktiver als ältere (vgl. Seite 40, Abb. 5.1).

Moderne Gesellschaften altern in einem bislang nicht gekannten Ausmaß. Oeppen und Vaupel (2002) haben deutlich gemacht, dass unsere Lebenserwartung in den vergangenen 160 Jahren keinem Maximum zustrebt, sondern stetig ansteigt und zwar jährlich um drei Monate. In diesem Anstieg ist auch nicht im Geringsten ein Abfallen zu erkennen. Eine andauernde Phase der gewaltfreien Konfliktbewältigung einmal vorausgesetzt, wird der Anteil der über 60-Jährigen von heute 21 % bis zum Jahre 2050 auf 43 % ansteigen. Dabei gewinnen vor allem die Frauen: Vor 100 Jahren konnten knapp 0,3 % von ihnen damit rechnen, 100 Jahre alt zu werden und heute sind es sage und schreibe bereits 50 %. Unsere Gesellschaft wird älter und sie wird femininer und beide demographischen Merkmale sind derzeit mit dem Volumen der körperlichen Aktivität in der Freizeit negativ korreliert.

Man kann die betroffenen Personen nach ihren Barrieren fragen, die sie daran hindern, ihr Verhalten zu ändern. Für ältere Personen haben das unter anderem Denk und Pache (1999) in der Bonner Alterssportstudie getan (Abb. 5.3).

Während vor allem der Hinweis auf mangelnde zeitliche Ressourcen bei der hier befragten Stichprobe von älteren Personen ein unter Umständen weniger stichhaltiges Argument ist, sind die Verweise auf das Wohlbefinden und auf alternative Verhaltensweisen (andere Hobbies) bemerkenswert. Sport oder körperliche Aktivität wird offenbar von nahezu der Hälfte der Befragten als ein Mittel gesehen, dass man dann einsetzt, wenn ein emotionales Defizit besteht, ähnlich einem Medikament, das man einsetzt, wenn sich gesundheitliche Probleme einstellen. Oder es wird als ein Hobby betrachtet, um freie Zeit zu gestalten. Der präventive Nutzen für die Gesundheit und das Wohlbefinden im Alter wird dabei übersehen. Das gilt umso mehr, je jünger die älteren Personen sind.

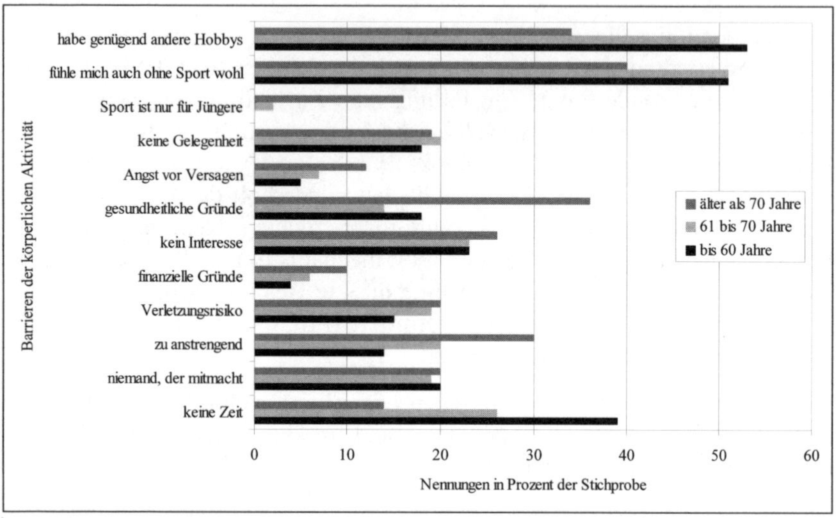

Abb. 5.3: Barrieren der körperlichen Aktivität im höheren Lebensalter (nach Denk & Pache 1999).

Was aber beeinflusst das Wohlbefinden der älteren Menschen aus ihrer subjektiven Sicht? Eine Arbeitsgruppe um Howard Leventhal hat eine Studie publiziert, die auf diese Frage eine Antwort geben könnte (Benyamini, Leventhal & Leventhal 2003). An der Studie beteiligten sich 487 Personen in einem durchschnittlichen Alter von 77,53 Jahren (SD = 7,11 Jahre). Sie wurden zunächst gefragt, ob sie ihre subjektive Gesundheit im Allgemeinen als mäßig, als schlecht, als gut, als sehr gut oder als exzellent einschätzen. Sie wurden dann auch gefragt, welche von 42 vorgegebenen Faktoren für ihre Gesundheit wichtig sind.

Die Abbildung 5.4 zeigt die subjektive Einschätzung der Gesundheit: Mehr als zwei Drittel der Stichprobe bewerten ihre Gesundheit als gut, sehr gut oder hervorragend.

Das ist zunächst ein Befund, der gegen die weit verbreitete Meinung spricht, das Alter sei vor allem eine Lebensphase mäßiger Gesundheit. Auch in Deutschland kommt etwa Dinkel (1999, S. 79) zu dem Schluss: „Man kann zumindest für die jüngere Vergangenheit in der BRD die weit verbreitete pessimistische These nicht länger aufrecht erhalten, wir würden zwar immer älter, aber gleichzeitig auch immer kränker." Das deckt sich auch mit den bislang vorliegenden Daten der English Longitudinal Study of Ageing *ELSA* (vgl. die ELSA Projekt-Homepage für nähere Informationen http://www.ifs. org.uk/elsa).

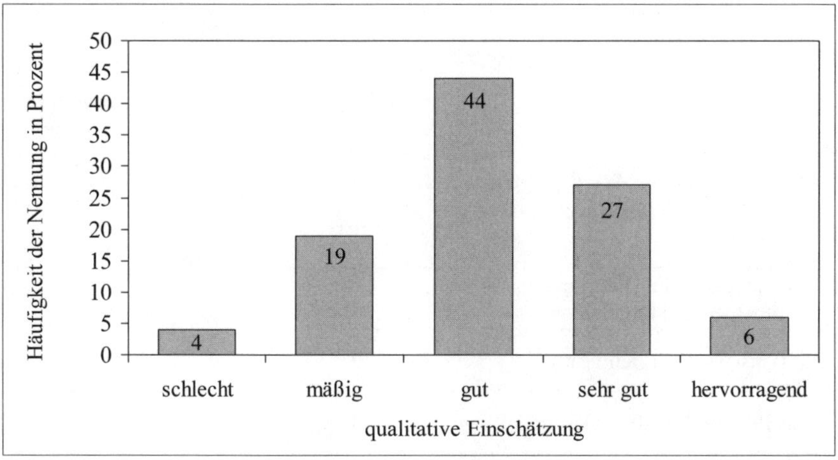

Abb. 5.4: Subjektive Gesundheit von Älteren (vgl. Benyamini et al. 2003).

Zur Beantwortung der Frage, welche Faktoren den Befragten wichtig sind, um ihre Gesundheit positiv zu bewerten, haben Benyamini et al. (2003) die fünf Gesundheitsgruppen zu drei Gruppen zusammengefasst (Gruppe 1: schlecht/mäßig; Gruppe 2: gut; Gruppe 3: sehr gut/hervorragend). Dann wurden die 42 vorgegebenen und potentiellen Gesundheitsdeterminanten von den drei Gesundheitsgruppen in eine Rangfolge gebracht.

Die Rangzuordnungen in den beiden Gruppen, die ihre Gesundheit positiv einschätzen (Gruppe 2 und 3), sind zueinander ähnlicher als zu der Gruppe mit der schlechteren Gesundheitseinschätzung (Gruppe 1). Unabhängig von diesen Differenzen gibt es aber *vier Faktoren*, die von allen drei Gruppen als *eher wichtig* erachtet werden (Ränge 1 bis 10). Darunter befindet sich auch das allgemeine Niveau der körperlichen Aktivität (siehe Tab. 5.1).

Wohlgemerkt ist dabei wiederum nicht gemeint, sportlich aktiv zu sein, sondern es wird das Ausmaß benannt, mit dem man an alltäglichen Aktivitäten teilhaben kann.

Die angeführten Daten verweisen auf die Notwendigkeit, die Barrieren von alten Menschen detaillierter zu untersuchen. Wenn man sie fragt, warum sie keinen Sport betreiben, dann provoziert das möglicherweise Antworten, die von der tatsächlichen Aktivität der alten und alternden Menschen ablenken. Sport betreiben sie überwiegend nicht, aber aktiv könnten sie dennoch sein.

Tab. 5.1: Relative Ränge der durchschnittlichen Ratings jener Faktoren, die für die eigene Gesundheitseinschätzung relevant erscheinen (auszugsweise aus Benyamini et al. 2003).

	Niveaugruppe der subjektiven Gesundheit:		
	schlecht/ mäßig	*gut*	*sehr gut/ hervorragend*
Wie wichtig sind für Sie die folgenden Faktoren bei der Einschätzung ihrer Gesundheit?	Rang	Rang	Rang
Ihre Fähigkeit, die Dinge zu tun, die Sie tun möchten und tun müssen.	1	2	2
Ihr typisches Energieniveau.	2	9	7
Was Ihr Arzt über Ihre Gesundheit sagt.	3	1	3
Ihr allgemeines Niveau der körperlichen Aktivität.	4	8	6
Die Enge Ihrer Verbindungen zu Ihrer Familie oder zu Freunden.	5	7	16

Für alte Menschen der heutigen Kohorten ist es möglicherweise nicht schicklich, Sport zu treiben, wohingegen es für sie selbstverständlich sein könnte, täglich einen Spaziergang zu machen oder Besorgungen zu Fuß zu erledigen. Mit diesem Umfang aber könnten sie durchaus die HEPA-Empfehlung von 1.200 kcal zusätzlichem Energieverbrauch erreichen. Gleichwohl lassen die Daten des Bundesgesundheitssurvey daran aber Zweifel aufkommen.

5.4 Interdependenzen des Verhaltens

Sich gesund verhalten, das bedeutet mehr als nur körperlich aktiv zu sein. In der bereits genannten Arbeit von Ezzati et al. (2002) wurde von den Autoren zusammengetragen, welche maßgeblichen Risikofaktoren die Gesundheit gefährden. Darunter finden sich ein ganze Reihe von Verhaltensweisen, auch körperliche Inaktivität, aber eben nicht nur sie alleine. Auch Rauchen, übermäßiger Alkoholkonsum, sowie Fehl- und Überernährung zählen dazu.

Es erscheint durchaus plausibel, dass sich körperlich aktive Personen eher als andere auch in anderer Form gesundheitswirksam verhalten. Körperliche Belastungen, die man sich in der Freizeit auferlegt, lassen sich mit einiger Wahrscheinlichkeit leichter bewältigen, wenn man nicht raucht, sich ausgewogen ernährt und ausreichend schläft. Sind solche Interdependenzen des Verhaltens empirisch nachweisbar? Verursacht die Entscheidung für ein körperlich aktives Leben möglicherweise gar einen grundsätzlichen Einstellungswandel (siehe Kapitel 9.2.1) und erleichtert es den Menschen, den Einstieg in andere gesunde Verhaltensweisen, wie zum Beispiel sich gesünder zu ernähren?

Aus der weltweit durchgeführten MONICA-Studie (Multinational *moni*toring of trends and determinants in *ca*rdiovascular disease) lässt sich eine erste Einschätzung über die Bewährung der Hypothese ableiten, dass ein sportlich-körperlich aktives Leben mit einer insgesamt gesünderen Lebensweise einhergeht. Von der Mitte der 1980er bis Mitte der 1990er Jahre machte es sich eine Projektgruppe der WHO (The WHO MONICA Principal Investigators 1988) zur Aufgabe, den Gesundheitszustand von insgesamt rund 13 Millionen Menschen, aus 21 Ländern der Erde, zehn Jahre lang näher zu beobachten. Im Abschlussbericht wird über Ergebnisse aus eine Gesamt-Stichprobe von über 300.000 zufällig ausgewählten Menschen berichtet, die während der Untersuchung mehrfach auf ihr kardiovaskuläres Risikoprofil hin untersucht wurden (Keil 2005).

In der Schweizer Stichprobe, die im Kanton Waadt (Keil & Kuulasma 1989) rekrutiert wurde, zeigt sich, dass in der Gruppe der körperlich Aktiven, der Anteil der Nichtraucher und der Übergewichtigen wesentlich geringer ist, als in der inaktiven Gruppe. Das gilt bereits bei einem mittleren Aktivitätsgrad im Vergleich zur Inaktivität und die Differenz scheint sich noch zu verstärken, wenn man Extremgruppen vergleicht: regelmäßig Aktive mit Inaktiven.

Tab. 5.2: Gesundheitsverhalten in einer Schweizer Stichprobe

	inaktiv	mäßig aktiv	regelmäßiges Training
BMI (kg/m²) 🚹	26,4 %	25,8 %	24,5 %
BMI (Kg/m²) 🚺	25,2 %	23,9 %	22,8 %
% übergewichtig 🚹	17,0 %	9,7 %	1,9 %
% übergewichtig 🚺	17,3 %	7,1 %	0,0 %
% Raucher[1)]	36,8 %	22,4 %	17,6 %
% Raucherinnen[1)]	22,5 %	15,3 %	8,6 %

Anmerkungen. Monica-Stichprobe des Schweizer Kantons Waadt, 1985.
[1)] mehr als 15 Zigaretten pro Tag.

Im Sommer 2003 befragten wir im Rahmen der Untersuchung *Gesundheit an der Universität Stuttgart* eine Zufallstichprobe von 1.081 an der Universität Stuttgart Studierende und Beschäftigte unter anderem danach, ob sie an mindestens drei Tagen der Woche, mindestens jeweils 20 Minuten sportlich aktiv sind, ob sie auf ihre Ernährung achten, ob sie versuchen, möglichst abwechslungsreich und fettarm zu essen und ob sie Tabak rauchen.

Die größte Teilnehmergruppe bildeten mit 47 % Studierende, mit einem Altersdurchschnitt von 24,2 Jahren (*SD* = 4,4). Bei weiteren 21 % handelte es sich um nicht-wissenschaftliche Mitarbeiter (Alter: *M* = 41,4; *SD* = 11,2). Die Gruppe der Professoren machte mit 2 % (*M* = 55,9; *SD* = 11,2) die kleinste Teilstichprobe aus, weitere 25 % der Stichprobe (*M* = 35,6; *SD* = 9,7) waren zum Zeitpunkt der Befragung im sonstigen wissenschaftlichen Dienst beschäftigt (5 % erteilten zur Frage nach ihrem Anstellungsverhältnis keine Auskunft).

Etwas mehr als ein Drittel der Befragten (genau 35,1 %) gab an, sich entsprechend unseren Befragungskriterien *sowohl* regelmäßig sportlich aktiv zu betätigen, *als auch* gesundheitsbewusst zu essen und Nichtraucher zu sein (Abb. 5.5). Die Geschlechterverteilung in dieser Gruppe, die sich in allen drei Verhaltensbereichen gesund verhält, ist annähernd ausgeglichen (48 % Frauen und 52 % Männer). Auch die Anzahl der Studierenden, sowie der im nicht-wissenschaftlichen und wissenschaftlichen Dienst beschäftigten Personen entsprechen den Verhältnissen in der Gesamtstichprobe.

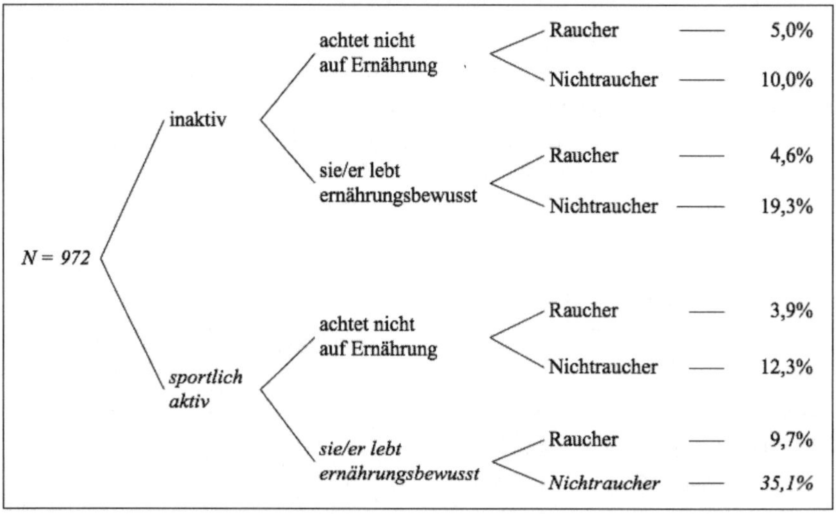

Abb. 5.5: Konfigurationen von Gesundheitsverhalten in einer Zufallsstichprobe unter Stuttgarter Universitätsangehörigen.

Die Ergebnisse unserer Untersuchung, welche sich in weiter Übereinstimmung mit vergleichbaren Studien befinden, verweisen vor allem darauf, dass Gesundheit als *multithematisches Verhalten* betrachtet werden muss. Nur den wenigsten Menschen gelingt es tatsächlich, sich „rundherum" gesund zu verhalten. Viel typischer ist, dass Menschen in manchen Verhaltensbereichen eher zu gesundem Verhalten bereit sind, als in anderen (neben den bereits vorgestellten Verhaltensbereichen zählen hierzu auch noch solche wie ausreichend Schlaf, medizinische Vorsorge, geschützter Geschlechtsverkehr oder auch das Anlegen von Sicherheitsgurten in PKW).

Für manche Verhaltensbereiche spielt die Geschlechtszugehörigkeit eine Rolle. Beispielsweise achten in unserer Stichprobe der Universität Stuttgart, die sich von anderen Stichproben zum Beispiel durch den hohen Anteil von Personen mit hohem Bildungsgrad unterscheidet, deutlich mehr Frauen (79,9 %) als Männer (60,0 %) auf eine gesunde Ernährung, während sich in punkto sportlicher Aktivität (61,6 % der Frauen und 62 % der Männer treiben Sport) und Rauchen (77,1 % der Frauen 76,0 % der Männer rauchen nicht) die Geschlechtergruppen in etwa die Waage halten. Wie bereits an anderer Stelle erwähnt, beeinflussen vor allem auch Bildungs- und Milieumerkmale das Verhalten (vgl. Kohler & Ziese 2004 für aktuelle repräsentative Daten für die Bundesrepublik Deutschland).

Wird alltägliches Gesundheitsverhalten untersucht, dann schwanken die Korrelationen zwischen verschiedenen Verhaltensweisen eher in einem niedrigen Bereich zwischen $r = .00$ und nur $r = \pm.25$ (Tab. 5.3).

Tab. 5.3: Interkorrelationen zwischen verschiedenen Gesundheitsverhaltensweisen ($N = 750$ Erwachsene im Alter zwischen 35 und 45 Jahren; De Bourdeaudhuij & Van Oost 1999)

	Rauchen	Alkohol	Schlaf
Körperliche Aktivität in der Freizeit	–.12	–.11	.00
Rauchen		.25	–.18
Alkohol			–.12

Will man das Verhalten in einem gesundheitlich relevanten Bereich aus dem Verhalten in einem anderen Bereich vorhersagen, dann taugt dazu am ehesten Rauchen. Die körperliche oder auch die sportliche Aktivität scheinen dagegen kaum zwischen überwiegend gesund und überwiegend ungesund lebenden Personen diskriminieren zu können. Das legen jedenfalls eine ganze Reihe entsprechender empirischer Untersuchungen nahe (beispielsweise De Bourdeaudhuij & Van Oost 1999).

Eine andere interessante Fragestellung ist die, ob sich für Menschen, die sich in dem einen oder anderen Verhaltensbereich bereits gesund verhalten, günstigere oder ungünstigere *Prognosen* ergeben, auch in anderen Bereichen zu einem gesünderen Verhalten zu wechseln. Um dies zu untersuchen, müssen Daten im *längsschnittlichen Design* erhoben, müssen dieselben Menschen also in mehr oder weniger langen Zeitabständen mehrfach befragt werden.

Solche Untersuchungen sind derzeit noch relativ selten. Interessant ist in diesem Zusammenhang eine Untersuchung von Laaksonen, Luoto, Helakorpi und Uutela (2002) in der 2.229 Männer und 2.852 Frauen einer repräsentativen finnischen Bevölkerungsstichprobe im Abstand von sieben Jahren zweimal nach ihrem aktuellen Gesundheitsverhalten zu den Bereichen

Inaktivität, Alkoholkonsum, Rauchen und ungesunde Ernährung sowie nach ihrem Body Mass Index (vgl. Kapitel 4.3.4) befragt wurden. In den statistischen Analysen setzten die Autoren jede der genannten Gesundheitsverhaltensweisen als möglichen Prädiktor für jede andere Gesundheitsverhaltensweise sieben Jahre später ein.

Für beide Geschlechter zeigte sich, neben einigen anderen Befunden, dass das Rauchen zum ersten Messzeitpunkt mit jeder anderen gesundheitsschädigenden Verhaltensweise zum zweiten Messzeitpunkt assoziiert war (ein überhöhter BMI als einzige Ausnahme). Sowohl Männer als auch Frauen trugen ein größeres Risiko (Odds Ratio; vgl. Kapitel 10.2) am zweiten Messzeitpunkt als Raucher klassifiziert zu werden, wenn sie zum ersten Messzeitpunkt bereits über einen erhöhten Alkoholkonsum berichteten ($OR = 1,5$ für Männer; $OR = 1,7$ für Frauen). Nur bei Männern war dies auch der Fall, wenn sie sich am ersten Messzeitpunkt bereits ungesund ernährten ($OR = 1,5$). Ebenfalls nur für Männer galt, dass sich Inaktivität und ungesunde Ernährung gegenseitig vorhersagen (Inaktivität am ersten Messzeitpunkt: $OR = 1,6$; ungesunde Ernährung am ersten Messzeitpunkt: $OR = 1,3$). Wie auch aus anderen Untersuchungen bekannt, scheinen also ungesunde Ernährung und körperliche Inaktivität enger assoziiert zu sein als andere Verhaltensbereiche. Aus dem Blickwinkel der Alltagsvermutungen überrascht der fehlende (negative) Zusammenhang von körperlicher Aktivität und dem Rauchen.

Das Wissen über solche Zusammenhänge wiederum ist interessant, wenn es die Frage zu beantworten gilt, ob und wenn ja wie, die erfolgreiche Verhaltens*änderung* in einem Bereich (beispielsweise körperliche Aktivität) eventuell dazu beitragen könnte, die Verhaltensänderung in einem anderen Bereich (in diesem Beispiel gesunde Ernährung) auszulösen. Dieser Gedanke wird in der gesundheitswissenschaftlichen Forschung unter dem Stichwort *Gateway Hypothese* diskutiert (ausführlich bearbeitet wurde die Hypothese vor allem im Kontext des Drogenmissbrauchs; siehe Kandel 2002 für einen Überblick). Stichhaltige empirische Belege, die dafür sprächen, der körperlichen Aktivität in einem solchen Geschehen besonderen Stellenwert zukommen zu lassen, sind bis heute allerdings nicht erbracht worden.

Nichts desto trotz erscheint es plausibel, dass zwei oder unter Umständen auch mehrere miteinander – wenn auch nur schwach – assoziierte Gesundheitsverhaltensbereiche in Gesundheitsfördermaßnahmen gemeinsam adressiert werden. In den vergangen Jahren wurde dieses Vorgehen besonders in der Kombination von Programmen zur Erhöhung der körperlichen Aktivität mit Hinweisen zu gesundheitsbewusster Ernährung erprobt (beispielsweise Calfas, Sallis, Zabinski, Wilfley, Rupp, Prochaska, et al. 2002; siehe auch Kapitel 9.1.1)

Synopse. Bei oberflächlicher Betrachtung scheint der überwiegende Anteil von jungen und alten Menschen körperlich und sportlich aktiv zu sein.

Zwar different in den Beträgen, aber einheitlich im Tenor belehren uns Prävalenzstudien eines Besseren. Viel zu viele Menschen der erwachsenen Bevölkerung sind unzureichend aktiv und auch Kinder und Jugendliche vernachlässigen ihre körperliche Fitness. Die Barrieren, die genannt werden, gleichen sich bei jung und alt, sind objektiv eher Ausreden, subjektiv aber wirksam. Erwartungswidrig ist die fehlende Prädiktion kindlicher und jugendlicher Aktivität auf das Erwachsenenalter, und noch wenig erforscht ist die gegenseitige Bedingtheit differenter Gesundheitsverhaltensweisen.

Weiterführende Literatur

Hoffmann, A., Brand, R. & Schlicht, W. (2006). Körperliche Bewegung. In A. Lohaus, M. Jerusalem & J. Klein-Heßling (Hrsg.), *Gesundheitsförderung im Kindes- und Jugendalter* (S. 201-220). Göttingen: Hogrefe.

Robert Koch-Institut (RKI) (2006). *Gesundheit in Deutschland* (Gesundheitsberichterstattung des Bundes). Berlin: Robert-Koch Institut.

Rütten, A., Abu-Omar, K., Lampert, T. & Ziese, T. (2005). *Körperliche Aktivität* (Gesundheitsberichterstattung des Bundes, Heft 26). Berlin: Robert-Koch Institut.

Ressourcen im World Wide Web

Informationsressource der zentralen Einrichtung der Deutschen Bundesregierung für Krankheitsüberwachung und -prävention (Robert-Koch-Institut; insbesondere Rubrik: Gesundheitsberichterstattung und Epidemiologie): http://www.rki.de

Web-Dokumentation und ausführliche Informations-Ressource zum *WHO-MONICA Projekt*: http://www.ktl.fi/monica

6. Wie gesund ist körperliche Aktivität?

6.1 Gesundheit

Wenn man die Wirkung der körperlichen Aktivität auf die Gesundheit beurteilen will, so ist es zunächst einmal geboten, sich über den infrage stehenden Zustand *Gesundheit* zu verständigen (Kolip & Hurrelmann 1994). Einer der beiden Autoren hat dieses bereits früher ausführlich und anderer Stelle getan (vgl. Schlicht 1998). Das vorliegende Kapitel greift die damaligen Überlegungen auf und führt sie weiter. Kurz gefasst wurde damals argumentiert:

- Gesundheit sei multithematisch und
- ein subjektiver Zustand, der stetigen Veränderungen unterliege.
- Der Begriff sei zudem deskriptiv; werde im Allgemeinen aber normativ verwendet und
- Menschen strebten nach einem, ihrem Lebensalter angepassten Zustand der Gesundheit.
- Die Verwendung des Begriffes in der Wissenschaft sei paradigmenabhängig.

Ähnlich argumentieren auch Waller (2002) oder Naidoo und Wills (2003).

Ohne großen Aufwand lässt sich aus der Literatur ein ganzes Bündel an Definitionen der Gesundheit zusammentragen. Man kann sie ordnen und erhält dann vier Klassen, die ein unterschiedliches Verständnis ausdrücken und einem differenten Paradigma folgen: (1) *modus deficiens*, (2) *funktionalistisches Verständnis*, (3) *idealistische Position* und (4) *subjektive Position* (siehe dazu auch Göckenjahn 1991).

Darüber hinaus lassen sich die Auffassungen von Gesundheit noch einmal in *ein-* und *mehrdimensionale Konstrukte* ordnen. Zum Beispiel zeigt Schmidt (2005), dass zwischen dem über biologische Surrogatparameter gemessenen, „objektiven" Gesundheitsstatus und der subjektiven Gesundheitseinschätzung häufig nur ein moderater Zusammenhang besteht. (Am stärksten wird das im höheren Lebensalter deutlich. Wurm und Tesch-Römer, 2005, demonstrieren dies am Beispiel des *Altersinvarianz-Paradox*. Wir werden in Kapitel 11.2 noch einmal darauf zurück kommen.)

Schon bei einem zweidimensionalen Gesundheitskonzept sind verschiedene Ausgestaltungen denkbar: Jemand fühlt sich gesund, wird dann aber bei einer Routineuntersuchung darauf aufmerksam gemacht, dass seine Laborwerte auf einen schleichenden Krankheitsprozess hindeuten. Ein anderer weiß um seine Erkrankung, hält diese aber für den Ausdruck einer normalen, degenerativen Altersbeschwerde und fühlt sich daher nicht unwohl. Jemand klagt laufend über Wohlbefindenseinbußen, obgleich jede ärztliche Diagnostik ohne Befund bleibt (in der klinischen Psychologie kennt man dies als Anzeichen somatoformer Störungen). Erweitert man die Dimensionen, wird die Konzeptualisierung von Krankheit und Gesundheit sehr schnell sehr komplex und macht in jedem Falle klar, dass Gesundheit und Krankheit nicht einfach die beiden Pole eines Kontinuums sind.

So aber argumentiert der *modus deficiens*. Er ist eindimensional und ordnet Gesundheit und Krankheit an gegensätzlichen Polen eines gemeinsamen Kontinuums (Schipperges 1982). Bock (1999) schreibt dazu: „Gesundheit haben wir Ärzte seit jeher als die Abwesenheit von Krankheit verstanden – aus guten Gründen.“ Wer krank ist, der kann also nicht zugleich gesund sein und wer gesund ist, der ist eben nicht krank. Gesundheit hat hier keine eigene Qualität, sondern definiert sich aus der Abwesenheit des Zustands der Krankheit, allenfalls noch als ein messtechnisch nachweisbarer physiologischer Norm-Status. Wer sich nach der jeweils herrschenden Lehrmeinung innerhalb einer definierten Altersnorm physiologischer Parameter bewegt, der ist gesund oder genauer, er ist nicht krank. Missempfinden, das nicht auf normabweichenden Grenzwerten basiert, gilt allenfalls als eine Befindensstörung und wird mit Etiketten wie *vegetative Dystonie* in einen Graubereich verwiesen (Danzer 1998). Das biomedizinische Konzept der Gesundheit ist zugleich ein objektives Konzept und verweist auf eine natürliche (empirische) Tatsache.

Auch die *funktionalistische Position*, die vor allem aus der Medizinsoziologie geläufig ist und unter anderem mit dem Namen Talcot Parsons verbunden wird (siehe Parsons 1958), ist ein eindimensionales Konzept. Gesundheit und Krankheit sind dort sowohl biologisch (durch Noxen) als auch sozial determiniert, und sie sind soziale Kategorien. Gesund ist, wer seine ihm zugewiesene gesellschaftliche Rolle ausübt und ausüben kann. Krankheit ist ein „nicht angestrebter Zustand“ (Parsons 1958, S. 52), der den einzelnen dazu verpflichtet, alles zu tun, um ihn zu vermeiden oder – einmal eingetreten – zu korrigieren. Gesundheit ist „Ehren und Gewissenssache“ (Parsons 1985). Fortschreibungen und Korrekturen an diesem Konzept betreffen vor allem die individuelle Verantwortungszuschreibung. Krank wird man auch in der modernen Gesellschaft nicht alleine aufgrund persönlicher Versäumnisse oder gar Schuld. Krank wird man auch aufgrund gesellschaftlicher Rahmenbedingungen und diese bergen für unterschiedliche gesellschaftliche Gruppen differente Risiken. Das zeigen viele Arbeiten zum Sozialgradienten der Gesundheit (Mielck 2000; vgl. auch Kapitel 5.3).

Funktionalistisch ist auch ein vor allem von der Sportmedizin bevorzugtes Konzept. Gesundheit ist hier vor allem Fitness und meint eine über das Normalmaß hinausgehende Funktionstüchtigkeit des Organismus, eine Art Supergesundheit. Daran ist verschiedentlich Kritik geübt worden (Kühn

1993; Schlicht 2000), weil es sich hier um ein Mittelschichtskonzept handelt, das gesellschaftliche Strukturen und Mentalitäten sozial benachteiligter Bevölkerungsgruppen ignoriert.

Schon eher mehrdimensional, stärker auch subjektiv und zugleich aber *idealistisch* – auch weil politisch motiviert – ist die Definition der Weltgesundheitsorganisation (Kickbusch 1982). Ein Zustand „vollkommenen körperlichen, geistigen und seelischen Wohlbefindens" ist das angestrebte Ideal, auf das die Regierungen weltweit verpflichtet werden sollen. In der Charta der WHO von Ottawa 1986 und Adelaide 1988 macht die Organisation deutlich, dass sie als Kernstücke von Gesundheit die aktive und produktive Teilhabe am sozialen Leben und die Verwirklichung individueller Lebensziele sieht. Beide hängen sowohl von gesellschaftlichen Rahmenbedingungen als auch vom individuellen Verhalten ab. Sie sind zum einen Ziel der Gesundheitsförderung (zum Beispiel: Organisationsentwicklung) und zum anderen der Prävention (gesundes Verhalten) und der Prophylaxe (Impfung, Trinkwasserhygiene, etc.).

Gänzlich *subjektiv* sind Laienkonzepte und Laientheorien der Gesundheit, wie sie etwa in einem Schwerpunktheft der Zeitschrift für Gesundheitspsychologie, das von Toni Faltermaier editiert wurde, zusammengetragen und diskutiert werden (Faltermaier 2005; Faltermaier & Kühnlein 2000).

Faltermaier und Kühnlein (2000) erkennen vier Kategorien von Konzepten der Gesundheit, die von gesunden wie von erkrankten Menschen geschildert werden. Die erste Kategorie, der *On-Off-Schalter*, deckt sich am ehesten mit dem modus deficiens der Medizin: Gesund sein, heißt nicht krank sein, akzeptiert aber, dass leichtere Unpässlichkeiten zum Leben dazu gehören. Die Analogie einer *Batterie*, das zweite Konzept, das Faltermaier und Kühnlein nennen, lässt kein Wiederaufladen verbrauchter Gesundheitsindikatoren wie Leistungsfähigkeit, Kraft und Stärke, sowie Wohlbefinden zu. Es akzeptiert aber, dass man die einmal erhaltenen Ressourcen schonend einsetzen kann, damit sie letztlich länger halten. Dagegen kann der *Akkumulator*, das dritte Konzept, wieder aufgeladen werden. Auch durch körperliche Aktivität gelingt es, die von Verlust bedrohte Leistungsfähigkeit, die Kraft, das Wohlbefinden und die Harmonie zu sichern und wieder her zu stellen, so die Laienannahmen. Sogar neu schaffen kann man Handlungsfähigkeit und Wohlbefinden, in jener Kategorie, die als Analogie den *Generator* wählt.

Gesundheit ist unbestritten ein subjektiver wie auch ein objektiver Begriff. Er beschreibt einen dynamischen Zustand, der durch individuelles Tun und durch gesellschaftliche Strukturen beeinflussbar ist. Körperlich-sportliche Aktivität ist eine Verhaltensweise, der gesundheitliche Wirkungen unterstellt werden und sie ist eine Verhaltensweise, die von gesellschaftlichen Strukturen beeinflusst wird (Schlicht 2000). Also bleibt im Folgenden zu prüfen, ob sportlich-körperliche Aktivität tatsächlich dazu beiträgt, Gesundheit zu schützen, sie zu verbessern oder wieder herzustellen. Wohlgemerkt wird dabei eine

Perspektive ausgeblendet bleiben, nämlich die, dass insbesondere Sporttreiben auch gesundheitliche Risiken birgt. Ungeübte können sich mit zu intensiver und nicht fachmännisch angeleiteter sportlicher Aktivität leicht überlasten, was schlimmstenfalls zu gravierenden gesundheitlichen Vorfällen führen kann (Herzinfarkt o.Ä.). Auch gibt es Sportarten, die wiederum besonders für Ungeübte hohe Verletzungsrisiken bergen. Für entsprechende Überlegungen sei auf weiterführende Quellen verwiesen (beispielsweise Dickhuth & Schlicht 1997; Menke 2000)

6.2 Körperliche Aktivität und körperliche Gesundheit[1]

Epidemiologische Forschung, die ihre Aufgabe neben anderem darin sieht, die Zusammenhänge zwischen typischen Verhaltensweisen und dem Gesundheitszustand aufzuklären, hat in den zurückliegenden Jahren überzeugende Belege für eine präventive, das gesundheitliche Risiko mindernde Wirkung regelmäßiger körperlicher Aktivität vorgelegt. Eine Zusammenfassung dieser Befunde findet sich bei Bucksch und Schlicht (2006), auf deren Artikel das folgende Kapitel basiert.

Körperliche Aktivität nutzt der körperlichen Gesundheit. Darin stimmen nahezu alle Arbeiten überein (Dishman, Washburn & Heath 2004; Jakes & Wareham 2003; Marti & Hättich 1999; Sallis & Owen 1999; Samitz & Baron 2002; Schlicht 2003; US Department of Health and Human Services 1996). Allerdings haben sich tatsächlich erst wenige Arbeiten mit jener *Dosis* von körperlicher Aktivität befasst, die mindestens notwendig ist, um das gesundheitliche Risiko der Inaktivität zu mindern (Haskell 1994). Wie bereits genannt, definiert die HEPA-Empfehlung das Mindestmaß mit wöchentlich 1.200 kcal zusätzlich zum Grundumsatz.

Wie zu Beginn dieses Buches ausgeführt, ist körperliche Aktivität ein komplexes Verhalten. Die Effekte auf die Gesundheit sind demnach kaum trivial (Haskell 2001). Welche Wirkungen sich letztlich entfalten, das hängt vom Umfang, der Intensität oder auch der Art und Weise ab, wie die körperliche Aktivität gestaltet wird. Eine körperlich erschöpfende Arbeit am Bau oder im Straßenbau, bei der Gartenarbeit in der Freizeit oder eine sportliche Aktivität, mögen zwar alle in der Bilanz den gleichen Energieaufwand verlangen, gleichwohl ist nicht unmittelbar plausibel, dass sie auch alle die gleichen gesundheitlichen Wirkungen entfalten.

Empfehlungen der Sportmedizin lauten häufig, dass gesundheitliche Wirkungen tägliche Belastungen benötigen, die zusätzlich zum Grundumsatz 300 bis 400 kcal verbrauchen. Dieser Mehrverbrauch entspricht nach Rost 1994, S. 96): „… einem Lauf von 5 km, bzw. je nach Leistungsfähigkeit,

1 Wir danken Dipl.-Sportlehrer MPH Jens Bucksch für die federführende Zusammenarbeit bei der Anfertigung dieses Kapitels.

einem flotten Joggen von 30-40 Minuten oder einem strammen Spaziergang von 1–1 ½ Stunden."

In das Volumen der Aktivität – so Rost – seien auch die körperlichen Aktivitäten des Alltags einzubeziehen.

300 bis 400 kcal täglich, das erscheint beträchtlich und summiert sich in der Woche auf stolze 2.100 bis 2.800 kcal. Nimmt man die Prävalenz der körperlichen Aktivität in Deutschland, dann erreicht nur eine kleine Minderheit dieses Niveau (Kapitel 5).

Konsequenterweise raten denn auch Gesundheitswissenschaftler bei der Forderung nach derart hohen Volumina zur Vorsicht. Sie empfehlen stattdessen deutlich geringere Volumina, in der Hoffnung, damit die Inaktiven eher zu motivieren, aktiv zu werden (u.a. Dishman et al. 2004; Sallis & Owen 1999; Trost, Owen, Baumann, Sallis & Brown 2002). Wie bereits mehrfach erwähnt, lautet die HEPA-Empfehlung in einer handlungswirksamen Formulierung, sich möglichst an allen Tagen in der Woche 30 Minuten körperlich so zu betätigen, dass man dabei ins Schwitzen oder außer Atem gerät (Pate et al. 1995). Akkumuliert man bei der sportmedizinischen Empfehlung die Belastung pro Woche (zusätzlich zum Grundumsatz zwischen 2.100 und 2.800 kcal), so nimmt sich der Energieverbrauch beim HEPA-Konzept mit ca. 1.200 kcal nachgerade bescheiden aus. Auch Ezzati et al. (2002), deren Analyse wir eingangs zum Buch bereits kurz referiert haben, gehen von dieser Größenordnung aus. Sie definieren 2,5 Stunden oder 1.000 kcal pro Woche als Minimaldosis.

Wichtig festzuhalten ist, dass es sich bei diesen Mindestempfehlungen eher um theoretisch abgeleitete Minimaldosen handelt (*theoretical minimum exposure distribution*), als um durch empirische Forschung zweifelsfrei belegte Grenzwerte.

Aber handelt es sich beim HEPA-Umfang denn nun tatsächlich um die zumindest notwendige Dosis?

Ein Blick in die entsprechende Literatur legt nahe, dass sich mit mindestens 1.000 kcal pro Woche zusätzlich zum Grundumsatz eine 20- bis 30-prozentige Reduktion des Risikos erreichen lässt (siehe unten). Lee und Skerrett (2001) behaupten sogar, dass bereits weniger als 1.000 kcal das gesundheitliche Risiko mindern. Tatsächlich reichen die Empfehlungen für einen mindestens erforderlichen Energieaufwand von 700 kcal bis zu stolzen 3.000 kcal pro Woche zusätzlich zum Grundumsatz, oder es wird ein Trainingsumfang in moderater Intensität von 1,5–7 Stunden pro Woche empfohlen (Dishman et al. 2004).

Eine Minimaldosis definiert die Schwelle, die erreicht werden muss, um eine gesundheitliche Wirkung zu provozieren. Differenzierter ist die Frage nach den Dosis-Wirkungsbeziehungen, anhand der wir die aktuelle Befundlage darstellen wollen. Ist ein höheres Quantum oder eine höhere Intensität an körperlicher Aktivität immer auch besser für die Gesundheit?

6.2.1 Arten von Dosis-Wirkungs-Beziehungen

Die Dosis-Wirkungsbeziehung zwischen Aktivität und Gesundheit hängt von den gesundheitlichen Endpunkten wie der Mortalität oder Morbidität ab, die man als Kriterium der Wirksamkeit wählt.

Linear und invers (d.h. je mehr Aktivität, desto geringer das Risiko der Erkrankung oder des vorzeitigen Versterbens; Abb. 6.1, linke Seite) scheint der Zusammenhang zur koronaren Herzerkrankung (KHK; Kohl 2001; Lee & Skerrett 2001). Mit minderer Evidenz wird eine invers lineare Beziehung auch für die Inzidenz des Dickdarm-Krebs gezeigt und auch das Risiko für Brust-Krebs scheint am ehesten invers linear mit körperlicher Aktivität assoziiert (Friedenreich & Orenstein 2002).

Kurvilinear und invers (umgekehrt U-förmig; Abb. 6.1, rechte Seite) ist die Beziehung in der HEPA-Empfehlung. Die stärksten gesundheitsprotektiven Effekte werden bei niedrigen bis moderaten Aktivitäts-Volumina erreicht und man unterstellt, dass es ab einer definierten Höhe des Energieverbrauchs wieder eine Risikosteigerung gibt. Diese Annahme wird durch die Befunde einiger epidemiologischer Studien für die Gesamtmortalität sowohl für Frauen als auch für Männer gestützt (Andersen, Schnohr, Schroll & Hein 2000; Mensink, Deketh, Mul, Schuit & Hoffmeister 1996; Villeneuve, Morrison & Craig 1998; Weller & Corey 1998). Ein umgekehrt U-förmiger Zusammenhang wird auch für die Inzidenz von Schlaganfällen angenommen (Dishman et al. 2004; Kohl 2001).

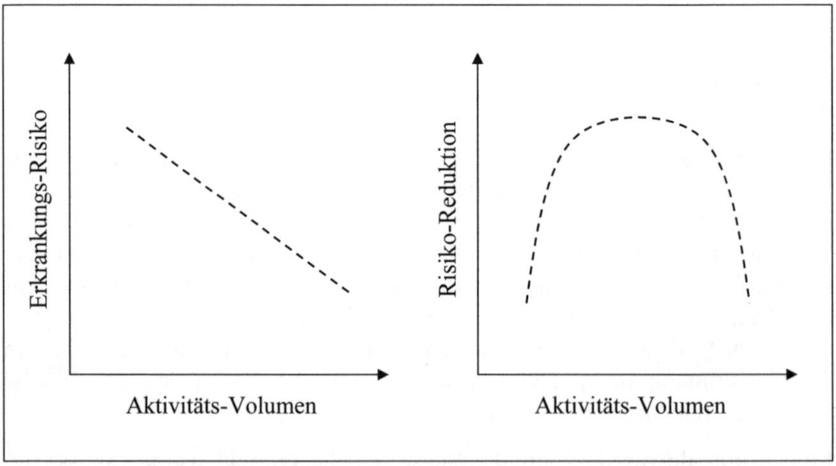

Abb. 6.1: Stilisierte linear inverse (links) und kurvilinear inverse (rechts) Dosis-Wirkungs-Beziehung zwischen Aktivitäts-Volumen und Erkrankungs-Risiko (links) bzw. Risiko-Reduktion (rechts).

Unklar ist die Befundlage für Diabetes vom Typ 2. Einmal sollen bereits 500 kcal pro Woche ausreichend sein, dann existieren aber wiederum auch Daten, die einen Effekt erst bei intensiven und häufigen Belastungseinheiten nachweisen konnten (Kesaniemi, Danforth, Jensen, Kopelman, Lefebvre & Reeder 2001; Slattery 1996). Keine Dosis-Wirkungsbeziehungen konnten bislang für die Inzidenz von Bluthochdruck und Hypercholesterinämie nachgewiesen werden und auch für die Osteoporose sind die Daten uneindeutig (Dishman et al. 2004; Slattery 1996).

Für eine Reihe anderer Endpunkte werden schließlich noch rectanguläre- (rechtwinklige) oder auch J-förmige Dosis-Wirkungsbeziehungen postuliert (Marti & Hättich 1999).

6.2.2 Gesundheitliche Wirkungen und Dimensionen der körperlichen Aktivität

Intensität

In der Regel werden Aussagen zu den gesundheitlichen Wirkungen der körperlichen Aktivität auf das Gesamtvolumen der Aktivität bezogen. Die einzelnen Dimensionen der Belastung (*Umfang*, *Häufigkeit*, *Intensität*; siehe Kapitel 3.2) und deren Wirkungen sind dagegen selten Gegenstand der Analyse. Gleichwohl lohnt es, sich die einzelnen Dimensionen genauer an zu schauen.

Experimentelle Studien zeigen, dass das Risiko kardiovaskulärer Erkrankungen (koronare Herzkrankheit; KHK-Morbidität) sinkt, wenn sich Menschen regelmäßig niedrig bis moderat intensiv körperlich belasten. Inkonsistent sind die Befunde für die Intensität, wenn die Mortalität als Endpunkt gewählt wird. Die *Harvard-Alumni-Health-Study* findet eine substantielle Risikominderung nur bei intensiven Belastungen, dagegen nur einen schwachen Effekt für moderat intensive Belastungen, aber keinen Effekt bei niedriger Intensität (Lee & Paffenbarger 2000). Die *Caerphilly Study* bestätigt diese Befunde (Yu, Yarnell, Sweetnam & Murray 2003) und auch die *British Civil Servants-Studies* stützt sie teilweise (Morris 1996).

Andere Studien betonen den risikomindernden Effekt bereits für niedrig und vor allem für moderat intensive körperliche Aktivitäten. Bei diesen Studien wurde vor allem das regelmäßige Spazierengehen auf differente Endpunkte bezogen. Die Meta-Analyse von Oguma und Shinoda-Tagawa (2004) belegt eine Risiko-Minderung der KHK bereits bei einer geringen Dauer eines regelmäßigen flotten Spaziergangs. Auch in der *Women Health Study* ergibt sich ein geringeres Risiko der KHK für solche Frauen, die regelmäßig in niedriger und moderater Intensität spazieren gehen (Lee, Rexrode, Cook, Manson & Buring 2001). Die Größe der Risikominderung ist dort sogar vergleichbar mit der einer moderaten und hoch intensiven Belastung in der *Nurses' Health Study* (Hu, Sigal, Rich-Edwards, Colditz,

Solomon, Willett et al. 1999; Manson, Hu, Rich-Edwards, Colditz, Stampfer, Willett et al. 1999), die neben der KHK auch den Typ 2 Diabetes als Endpunkt einbezieht.

In der *Health Professionals Follow-up Study* findet sich eine 18 %ige Risikominderung für jene Männer, die täglich eine halbe Stunde flott spazieren gehen und sich zusätzlich weniger als 1 Stunde pro Woche intensiv belasten.

Eventuell wirken niedrige Intensitäten nur bei hohen Umfängen, so dass also ein großes Volumen an körperlicher Aktivität resultiert. In der *Harvard* und *British Civil Servants Study* stellten sich die risikomindernden Effekte nur ein, wenn mindestens 20 km pro Woche schnell marschiert wurden (Lee & Paffenbarger 2000; Morris 1996).

Dauer und Häufigkeit der körperlichen Aktivität

Aus gesundheitspsychologischer Perspektive sind kurze und häufige Belastungen motivierender für Inaktive, ihr bisheriges Verhalten zu ändern, als lang andauernde Belastungen (Jakicic, Winters, Lang & Wing 1999; Perri, Anton, Durning, Ketterson, Sydeman, Berlant et al. 2002). Sind kurz andauernde Belastungseinheiten aber auch wirksam?

Bucksch und Helmert (2004) finden bereits für eine Wochenbelastung von unter einer Stunde eine Risikominderung der Mortalität im Vergleich zu einer inaktiven Kohorte (siehe auch: Mensink et al. 1996 oder Klein, Schneider & Löwel 2001). Den Daten von Oguma und Shinoda-Tagawa (2004) zufolge reichen flotte Spaziergänge von 1 Stunde pro Woche (eventuell sogar von weniger als 1 Stunde) aus, um die Inzidenz kardiovaskulärer Ereignisse zu senken. Auch die *Health Professional Follow-Up Study* findet den Gesundheit schützenden Einfluss bereits für 30-minütige Belastungen pro Woche. Eine weitere finnische Kohortenstudie findet für das tägliche Radfahren oder den Fußweg zur Arbeit (30 Minuten pro Tag) substantielle Risikominderungen für den Diabetes vom Typ 2 (Hu, Qiao, Silventoinen, Eriksson, Jousilahti, Lindstrom et al. 2003).

Eine Minderung für das Brustkrebsrisiko scheint dagegen eine Belastung von über einer bis zu 2½ Stunden pro Woche zu verlangen (Manson, Greenland, LaCroix, Stefanick, Mouton, Oberman et al. 2002; McTiernan, Kooperberg, White, Wilcox, Coates, Adams-Campbell et al. 2003).

In der *Harvard Alumni-Studie* ist die Dauer der Belastung mit der Inzidenz der KHK invers korreliert. Ob nun 15, 30 oder 45 Minuten dauerhaft belastet wurde, scheint dabei gleichgültig zu sein (Lee, Sesso & Paffenbarger 2000). Für Männer und Frauen, die das 65. Lebensjahr überschritten haben, sind selbst gelegentliche und also unregelmäßige körperliche Belastungen immer noch günstiger als eine dauerhafte Inaktivität (Sundquist, Qvist, Sundquist & Johansson 2004). In einem randomisierten Experiment, über das Boreham, Wallace und Neville (2000) berichten, wächst die kardiorespiratorische Fitness und nimmt das HDL-Cholesterin bereits nach einer Phase von sieben Wochen, in der täglich lediglich 2 Minuten lang Treppen gestiegen wurden, zu.

Selbst die weit verbreitete Meinung, man müsse schon mindestens 20 Minuten, wenn nicht gar 40 Minuten trainieren, um eine physiologische Anpassung an die Belastung zu erreichen, scheint den vorliegenden Daten zufolge also nicht vorbehaltlos zutreffend zu sein (siehe unter anderem die Überblicksarbeiten von Blair & Connelly 1996; oder die Arbeiten zum Walking von Osei-Tutu & Campagna 2005). Und auch die Frage, ob nun die regelmäßige Wiederholung kurzer Belastungseinheiten günstiger ist, als eine geringe Frequenz mit gleichzeitig langer Dauer, kann derzeit – aufgrund spärlicher Daten – kaum beantwortet werden.

Unter den aktiven Menschen konzentriert mancher seine Aktivität auf das Wochenende und erreicht dann mit nur einer einzigen Belastungseinheit die empfohlenen 1.000 kcal. Lee, Sesso, Oguma, und Paffenbarger (2004) bezeichnen solche Personen als *Weekend Warriors* („Wochenend-Krieger"). Regelmäßige Aktivität ist den entsprechenden Daten zufolge zwar empfehlenswerter, aber Männer, die keine weiteren Risikofaktoren mit sich tragen (zum Beispiel: Bluthochdruck) oder sich nicht in anderer Weise riskant verhalten (zum Beispiel: Rauchen), profitieren selbst von der einmaligen Belastung am Wochenende.

Versucht man aus dem kaum mehr überschaubaren Wust an Arbeiten ein Fazit zu ziehen, dann scheint es zurzeit so, dass das *Volumen* der körperlichen Aktivität die entscheidende Größe ist, um einen gesundheitlichen, das Risiko mindernden Effekt zu erzielen. Die Empfehlungen der Gesundheitsorganisationen lauten, wenn immer möglich täglich 30 Minuten aktiv zu sein. Anscheinend können diese 30 Minuten aber wohl auch auf drei Einheiten zu je 10 Minuten verteilt oder am Wochenende kumuliert werden.

Da die, bis zum heutigen Zeitpunkt, verfügbaren Arbeiten kaum eine systematische Variation der Komponenten der körperlichen Aktivität (Dauer, Häufigkeit, Intensität) in einer Studie kontrastieren, sind das alles Vermutungen. Wirklich zuverlässige Aussagen scheinen derzeit kaum möglich.

Der Kontext der körperlichen Aktivität

Unklar ist die Beurteilung, ob der Kontext der Aktivität einen Einfluss auf die gesundheitliche Wirkung hat. Die überwiegende Menge von epidemiologischen Studien befasst sich mit Freizeitaktivitäten oder vergleicht Berufskohorten, bei denen die einen körperlich gefordert und die anderen eher nicht gefordert werden. Nur wenige Studien betrachten die Verrichtung täglicher Haushaltsarbeiten (Oja 2001; Wagner, Singer, Woll, Tittelbach & Bös 2004).

Das Risiko der KHK scheint umso höher, je inaktiver Personen ihren Alltag verbringen (beispielsweise Hu et al. 2003; Manson et al. 2002). Allerdings sind auch hier die Befunde nicht eindeutig: Während die *British Women's Heart and Health Study* nämlich keinen unabhängigen Effekt für körperlich anstrengende Hausarbeit im Vergleich zum Walking und zu sportlichen Übungen auf die kardio-respiratorische Fitness und das Übergewicht findet, deutet sich ein derartiger Effekt in der *Work, Lipids and Fibrinogen*-Studie (WOLF) an. Und auch Fransson, Alfredsson, de Faire, Knutsson und Westerholm (2003) finden für Frauen, die ihre Hausarbeit als körperlich beanspruchend und anstrengend empfinden, eine inverse Beziehung zu kardialen Risikofaktoren (siehe auch Ma, Liu & Ling 2003). Ebenso gelangen Andersen et al. (2000) in einer dänischen Kohorte zu dem Ergebnis, dass alleine durch die Steigerung der Alltagsaktivität das relative Risiko der Gesamtmortalität sinkt. Der Effekt ist in dieser Studie unabhängig von der Freizeitaktivität (siehe auch Hayashi, Tsumura, Suematsu, Okada, Fujii & Endo 1999 für den Bluthochdruck; Hu, Tricia, Colditz, Willett & Manson 2003 für die Inzidenz des Diabetes Typ 2).

Aufgrund seiner großen Stichprobe ist der *Canada Fitness Survey* in seiner Aussage gewichtig. Dieser Survey liefert Daten zur körperlichen Aktivität (und dort vor allem auch Alltagsaktivitäten) für eine Stichprobe von 6.620 Frauen. Vergleicht man die Alltagsaktivitäten (ca. 80 % der Gesamtaktivität) mit den Freizeitaktivitäten, dann ist das Risiko der Gesamtsterblichkeit für die Alltagsaktivitäten niedriger (Villeneuve et al. 1998; Weller & Corey 1998).

Demnach scheint es also geboten, wirklich *jede* Gelegenheit zu nutzen, sich körperlich zu belasten, sei es durch das Meiden von Fahrstühlen und Rolltreppen, durch zu Fuß gehen oder Rad fahren für kleinere Einkaufs- oder Botengänge.

Die körperliche Aktivität während der Arbeit wird vor allem in früheren epidemiologischen Studien thematisiert. Berufskohorten mit differenter Aktivität wurden dort miteinander verglichen, und es finden sich Vorteile bei jenen Personen, die gezwungen sind, sich mehr und intensiver körperlich zu belasten (Schaffner in englischen Doppeldeckerbussen, Briefzusteller, etc.).

Trivial allerdings scheint der Zusammenhang mit gesundheitlichen Endpunkten bei Arbeitstätigkeiten nicht zu sein. Marti und Hättich (1999) finden bei einer simultanen Modellierung von Arbeits- und Freizeitbelastungen einen günstigeren Einfluss der Freizeitaktivität auf die KHK, während der inverse Zusammenhang zu Krebserkrankungen für die berufliche Aktivität stärker ausfällt.

6.2.3 Alters- und Geschlechtseffekte

In der *Deutschen Herz-Kreislauf-Präventionsstudie* weisen Männer und Frauen gleichermaßen, wenn sie sich regelmäßig, aber mit geringer Intensität belasten, einen niedrigeren Blutdruck, einen geringeren BMI und eine niedrigere Ruheherzfrequenz auf, als ihre inaktiven Altersgenossen (Mensink et al. 1996). Daraus darf allerdings nicht geschlussfolgert werden, dass das Geschlecht und das Lebensalter keinen Einfluss auf die Dosis-Wirkungsbeziehung zwischen körperlicher Aktivität und gesundheitlichen Outcome-Variablen hätten. Ganz im Gegenteil scheint die Wirkung der körperlichen Aktivität nicht unabhängig von Alter und Geschlecht zu sein.

Männer des jungen und mittleren Lebensalters scheinen sich intensiver belasten zu müssen, um einen gesundheitlichen Effekt zu provozieren. Erst mit höherem Alter profitieren Männer dann von moderat intensiven Belastungen (Morris 1996). Für Frauen scheinen dagegen unabhängig vom Alter bereits moderat intensive Belastungen ausreichend, um das Risiko verschiedener Erkrankungen zu reduzieren.

Nach Lee (2003; vgl. auch Lee et al. 2004) und Shepard (1997) sind es ältere Personen, Frauen und weniger körperlich-leistungsfähige Personen, denen moderat intensive Belastungen reichen, um einen substantiellen Effekt zu erzielen.

6.3 Körperliche Aktivität und psychische Gesundheit

6.3.1 Körperliche Aktivität in der Prävention

Was für die körperliche Gesundheit gilt, das gilt im Prinzip auch für die psychische Gesundheit. Auch sie wird durch körperliche Aktivität verbessert. Allerdings verändert sich hier der Blickwinkel. Während zur körperlichen Aktivität eine Fülle von epidemiologischen Studien existieren, die meistens das Risiko schätzen, zu erkranken oder vorzeitig zu versterben, fragen die Arbeiten zur psychischen Gesundheit eher nach der Verbesserung von psychischen Zuständen.

Die pauschalierte Formulierung, körperliche Aktivität steigere die psychische Gesundheit, hat allerdings mehrere Haken, die sich am ehesten grafisch veranschaulichen lassen. In der Abbildung 6.2 sind drei mögliche Varianten des Zusammenhangs zwischen körperlicher Aktivität und psychischer Gesundheit illustriert.

In der Variante a) beeinflussen sich die beiden Variablen *direkt* und gegenseitig. Variationen in der körperlichen Aktivität und Variationen in der psychischen Gesundheit kovariieren also. In der Variante b) wird die Stärke des Effektes zwischen den beiden Variablen durch eine dritte Variable *moderiert* und in Variante c) schließlich gibt es nur dann einen Zusammenhang zwischen den beiden Variablen, wenn eine dritte Variable ins Spiel kommt und diesen *mediiert*. Ist diese Variable nicht vorhanden, dann gibt es auch keinen Zusammenhang (vollständige Mediation). Mediatorvariablen geben damit einen Hinweis auf den Wirkungsmechanismus, während Moderatorvariablen darüber nicht informieren.

Tatsächlich ist die Datenlage zum Zusammenhang von körperlicher Aktivität und psychischer Gesundheit (in Teilen) insofern mehrdeutig, als die Stärke des Effekts in verschiedenen Studien unterschiedlich beurteilt wird. Das könnte also auf moderierende Variablen hindeuten. Das könnte aber auch am Konstrukt selbst liegen. Psychische Gesundheit ist ein „Fuzzy-Konzept“, das weniger eindeutig definiert ist als die körperliche Gesundheit und das durch körperliche Aktivität reduzierte Risiko zu erkranken oder frühzeitig zu versterben.

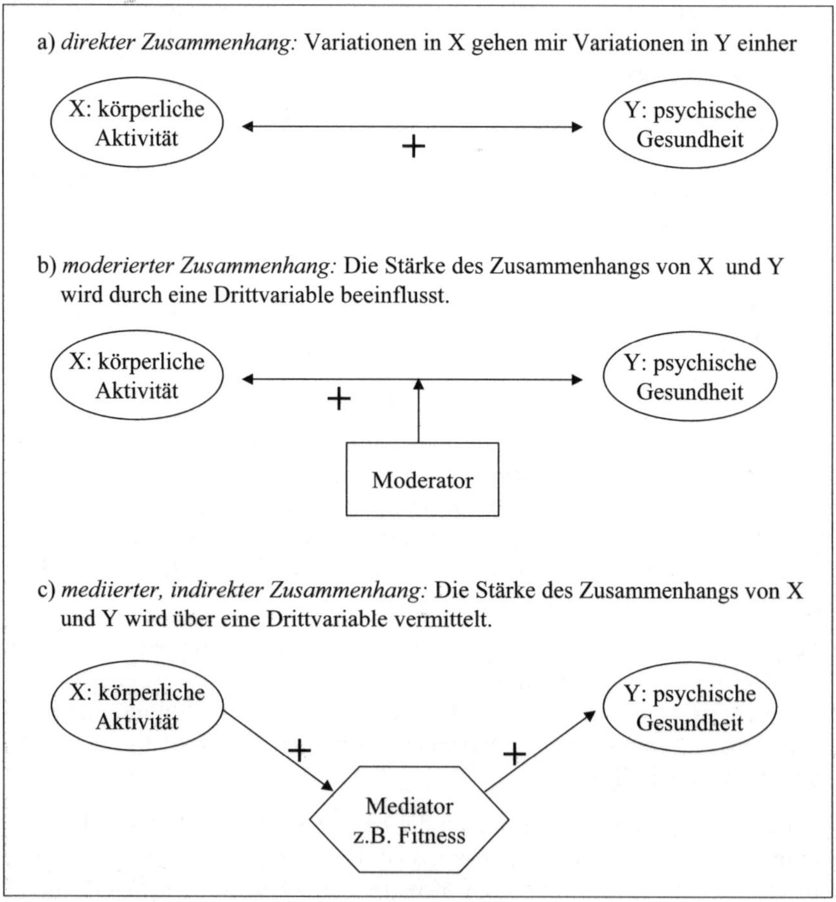

Abb. 6.2: Illustration eines direkten, moderierten und mediierten (indirekten) Zusammenhangs.

Zur Wirkung der körperlichen Aktivität auf die psychische Gesundheit liegen mehrere Meta-Analysen vor, die letztlich alle zu ähnlichen Befunden führen (beispielsweise Arent, Rogers & Landers 2001; Schlicht 1995).

Meta-Analysen existieren in verschiedenen Varianten (vgl. Schlicht 1999). Gemeinsam ist ihnen, dass sie das weltweit vorhandene Studienmaterial zu einer Forschungshypothese sammeln, erneut auswerten und über die statistische Behandlung der Daten zu einem abschließenden Urteil gelangen wollen.

Die eigenen Meta-Analysen zum Thema körperliche Aktivität und psychische Gesundheit folgen einer Variante, die aufgrund der vorhandenen Daten aus vielen Stichproben auf den „wahren Wert" in der Population schließen will (vgl. Schlicht 1994, 1995), anders formuliert: Mit der Analysetechnik will man den Populationseffekt erwartungstreu schätzen.

Psychische Gesundheit wird in den Analysen von Schlicht – in Anlehnung an die Arbeiten von Becker (1982) – als ein Konstrukt definiert, das *Wohlbefinden*, *Selbstachtung*, *Sinnhaftigkeit des Lebens*, *Lebenszufriedenheit*, *Stressbewältigungskompetenz* und weitere Facetten enthält. Psychische Gesundheit wird hier also als ein *summarisches Konstrukt* aufgefasst, das über verschiedene mehrdimensionale Endpunkte operationalisiert werden sollte. Für die Beurteilung der Wirkung körperlicher Aktivität ist dies nicht unbedeutend.

In den allermeisten empirischen Arbeiten zum Zusammenhang von körperlicher Aktivität und psychischer Gesundheit wird nämlich das Wohlbefinden als Endpunkt definiert. Damit wird aus der Bandbreite der möglichen Endpunkte nur einer – wenn auch ein wesentlicher – herausgegriffen. Wohlbefinden wird dann aber meist in einer eingeschränkten, theoretisch wie methodisch unzureichenden, Form erfasst.

Vor allem die Gruppe um Ed Diener hat gezeigt, dass *Subjektives Wohlbefinden* aus mehreren unabhängigen Gefühlen und Gedanken besteht (siehe dazu auch Kapitel 7.2.1 in diesem Grundlagentext): Positive Gefühle, negative Gefühle und Zufriedenheit mit dem bisherigen Leben sind die Kerndimensionen (Diener, Lucas & Oishi 2005). Demgegenüber wird in den meisten Arbeiten, die sich mit der Wirkung der körperlichen Aktivität auf das Wohlbefinden befassen, nur die aktuelle Stimmung über globale Schätzskalen erfasst. Die Mehrdimensionalität bleibt dabei unberücksichtigt. Und auch das länger anhaltende, das habituelle Wohlbefinden wird selten gemessen.

Lässt man derlei methodisch-theoretische Differenzierungen außer Acht, dann ergibt sich in der eigenen Meta-Analyse (Schlicht 1995) für den Zusammenhang von körperlicher Aktivität (überwiegend ausdauernde Aktivität) und psychischer Gesundheit (überwiegend als Stimmung erfasst) eine nach der Stichprobengröße gewichtete Korrelation von $r_g = +.14$ (ungewichtet $r = +.25$), die auf 67 Effektgrößen aus 63 Arbeiten mit insgesamt 10.862 Personen basiert. Ähnliche Effektgrößen finden sich auch in anderen Meta-Analysen (beispielsweise Arent, Landers & Etnier 2000; Calfas & Taylor 1994; Crews & Landers 1987; Etnier, Salazar, Landers, Petruzzello, Han & Nowell 1997; McDonald & Hogdon 1991).

Folgt man den Konventionen der meta-analytischen *Schmidt-Hunter-Technik* (Hunter, Schmidt & Jackson 1982), dann ist der in der eigenen Analyse errechnete Zusammenhang zwischen körperlicher Aktivität und psychischer Gesundheit weder signifikant, noch stellt er eine zuverlässige Schätzung des „wahren" Populationseffektes dar. Man darf demnach also nicht pauschal behaupten, körperliche Aktivität steigere die psychische Gesundheit. Der Zusammenhang ist komplizierter.

Bei der weiteren Analyse der Daten ergeben sich einige Hinweise auf Variablen, die den Zusammenhang in statistisch bedeutsamer Weise moderieren: Das Lebensalter, das Geschlecht, die Art der körperlichen Aktivität und der gemessene Aspekt des Konstrukts psychische Gesundheit beeinflussen die Homogenität der Befunde und die Stärke des Effekts.

Für Personen des 50. Lebensjahres und Ältere scheint es egal, welche Form der Aktivität sie bevorzugen. Sie profitieren von jeglicher Form, wenn auch in geringerem Maße ($r_g = .17$), so doch systematisch. Auch jüngere Frauen (31 bis 50 Jahre alt) verbessern ihre psychische Gesundheit, egal welche Form der körperlichen Aktivität sie praktizieren ($r_g = .33$). Jüngere Männer (31 bis 50 Jahre) dagegen haben einen Nutzen erst, wenn sie intensivere Formen des Ausdauersports betreiben ($r_g = .13$). Letzteres ist eine interessante – bislang aber noch ungeklärte – Parallele zu epidemiologischen Befunden, die sich mit der Wirkung körperlicher Aktivität auf die körperliche Gesundheit befassen. Auch dort müssen jüngere Männer offenbar mehr tun als gleich alte Frauen, um ihr gesundheitliches Risiko zu senken.

Lesern und Leserinnen, die mit Korrelationsanalysen vertraut sind, sei noch ein Interpretationshinweis zu meta-analytischen Effektstärken gegeben. Der Determinationskoeffizient ($R^2 = r \times r$), der üblicherweise die Stärke eines Zusammenhanges als Anteil der gemeinsam geteilten Varianz illustriert ($R^2 \times 100$), führt im Falle von Meta-Analysen zu einer subjektiven Unterschätzung des wahren Zusammenhangs. Für eine Korrelation in Höhe von $r = .17$ errechnet sich eine gemeinsame Varianz von körperlicher Aktivität und psychischer Gesundheit bei älteren Personen (s.o.) von knapp 3 % ($R^2 = .028$). So betrachtet, scheint sich die Mühe der körperlichen Aktivität kaum zu lohnen.

Geeigneter zur Illustration der Effektstärke ist für Meta-Analysen das *Binomiale Effektstärke-Display*, das von Rosenthal und Rubin (1982) in die Literatur eingeführt wurde. Hier nimmt man das folgendes fiktive Experiment an: Je 100 Personen werden in einem definierten Beobachtungszeitraum zu zwei Zeitpunkten miteinander verglichen. Man unterstellt, die eine Gruppe sei während dieser Zeit körperlich aktiv, die andere im selben Zeitraum dagegen inaktiv. Nimmt man nun die Korrelation von $r = .17$, dann bedeutete das für das fiktive Experiment, dass sich in der inaktiven Gruppe zum zweiten Messzeitpunkt bei 50 – $r/2$ (also 42) Personen die psychische Gesundheit verbessert hat. In der aktiven Gruppe wären es dagegen 58 (50 + $r/2$) Personen und damit 16 % mehr als in der inaktiven Gruppe. Diese 16 % wiederum sind nun eine *Erfolgsrate*, die man nicht einfach ignorieren kann; sie klingt allemal anders und ist intuitiv besser verständlich als 3 % gemeinsame Varianz.

Korrelationsanalysen verraten aber trotz aller Interpretationshinweise noch nichts über kausale Beziehungen der Konstrukte. So könnte es also auch sein, dass es die psychisch gesünderen Personen sind, die körperlich aktiv werden und nicht – umgekehrt – körperliche Aktivität psychisch gesünder macht. In den genannten Meta-Analysen wurden daher Experimente gesondert analysiert. Handelt es sich um „echte Experimente" (randomisierte Zuweisung der Probanden auf die Bedingungen des Experiments), dann lassen sich auch die Befunde der Meta-Analyse kausal interpretieren.

Da es nur wenig verwertbare experimentelle Studien gibt, die eine umfassende Analyse zulassen, führt diese Analyse zu keinem eindeutigen Resultat. Wir ermitteln in der eigenen Analyse für 11 echte Experimente einen gewichteten (schwachen Overall-) Effekt von $D^{w+} = 0.24$ bei einem Stichprobenfehler von $SE = .08$. Der Schätzer ist statistisch bedeutsam ($p = .003$), aber er ist nicht reliabel ($Q = 31.28$, $df = 10$, $p = .001$). Vermutlich würden auch hier Moderatoranalysen zu eindeutigeren Resultaten führen. Solange aber keine hinreichend große Zahl von Effektstärken aus Originalstudien zur Analyse verfügbar ist, machen derartige Schätzungen nur wenig Sinn.

6.3.2 Körperliche Aktivität in der Therapie psychischer Störungen

In Europa wird der jährliche Anteil von Personen (12-Monatsprävalenz), die eine klinisch manifeste psychische Störung aufweisen (Major Depression, Suchterkrankung, Demenz, Angststörungen, Schizophrenie und andere) nach einer aktuellen Erhebung des *European Brain Council* auf 27 % geschätzt. Die Lebenszeitprävalenz, das Risiko einer Person im Verlaufe ihres Lebens zu erkranken, beträgt sogar 50 %. Bei 40 % der Erkrankten chronifiziert sich das Leiden. Pro Jahr bleiben entsprechenden Schätzungen zufolge etwa zwei Drittel der psychisch Erkrankten unbehandelt (Wittchen & Jacobi 2005).

Da stellt sich die Frage nach dem Nutzen körperlicher Aktivität erneut aus einer anderen Perspektive: Hilft körperliche Aktivität dabei, die psychische Gesundheit wieder her zu stellen – möglicherweise als alleinige oder als begleitende (adjuvante) Therapie?

Vorausgeschickt sei, dass körperliche Aktivität allenfalls bei leichten psychischen Störungen oder Verstimmungen als alleinige Maßnahme helfen kann, nicht aber bei klinisch manifesten Erkrankungen. Derartige Erkrankungen bedürfen aufgrund ihres komplexen Musters und ihrer polivalenten Pathologie einer multimodalen Therapie. Körperliche Aktivität kann hier aber möglicherweise die anderen Therapien unterstützen.

Brand und Schlicht (in Druck) haben die Daten dazu zusammen getragen und bei der Bewertung der Wirkung eine bewusst kritische Position eingenommen. An therapeutische Interventionen sind andere Anforderungen an die Evidenz und Fundierung zu stellen, als an ein primordiales oder primärpräventives Verhalten. Da hier nur ein eher zusammenfassender und ausgewählter Überblick über die wesentlichen Aussagen erfolgen kann, greifen wir einige Überlegungen zu zwei der weit verbreiteten psychischen Störungsbilder, die Depression und die Angststörungen, heraus.

Schaut man in die Vergangenheit, so ist die Anwendung von Bewegung als Therapie psychischer Störungen bereits aus verschiedenen europäischen und asiatischen Hochkulturen überliefert (Scheibe 1994). Überspitzt, aber nicht einmal falsch wäre es, von einer Wiedereinführung der Bewegung in die psychiatrische Praxis zu sprechen, als sich US-amerikanische Psychiater nach dem zweiten Weltkrieg die damals noch gänzlich unerforschten Möglichkeiten von Sport in der Rehabilitation von Kriegsveteranen systematisch zunutze zu machen versuchten (Wilhelmi 1991).

Zwar sind wir – insbesondere in Deutschland – heute noch ein ganzes Stück davon entfernt behaupten zu können, dass Sport und Bewegung fester Bestandteil der therapeutischen Praxis psychischer Störungen wären. In jedem Fall aber lässt sich seit den 1970er Jahren ein zunehmendes wissenschaftliches Interesse erkennen, den Nutzen von Sport und Bewegung in der Therapie psychischer Störungen zu erkunden (Broocks, Meyer, George, Pekrun, Hillmer-Vogel, Hajak et al. 1997; Hölter, Beudels & Brand 2002).

Um dem Begriff der klinischen Bedeutsamkeit einer therapeutischen Einflussnahme gerecht zu werden, ist eine Orientierung am Diagnostischen und Statistischen Manual Psychischer Störungen (DSM-IV) der American Psychiatric Association (1994) sinnvoll. Die Achse I des DSM-IV erfasst alle psychischen Störungen mit Ausnahme von Persönlichkeits- und spezifischen Entwicklungsstörungen, die auf der Achse II klassifiziert werden. Auf der Achse III werden körperliche Störungen und Zustände verzeichnet, die im Zusammenhang mit der psychischen Störung von Bedeutung sein könnten. Achse IV verschlüsselt zusätzlich die Schwere vorliegender psychosozialer und umweltbedingter Belastungsfaktoren, die möglicherweise zur Störung beitragen.

Überblicksdarstellungen, die sich auf die therapeutische Wirkung körperlich-sportlicher Aktivität bei klinisch manifesten Störungen beziehen, sind selten. Dies hängt sicherlich nicht zuletzt auch damit zusammen, dass die Anzahl zur Verfügung stehender Originalarbeiten vergleichsweise gering ist (Paluska & Schwenk 2000).

Depressive Störungen

Depressive Störungen bezeichnen einen emotionalen Zustand starker Traurigkeit und Niedergeschlagenheit, der manchmal auch mit ängstlichen oder gereizten Zügen einhergeht und von Gefühlen der Wertlosigkeit und Schuld begleitet wird. Die Patienten ziehen sich aus dem sozialen Leben zurück, leiden unter Schlafstörungen, verlieren ihren Appetit, zeigen kein sexuelles Verlangen und büßen jegliches Interesse und jede Freude an alltäglichen Unternehmungen ein. Um von einer Major Depression sprechen zu können müssen nach dem Diagnostischen und Statistischen Manual der Amerikanisch Psychiatrischen Vereinigung (American Psychiatric Association 1994; DSM-IV) fünf der oben genannten Symptome (neben anderen Voraussetzungen) über mindestens zwei Wochen andauern. Eine Depression dieser Gestalt hat nichts mit der depressiven Verstimmtheit gemein, die fast alle einmal in ihrem Leben befällt. Diese Form der Depression ist eine schwerwiegende psychische Erkrankung, und mit einer Lebenszeitprävalenz von 13 % bis 21 % ist sie zugleich die am weitesten verbreitete Störung. Die Punktprävalenz beträgt 6 % (Statistisches Bundesamt 1998). Wechseln sich bei den Erkrankten depressive mit manischen Verhaltensepisoden ab, dann liegt eine bipolare Störung vor. Chronische Depressionsformen werden diagnostiziert, wenn manische und depressive Episoden mit schwächerer Symptomatik mindestens zwei Jahre bestehen (Zyklothyme Störung) oder schwächere depressive Symptome kontinuierlich feststellbar sind (Dysthyme Störung). In all diesen Fällen wird von klinisch bedeutsamen Depressionen gesprochen (Davison & Neale 1996).

Diese, eigentlich zu trennenden, Gruppen depressiver Störungen werden in einschlägigen Untersuchungen zum Thema Depression und Sport meistens entweder zusammengefasst betrachtet oder erst gar nicht unterschieden. Auf diesen und auf weitere methodische Mängel weisen sämtliche Überblicksartikel mit Unbehagen hin. Sie erschweren eine eindeutige Interpretierbarkeit der Befunde (Broocks, Meyer, George et al. 1997).

Unterstützt körperliche Aktivität die Heilung? Drei Meta-Analysen, die zu diesem Themenbereich vorliegen und häufiger einmal zitiert werden, urteilen unterschiedlich. Zwei schlussfolgern übereinstimmend, dass Sport und Bewegung einen essentiellen Beitrag zur Veränderung depressiver Störungen leistet (Craft & Landers 1998; North, McCullagh & Tran 1990). Die dritte Analyse urteilt demgegenüber wesentlich skeptischer (Lawlor & Hopker 2001).

North et al. (1990) integrieren in ihrer Meta-Analyse 80 Studien und berichten, dass sportlich aktivere Patienten ihre depressive Symptomatik um gut eine halbe Standardabweichung ($d = 0.53$) gegenüber solchen Patienten verbessern, die körperlich nicht aktiv sind. In die Meta-Analyse von Craft und Landers (1998) gehen die Ergebnisse aus 30 Studien ein, die ausschließlich mit klinischen Populationen gearbeitet haben. Dort weisen sporttreibende Patienten/innen um $d = 0.72$ Standardabweichungen geringere Depressionswerte auf als solche Patienten, deren Therapie keinerlei Sport beinhaltete. Ausdauertraining hatte hier die größten Veränderungen zur Folge. Aber auch andere Sport- und Bewegungsformen scheinen die Heilung zu unterstützen.

Beide Meta-Analysen stimmen darin überein, dass länger andauernde Interventionsphasen deutlichere Effekte zur Folge haben, als kürzere (North et al. 1990). Craft und Landers (1998) empfehlen eine minimale Programmdauer von neun bis zwölf Wochen.

Im Unterschied zu den beiden genannten Meta-Analysen legen Lawlor und Hopker (2001, S. 763) als Einschlusskriterium für die von ihnen analysierten Originalarbeiten sehr strenge methodische Kriterien an. Sie bewerten denn auch den Forschungsstand gänzlich anders: „The effectiveness of exercise in reducing symptoms of depression cannot be determined because of a lack of good quality research on clinical populations with adequate follow up."

Ein weiterer Kritikpunkt wird von den beiden Autoren angeführt: Vorliegende Originalarbeiten wie auch Meta-Analysen, so die Autoren, hätten überhaupt nur eingeschränkten Wert für die psychologische Praxis bzw. Klinik, solange sie Aussagen wie „Sporttreibende Patienten sind 1.1 Standardabweichungen weniger depressiv als nicht sporttreibende Patienten" berichten. Klinisch relevant sind die Effekte nach ihrer Auffassung erst, wenn sich Patienten nach einer Sportintervention mit höherer Wahrscheinlichkeit, einer klinischen (beispielsweise DSM-)Klassifikation nach, als psychisch gesund erweisen. Nur sehr wenige Untersuchungen haben sich bisher solchermaßen strengen Kriterien unterworfen (beispielsweise Blumenthal, Babyak, Moore, Craighead, Herman, Khatri et al. 1999). Die entsprechenden Ergebnisse stimmen insgesamt eher pessimistisch.

Als Resümee zum empirisch gesicherten Erkenntnisstand zur Wirkung von Sport oder körperlicher Aktivität in der Therapie einer klinisch manifesten Depression lässt sich lediglich ernüchternd festhalten: Zum heutigen Zeitpunkt kann unserer Überzeugung nach über den möglichen Beitrag von sportlicher Betätigung in der Therapie klinisch-depressiver Störungen tatsächlich – und anders lautenden Kommentaren zum Trotz (beispielsweise Biddle & Mutrie 2001; Fuchs 2005) – nur spekuliert werden.

Wir empfehlen denn auch, zukünftig genauer hin zu schauen. So könnte es durchaus sein, dass körperliche Aktivität in der Phase der abklingenden Symptome die Remissionsphase unterstützt, da es hier entscheidend darauf ankommt, die rekonvaleszenten Patienten zu aktivieren.

Angststörungen

Neben der Depression sind Angststörungen ein zweites Störungsbild, bei dem eine Beeinflussbarkeit durch körperlich-sportliche Aktivität angenommen wird. In Anlehnung an das DSM-IV können zumindest fünf größere Klassen von Angststörungen unterschieden werden (generalisierte Angststörung, Phobien, Panikstörung, Zwangsstörung, posttraumatische Belastungsstörung).

Von wenigen Ausnahmen abgesehen, leidet auch dieses Forschungsgebiet (wie schon im Kontext der Depressionen erwähnt) darunter, dass extrem selten auf diese klinisch relevanten Unterscheidungen eingegangen wird. Es überwiegen Untersuchungen, die auf klinisch unauffällige Stichproben zurückgreifen (Primärprävention). So ist derzeit keine Meta-Analyse nachweisbar, die sich in ihren Ergebnissen eindeutig auf klinische Populationen bezieht.

In einer der häufiger zitierten, in der angedeuteten Weise allgemein gefassten Meta-Analyse zur Wirkung von sportlich-körperlicher Aktivität sind zum Beispiel gerade einmal vier publizierte Untersuchungen (und vier unveröffentlichte) belegt, die mit klinisch auffälligen Angstpatienten durchgeführt wurden (Petruzello, Landers, Hatfield, Kubitz & Salazar 1991). Wenn überhaupt, dann können aus vorliegenden Meta-Analysen also lediglich indirekt Hinweise auf Therapieeffekte bei klinischen Stichproben gewonnen werden.

Unter Vernachlässigung der Unterscheidung zwischen klinischen und nichtklinischen Stichproben berichten Petruzello et al. (1991) in dieser Analyse für den Endpunkt ‚Akute Angst' einen mit $d = 0{,}24$ schwachen (bei $k = 207$ einzelnen Effektgrößen), für ‚Chronische Angst' einen mit $d = 0{,}34$ ($k = 62$) ebenfalls schwachen und für ‚psychophysiologische Variablen' als Zielgröße, mit $d = 0{,}56$ ($k = 138$) mittleren angstmindernden Effekt sportlicher Betätigung. Für die wenigen klinischen Stichproben alleine werden schwache (Reduktion akuter Angst: $d = 0{,}21$; $k = 4$) bis mittlere Effekte berichtet (Reduktion psychophysiologischer Angstindikatoren: $d = 0{,}87$; $k = 3$).

Allerdings müssen selbst diese mit klinischen Stichproben gewonnenen Hinweise auf die Wirksamkeit sportlicher Betätigung bei klinisch manifester Angstsymptomatik mit einiger Vorsicht betrachtet werden. Denn die meisten der der Meta-Analyse zu Grunde liegenden Originaluntersuchungen weisen zum Teil erhebliche methodische Defizite auf (fehlende Randomisierungen, fehlende Kontrollgruppenvergleiche; siehe Anhang in Petruzello et al. 1991).

Vor dem Hintergrund der dürftigen und methodisch problematischen Datenlage sind wissenschaftlich begründete Handlungsempfehlungen an die klinische Praxis, durch sportliche Aktivität nennenswerten Einfluss auf die Rehabilitation von Angstpatienten zu nehmen, auch heute im Grunde noch nicht zu vertreten (siehe auch Paluska & Schwenk 2000).

Aber, es gibt für ein Störungsbild viel versprechende Perspektiven. Über Personen mit Panikattacken wird berichtet, dass sie körperlich beanspruchende Tätigkeiten fast immer vermeiden. Sie befürchten, dass diese Panikattacken auslösen könnten (Rubin & Chassay 1996). Tatsächlich wurde in experimentellen Untersuchungen nachgewiesen, dass erhöhte Angstwerte berichtet werden, wenn solche Patienten körperlichen Beanspruchungen ausgesetzt werden (Rief & Hermanutz 1998). Die Vermeidung von körperlichen Beanspruchungen kann also ein Teil der Psychopathologie von Panikstörungen verstanden werden (Broocks, Meyer, Bandelow, George, Bartmann, Rüther et al. 1997).

Broocks, Bandelow, Pekrun, George, Meyer, Bartmann et al. (1998) stellen eine randomisierte Interventionsstudie mit Placebobedingung zur Panikstörung mit Agoraphobie vor. Dort werden in drei Gruppen eingeteilte Patienten ($n = 46$) miteinander verglichen, die als zehnwöchige Intervention entweder regelmäßig Ausdauersport treiben oder in der anderen Bedingung das Medikament Clomipramin einnehmen. Eine zusätzliche Kontrollgruppe bekommt ein Placebopräparat verabreicht und ist ebenfalls nicht sportlich aktiv. Beide Interventionsgruppen (Ausdauersport und Clomipramin) zeigen vergleichbare signifikant reduzierte Symptomatiken im Anschluss an die Intervention. Allerdings stellen sich diese Veränderungen in der Clomipramingruppe schneller und auch ausgeprägter ein.

Möglicherweise bieten sportbezogene Interventionen also bei Menschen mit Panikstörungen einen viel versprechenden Therapieansatz, weil ein ätiologisch vermutlich bedeutsames Kennzeichen der Störung (die Angst bzw. Sorge von Patienten, dass verstärkte Herz-Kreislauf-Aktivität eine Panikattacke auslösen könnte) über eine kontrolliert dosierte körperliche Beanspruchung direkt angesprochen werden kann.

Synopse. Auch wenn man feststellen muss, dass noch einige Fragen zum Zusammenhang von körperlicher Aktivität und gesundheitlichen Variablen offen sind, so zeigt doch alles in allem eine überzeugende Menge an epidemiologischen Arbeiten, dass körperliche Aktivität der *körperlichen Gesundheit* nutzt. Die Inzidenz ernsthafter Erkrankungen sinkt ebenso wie die der Mortalität. Dabei sind bereits geringe Belastungsumfänge, bei geringer bis moderater Intensität gesundheitlich bedeutsam und es scheint, dass sich die Wirkungen bereits bei einer Steigerung der Alltagsaktivität einstellen. Gleichwohl bleibt unklar, was denn nun die optimale Dosis der körperlichen Aktivität ist. Möglicherweise ist das aber auch bei der niedrigen Prävalenz der Aktivität in der Bevölkerung die falsche Frage. Nach Auffassung einiger Autoren ist jegliche Aktivität besser, als gar keine.

Darüber hinaus kann man formulieren, dass sich das für die körperliche Gesundheit relevante Volumen der Aktivität zwischen 750 kcal bis 2.000 kcal pro Woche bewegen sollte. Diese Vorgaben decken sich weitgehend mit den Empfehlungen verschiedener Gesundheitsorganisationen. Das *Euro-*

pean Heart Network empfiehlt tägliche Belastungen von 30 Minuten Dauer, die mit einer (nach Herzfrequenz) persönlich angepassten moderaten Intensität absolviert werden sollten. Der *Canada Physical Activity Guide* aber empfiehlt 60 statt 30 Minuten pro Tag, in der Annahme, dass weite Teile der Bevölkerung ihr Aktivitätsniveau überschätzen und bereits geringe körperliche Anstrengungen als moderat intensiv bewerten. Wenn man also 60 Minuten empfiehlt, dann werden es am Ende die wünschenswerten 30 Minuten sein, so die Annahme.

Zur Wirkung sportlich-körperlicher Aktivität auf die *psychische Gesundheit* lässt sich alles in allem festhalten, dass auch hier statistisch bedeutsame, wenn auch nur kleine bis mittlere, Effekte nachweisbar sind. Man kann mit körperlicher Aktivität Einfluss auf die Stimmung und das Wohlbefinden nehmen, und es existieren Indizien, dass man damit therapeutische Interventionen bei psychischen Störungen unterstützen kann. Gleichwohl ist die Evidenz der therapeutischen Wirkungen eher bescheiden. Das gilt genauso wie hier am Beispiel der Depressionen und Angststörungen skizziert, für die meisten anderen Formen psychischer Erkrankungen wie beispielsweise für Schizophrenie oder Suchterkrankungen (Alkohol, Essstörungen), wenn methodisch strenge Anforderungen an entsprechende Untersuchungen gestellt werden.

Weiterführende Literatur

Biddle, S., Fox, K.R. & Boutcher, S.H. (Eds.). (2000). *Physical activity and psychological wellbeing*. London: Routledge.

Dishman, R.K., Washburn, R.A. & Heath, G.W. (2004). *Physical activity epidemiology*. Champaign, IL: Human Kinetics.

Marti, B. & Hättich, A. (1999). *Bewegung – Sport – Gesundheit. Epidemiologisches Kompendium*. Bern: Haupt.

Morgan, W.P. (1997). *Physical activity and mental health*. Washington DC: Taylor and Francis.

Samitz, G. & Mensink, G.B. (2002). *Körperliche Aktivität in Prävention und Therapie*. München: Hans Marseille.

Ressourcen im WWW

Homepage der ‚*Division of Nutrition and Physical Activity*' des US-amerikanischen Centers for Disease Control and Prevention (CDC), mit zahlreichen auch epidemiologischen Informationen: http://www.cdc.gov/nccdphp/dnpa/

7. Erklärungen der gesundheitlichen Wirkungen

Einen Effekt festzustellen und ihn zu beschreiben, heißt noch nicht ihn zu erklären. Bislang wurde lediglich die Frage beantwortet, ob ein Phänomen systematisch nachweisbar ist, ob es auf wissenschaftlich soliden Fakten basiert oder ob es lediglich anekdotisch und singulär berichtet wird. Wir haben also die Frage nach dem *Was ist?* beantwortet. Im Folgenden soll es darum gehen, ob es für das Zustandekommen des Phänomens hinreichend bewährte Hypothesen gibt. Beantwortet werden soll also die Frage nach dem Zustandekommen des beobachteten Phänomens, nach dem *Warum?* oder dem *Wie?*

7.1 Körperliche Gesundheit

Die oben beschriebenen und in epidemiologischen Arbeiten nachgewiesenen Wirkungen der körperlichen Aktivität auf die körperliche Gesundheit lassen sich über *Anpassungsreaktionen* des Organismus auf die Belastung erklären. Wir wollen uns dazu in diesem Buch kurz fassen, nur auf die prinzipiellen Vorgänge verweisen, und auch auf die Darstellung biochemischer Zusammenhänge verzichten. Für ausführlichere und detaillierte Darstellungen sei auf die sportmedizinische Literatur verwiesen (beispielsweise Dickhuth 2000).

Lassen wir zunächst einmal die grundlegenden biochemisch-adaptiven Mechanismen außer Acht und betrachten stattdessen vor allem die phänomenalen, erlebbaren Gegebenheiten, die sich bei einer körperlichen Belastung zeigen. Nehmen wir einmal an, eine gesunde Normalperson startet zu einem 20-minütigen Walking. Mit Beginn der Belastung steigen Atemfrequenz und Herzschlag spürbar an. Der Organismus muss der Muskulatur, die bei der erhöhten Gehgeschwindigkeit des Walkens stärker arbeiten muss als in Ruhe, mehr Sauerstoff liefern. Es dauert zu Beginn der Belastung (auch subjektiv spürbar) allerdings einige Minuten, bis der Organismus in einen Zustand des *steady state* („stabiles Gleichgewicht“) gerät. Hier halten sich der Sauerstoffbedarf der Muskulatur und das durch Atmung aufgenommene Sauerstoffangebot im Blut die Waage. Bei beginnender Belastung dauert es ein wenig, bis dieses steady state erreicht ist. Bis dahin verschafft sich der Organismus seine Energie, indem er auf verschiedene energiereiche Phosphate (s.u.) zurückgreift, um dann sofort mit der *an*aeroben (ohne Beteiligung von Sauerstoff) Verbrennung von Glykogen und Fett zu beginnen.

Dieser letztgenannte Vorgang hat für den Organismus allerdings den Nachteil, dass ein Stoffwechselprodukt anfällt (Milchsäure, Laktat), welches die weitere Arbeitsfähigkeit der Muskulatur zeitweilig beeinträchtigen kann. Ist die Belastung gleich zu Beginn einer Sporteinheit also zu intensiv (und es fällt zu viel Laktat an), dann kann sie wahrscheinlich nicht durchgehalten werden. Sporttreibende nehmen diese Umstellungen in der Energiebereitstellung ihres Körpers nicht bewusst wahr. Wenn aber zu viel Laktat anfällt, dann spürt unsere fiktive Person ein Brennen in der Muskulatur und ihr Herz schlägt in rasantem Tempo.

Für eine gesundheitlich wirksame körperliche Aktivität sind derartige Belastungen aber nicht gewollt. Dort ist eine Belastung gefragt, bei der die Energie auf *aerobem* Wege (also unter der Beteiligung von Sauerstoff) primär aus dem Glykogen und den Fettsäuren gewonnen wird. Das ist der Fall, wenn die Person sich während der Belastung noch unterhalten kann. Daher lautete auch eine ältere Kampagne für mehr Breitensport: *Laufen ohne zu Schnaufen* oder *Trimming 130*. Letztgenannte Empfehlung folgt der Annahme, dass eine Herzfrequenz von 130 Schlägen pro Minute für die allermeisten Breitensportler eine Trainingsintensität widerspiegelt, die im aeroben Energiestoffwechsel zu bewältigen ist.

Strukturen und Systeme, wie die Festigkeit der Knochen, die Funktion der Organe oder der Stoffwechsel sind so ausgelegt, dass sie die für den Körper gewohnten, also normalen Anforderungen beherrschen. Wird der Organismus höher als „normal" belastet, dann wird dieses System aus seinem Gleichgewicht gebracht. Die entstehende Beanspruchung führt zu einer Ermüdung, die aber in Phasen der Ruhe durch eine anschließende Wiederherstellung des Ausgangszustands kompensiert werden kann.

Wiederholt unsere fiktive Person diese Belastung nun mehrmals in der Woche, dann beginnt sich der Organismus auf das neue Ausmaß an körperlicher Belastung einzustellen. Wiederholtes Training setzt, wenn die einzelnen Belastungsreize durch körperliche Aktivität zeitlich günstig aufeinander folgen, einen „Wachstumsreiz", der das System dazu veranlasst, sich gegen die höhere Belastung durch regulative und strukturelle Anpassungen zu wappnen. Der Organismus antizipiert gewissermaßen, dass er auf zukünftige Belastungen besser vorbereitet sein muss, er „super-kompensiert". Hinter diesem einfachen *Prinzip der Superkompensation* steht ein ausgesprochen komplexes Geschehen. Die einzelnen biologischen Systeme reagieren mit unterschiedlichen Restitutions- und Adaptationszeiten auf eine Belastung: Stoffwechselprodukte wie die energiereichen Phosphate Creatin-Phosphat (CP), Adenosion-Di-Phosphat (ADP) und Adenosin-Tri-Phosphat (ATP) werden binnen Sekunden neu aufgebaut, geleerte Glykogenspeicher brauchen dagegen bis zu 24 Stunden, um sich wieder zu füllen und die Wiederherstellung von Muskelenzymen dauert mehrere Tage. Strukturelle Veränderungen wie die Hypertrophie der Muskulatur oder die Entwicklung eines durch Dickenwachstum und harmonische Vergrößerung der Herzhöhlen (Sportherz) hoch leistungsfähigen Herzens, benötigen sogar mehrere Wochen. Einmal verändert, kann das angepasste System höhere Belastungen leichter tolerieren. Seine Beanspruchung ist bei gleicher Ausgangsbelastung geringer. Bleibt die Belastung aus, dann bilden sich die Systeme (erneut mit unterschiedlicher Latenzzeit und teilweise) zurück. Ein über Jahrzehnte Ausdauer trainiertes Herz bleibt aber dauerhaft leistungsfähiger als das eines untrainierten Menschen.

Ein körperliches Training trägt also zur körperlichen Gesundheit bei, weil sich der Organismus leistungsfähig umbaut. Wird vornehmlich die Ausdauer trainiert, dann kommt es zu Anpassungen im Herzkreislauf-System. Auch ohne internistische oder sportmedizinische Untersuchung lassen sich einige Veränderungen selbst beobachten: Eine geringere Schlagfrequenz des Herzens in Ruhe (Trainingsbradykardie) und eine geringere Schlagfrequenz bei identischer Belastung (erhöhtes Herzzeitvolumen) im Vergleich zum untrainierten Zustand.

Wird statt der Ausdauer die Kraft trainiert, dann kommt es zu Anpassungsreaktionen im Muskel-Skelett-System, die sich ebenfalls in strukturelle und funktionelle Reaktionen unterscheiden lassen. Nach regelmäßigen Belastungen, die bei der Kraft offenbar deutlich über dem alltäglichen Beanspruchungsmaß liegen müssen, verändert sich der Muskelquerschnitt. Die Fasern eines Muskels nehmen an Dicke zu (Hypertrophie) und – bis heute nicht abschließend geklärt – möglicherweise vermehren sie sich auch (Hyperplasie). Gleichzeitig führt das Training auch zu Veränderungen in der Bevorratung des Organismus mit energiereichen Phosphaten. Der Gehalt an CP und ATP erhöht sich und auch die neuronale Ansprechbarkeit der Muskelfasern verbessert sich. Das Dickenwachstum der Muskulatur lässt sich bei kontinuierlichem Training etwa nach sechs Wochen nachweisen. Die funktionellen, neuromuskulären Veränderungen greifen sehr viel schneller, und sie führen bereits früh zu einem spürbaren Kraftzuwachs.

Beide Arten körperlichen Trainings zahlen sich für die Gesundheit aus. Der körperlich trainierte Organismus verhält sich gegenüber Belastungssituationen „robuster“ und nimmt damit auf Dauer weniger Schaden, wenn er beansprucht wird.

Interindividuelle Variabilität

Die oben beschriebenen Vorgänge werden durch ein regelmäßiges sportliches Training provoziert. Sie fallen aber für einzelne Individuen unterschiedlich aus. Selbst bei einer identischen Trainingsbelastung zeigt der eine heftige und schnelle Anpassungsreaktionen, während der andere seinen körperlichen Zustand nur marginal verändert.

Interindividuell gibt es also erhebliche Reaktionsdifferenzen in der Anpassung an ein körperliches Training (Bouchard 1986). Vor allem die Arbeitsgruppe um den kanadischen Physiologen und Sportmediziner Claude Bouchard (siehe auch Chartinova 1993) hat sich dieses Themas angenommen. In einem ehrgeizigen Projekt versucht die Gruppe seit dem Jahre 2000 eine genetische Landkarte zu erstellen, die jene Chromosomen und Gensequenzen benennt, die über das Ausmaß der Leistungsfähigkeit und gesundheitlichen Fitness entscheiden (Rankinen, Pérusse, Rauramaa, Rivera, Wolfarth & Bouchard 2001/2003).

Die Gruppe unterscheidet, je nach Geschwindigkeit und erreichtem Niveau der durch ein Training provozierten Anpassung der aeroben Ausdauerleistungsfähigkeit, die über die maximale Sauerstoffaufnahme-Kapazität (VO_2-max) operationalisiert wird, vier Geno-Typen.

Genotyp A (*low early*) startet wie *Genotyp B* auf einem hohen Ausgangsniveau und reagiert auf eine Trainingsbelastung mit einer schnellen aber geringen Anpassungsreaktion. Genotyp B reagiert ebenso schnell, aber heftiger im Anstieg (*high early*). Die beiden *Genotypen C* und *D* starten auf niedrigerem Ausgangsniveau. Sie reagieren zeitlich verzögert und erneut mit unterschiedlicher Progression auf das Training (*low late* und *high late*). Graphisch veranschaulicht stellt sich das wie in der Abbildung 7.1 angedeutet dar.

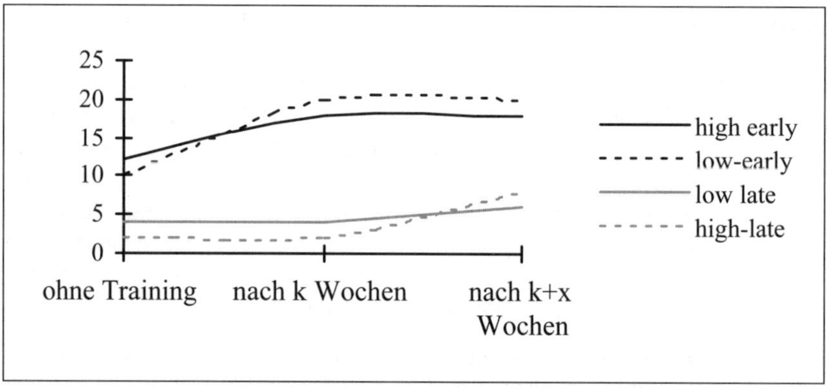

Abb. 7.1: Schematische Darstellung der Genotypen (die Skalierung der y-Achse dient lediglich Illustrationszwecken).

Offen ist die Frage, ob sich die unterschiedlichen Arten der Anpassung vollständig durch das Genom erklären lassen, ob sie durch dieses lediglich limitiert werden und inwieweit Reifungs- und Alterungsprozesse Einfluss nehmen.

In einer Meta-Analyse mit 47 Studien und 97 Effektgrößen hat Blank (unveröffentlicht) gezeigt, dass der Trainingseffekt von mehreren Einflussgrößen abhängt, und dass sich Männer und jüngere Personen schneller an eine Trainingsbelastung adaptieren als Frauen und ältere Personen.

Nach den bislang vorliegenden Befunden scheint es, dass das Genom über die so genannte *Reservekapazität* entscheidet. Diese drückt die Differenz zwischen dem untrainierten Leistungszustand und dem individuellen Leistungsmaximum aus (Mader 1990). Nach Auffassung der sportmedizinischen Literatur (DeMarées 2003) ist das individuelle Leistungsmaximum und damit die Reservekapazität zu 60 % bis 70 % genetisch determiniert. Ursächlich scheinen die Struktur (Fasertypen) der Muskulatur und die Sauerstoffaufnahme-Kapazität, die wiederum von der Faserstruktur abhängig ist.

Den Einfluss der Genetik auf die Ausdauerleistungsfähigkeit zeigt eine tierexperimentelle Studie, über die Wislöff, Najjar, Ellingsen, Haram, Swoap, Al-Share et al. (2005) berichten. Eine Population von Laborratten wurde in der zweiten Generation in Ratten mit einer hohen und einer niedrigen aeroben Kapazität getrennt. In einem Laufrad absolvierten die Ratten der beiden Gruppen einen Leistungstest. Nach 11 Generationen unterschieden sich die Laufleistungen der beiden Gruppen um 347 %. Von Generation zu Generation verloren die Ratten mit der niedrigen Kapazität 16 Meter an Laufleistung, während die anderen Ratten ihre Laufleistung von Generation zu Generation um 42 Meter steigern konnten.

7.2 Psychische Gesundheit

Anders als bei der körperlichen Gesundheit ist weniger eindeutig, welche Prozesse die Veränderungen der psychischen Gesundheit erklären, die durch die körperliche Aktivität bedingt werden. Vermutlich sind Veränderungen der psychischen Gesundheit multikausal durch physiologische und psychische Prozesse und durch deren Wechselwirkung verursacht (vgl. für einen Überblick: Arent et al. 2001; Schlicht 1995).

Bislang existiert also keine monothematische, als gesichert geltende Theorie, mit der die psychischen Veränderungen in Folge der körperlich-sportlichen Aktivität erklärt werden können. Das ändert aber nichts an der Existenz des Phänomens. Sportlich-körperliche Aktivität trägt zu einer verbesserten psychischen Gesundheit bei. Gleichwohl aber erschwert die fehlende Kenntnis der Mechanismen, die den Effekt hervorrufen, die systematische Beeinflussbarkeit der psychischen Gesundheit.

Als physiologische Prozesse, die hier Einfluss nehmen, werden in der einschlägigen Literatur vor allem *Stoffwechselveränderungen* genannt. Einmal soll die Erhöhung der Körperkerntemperatur als angenehm empfunden werden, dann sollen körpereigene Opioide (Enkephaline und Endorphine) stimmungssteigernd wirken und schließlich sollen Katecholamine (Adrenalin, Noradrenalin und Serotonin) negative Stimmungen und Zustände beseitigen. Für alle diese Annahmen gibt es mehr oder minder starke Belege. Allerdings gibt es auch mindestens so viele Gegenbelege und Einschränkungen.

Auch Annahmen, nach denen die Veränderungen der psychischen Gesundheit das *Resultat der geänderten körperlichen Gesundheit* sind, werden eher nicht gestützt. Eine ganze Reihe von Arbeiten im primär- und sekundärpräventiven Kontext findet Effekte bei der psychischen Gesundheit, die unabhängig sind von Veränderungen körperlicher Parameter wie der maximalen Sauerstoffaufnahme oder anderer Surrogatparameter.

Auch für die *psychischen Prozesse*, die unterstellt werden, ist die Befundlage nicht eindeutig. Die körperliche Aktivität soll demnach von negativen Gedanken ablenken, sie soll einen Zustand des „Fluss-Erlebens" (flow: Csikszentmihalyi 2000) provozieren oder Kompetenzüberzeugungen vermitteln, die dann auch im Alltag wirken. Vieles von dem, was gerade in diesem Zusammenhang behauptet wird, basiert allerdings auf anekdotischem Material, und es fehlt ihm an systematischer Fundierung.

Einigermaßen überraschend ist, dass die Sportpsychologie, in deren Domäne solche Fragestellungen gehören, einige Entwicklungen der *Positiven Psychologie* (vgl. Snyder & Lopez 2005), die in der Mutterwissenschaft zunehmend an Bedeutung zu gewinnen scheint, bislang nur zögerlich aufgegriffen hat. Dort wird postuliert und auch verschiedentlich belegt, dass intrinsisch motivierte Tätigkeiten die Chance bieten, persönliches Wachstum zu erleben und das subjektive Wohlbefinden zu steigern (Schlicht 2006). Ein Großteil der körperlichen Aktivität dürfte zu einem beträchtlichen Anteil intrinsisch motiviert sein und damit diese Chance der Wohlbefindenssteigerung bieten (vgl. Fuchs, Seelig & Kilian 2005).

7.2.1 Exkurs: Subjektives Wohlbefinden

Um das etwas näher zu beleuchten, soll in der gebotenen Kürze dargestellt werden, was unter subjektivem Wohlbefinden gefasst wird und welche Erkenntnisse zur Beeinflussbarkeit des Wohlbefindensniveaus vorhanden sind.

Wohlbefinden ist zunächst einmal ein wesentliches Kriterium für Gesundheit (siehe dazu Kapitel 6.1 und die Definition der Weltgesundheitsorganisation). Der Begriff *Subjektives Wohlbefinden* wird in der psychologischen Forschung für Bewertungen verwendet, die Menschen vornehmen, um über ihr Leben zu urteilen. Wohlbefinden ist dabei anders als im umgangssprachlichen Gebrauch neutral, schließt also positive wie negative Bewertungen ein und beinhaltet kognitive Urteile (Lebenszufriedenheit) ebenso wie affektive Reaktionen auf Lebensereignisse (Gefühle wie Ärger oder Freude). Das Individuum gilt als Experte seines Wohlbefindens. Von ihm kann man mehr oder minder valide Auskunft über sein Wohlbefinden erwarten und daher spricht man vom subjektiven Wohlbefinden oder abgekürzt SWB (zusammenfassend: Diener et al. 2005).

SWB ist mehrdimensional (s.u.) und manifestiert sich in der subjektiven Verrechnung des augenblicklichen Wohlbefindens einer Person, ihrem von sich selbst als gewöhnlich wahrgenommenen Wohlbefindenszustand und der situativen Abweichung von diesem habituellen Niveau (vgl. Lischetzke & Eid 2006; Abb. 7.2).

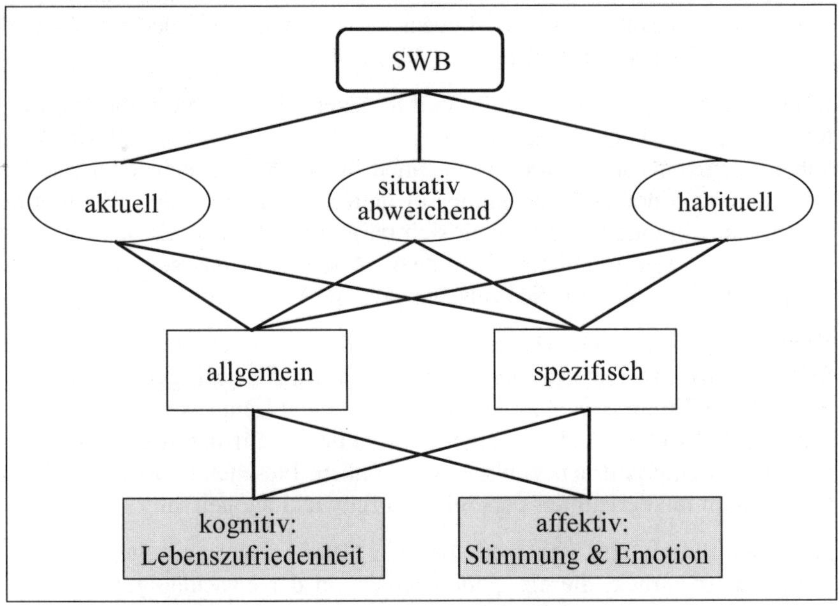

Abb. 7.2: Struktur des Konstruktes Subjektives Wohlbefinden (SWB)

Wer häufig positive und selten negative Stimmungen und Emotionen erlebt, der verfügt über ein hohes affektives SWB (*positive Affektbilanz*). Wer mit seiner Lebenssituation im Allgemeinen und zum Beispiel mit seinem aktuellen Arbeitsverhältnis im Speziellen unzufrieden ist, berichtet einen negativeren Wohlbefindenszustand als jemand, der seine Lebenssituation positiv bewertet (kognitiver Wohlbefindensaspekt).

Menschen können körperliche Aktivität dazu nutzen, um ihr aktuelles Wohlbefinden zu verändern. Dass das gelingt, zeigen die oben genannten meta-analytischen Befunde.

Der Veränderlichkeit des habituellen Wohlbefindens aber scheinen individuelle Grenzen gesetzt. Wie viele Studien zeigen, tendieren Menschen zu einem für sie typischen Wohlbefindensniveau (*Set Point*). Selbst extreme Ereignisse führen offenbar nur zu temporären Veränderungen, wie bereits Brickman, Coates und Janoff-Bulman (1978) in einer eindrucksvollen Studie zeigen konnten. Sie verglichen Lotteriegewinner und Unfallopfer mit unauffälligen Normalpersonen kurz nach dem Ereignis und einige Wochen später. Kurz nach dem Ereignis gab es die erwarteten Differenzen im Wohlbefinden. War einige Zeit verstrichen, dann fanden sich diese Differenzen aber nicht mehr. Die Personen hatten sich offenbar an ihre neue Situation angepasst und waren zu ihrem habituellen Wohlbefindensniveau zurückgekehrt. SWB ist also über die Zeit gesehen recht stabil. Korrelationen zwischen den Messzeitpunkten in Abständen von bis zu zehn Jahren liegen je nach Wohlbefindensdimension (positiver vs. negativer Affekt, Lebenszufriedenheit) zwischen $r = .23$ und $r = .61$ (vgl. Diener, Lucas & Scollon 2006).

Ein Grund für die hohe Stabilität wird in genetischen Dispositionen vermutet (Tellegen, Lykken, Bouchard, Wilcox, Segal & Rich 1988). Vermutlich haben Personen von Geburt an nur einen individuellen, mehr oder minder schmalen Korridor zur Verfügung, in dem sich ihr normales Wohlbefindensniveau verändert. Sie können sich darin verändern, wenn sie körperliche Aktivität selbstregulatorisch nutzen. Aber selbst das setzen Personen offensichtlich in einer für sie typischen Art und Weise ein.

Kohlmann (1997) zeigt das am Beispiel der defensiven Bewältigung von Stress und Angst. Defensiv nennt man die Neigung, sich gegen potentiell bedrohliche Ereignisse abzuschirmen, sich nicht „anpackend“ mit ihnen auseinanderzusetzen und den eigenen Reaktionen auf derartige Ereignisse möglichst wenig Aufmerksamkeit zu schenken. Es scheint, als würde diese Gewohnheit im Verlauf der persönlichen Entwicklung gelernt.

Auf einen Beitrag von Singer und Salovey (1988) geht eine weitere Regulationstendenz zurück, die als „mood repair“ in der einschlägigen Literatur geläufig ist. Dabei bemühen sich Personen positive Wohlbefindenszustände zu konservieren, negative abzuschwächen oder durch positive zu ersetzen. Mohiyeddini (2002) hat diesen Ansatz um weitere Neigungen erweitert: In der kongruenten Strategie verstärken oder erhalten die Personen ihre negative Befindlichkeit, indem sie sich etwa bei depressiver Verstimmung eine Blues-CD einlegen und „sich in ihrem Schmerz“ ergehen. Schließlich kann eine weitere Neigung beobachtet werden, nämlich das Bestreben von Menschen, sowohl ihre positiven als auch ihre negativen emotionalen Zustände „herunter“ zu regulieren.

Aus den bisher vorliegenden Arbeiten aus der Psychologie zum SWB lässt sich für die Diagnostik des subjektiven Wohlbefindens festhalten, dass vor allem die *Mehrdimensionalität* des Konstruktes gespiegelt werden sollte (siehe Lischetzke & Eid 2006). Seit den frühen Arbeiten von Osgood, Succi und Tanenbaum (1957) finden dimensionsanalytische Zugänge stets zwei und mehr Dimensionen. Mal wurden sie als *Potenz*, *Aktiviertheit* und *Valenz,* mal als *gute vs. schlechte Stimmung*, *Ruhe vs. Unruhe*, *Wachheit vs. Müdigkeit* im Mehrdimensionalen Befindlichkeits-Fragebogen (MDBF: Steyer, Schwenkmezger, Notz & Eid 1997) oder zweidimensional in der Positive and Negative Affect Schedule (PANAS: dt. Übers. von Krohne,

Egloff, Kohlmann & Tausch 1996) als *positive vs. negative Aktivierung* klassifiziert.

Für die kognitive Komponente des SWB liegen mit dem *WHO-Quality of Life Questionnaire* (WHOQOL: Angermayer, Kilian & Matschinger 2000) oder dem *Fragebogen zur Lebenszufriedenheit* (FLZ: Fahrenberg, Myrtek, Schumacher & Brähler 2000) valide und reliable Instrumente vor. Geeignet sind auch kürzere Skalen, wie etwa die *Satisfaction with Life Scale* (Diener, Emmons, Larsen & Griffen 1985).

Weiterführende Literatur

Diener E., Suh, E. M., Lucas, R. E., Smith, H. L. (1999). Subjective well-being: Three decades of progress. *Psychological Bulletin*, *125*, 276-302.

Lopez, S. J., & Snyder, C. R. (Eds.) (2003). *Positive Psychological Assessment: A Handbook of Models and Measures*. Washington, DC: American Psychological Association.

Peterson, C. (2006). *A primer in positive psychology*. New York: Oxford University Press.

Ressourcen im World Wide Web

Seiten des *Positive Psychology Center*: http://www.ppc.sas.upenn.edu, mit zahlreichen Lesehinweisen und Ressourcen.

Seiten von Ruut Veenhoven an der Erasmus Universität Rotterdam http://www1.eur.nl/fsw/happiness mit der ‚World Database of Happiness. A continuous register of scientific research on subjective appreciation of life'.

Persönliche Homepage von Ed Diener an der University of Illinois at Urbana-Champaign, einem einflussreichen Forscher zum SWB, mit zahlreichen Verweisen: http://www.psych.uiuc.edu/~ediener/

8. Zwischenfazit: Trainieren für die Gesundheit. Die Dosis macht den Effekt!

Die bislang referierten Befunde und Erklärungen legen nahe, dass es für die Minderung eines gesundheitlichen Risikos nicht entscheidend ist, wie ein körperlich-sportliches Training gestaltet wird. Vielmehr scheint jegliche Form der körperlichen Aktivität gesundheitlich relevant, wenn sie nur zu einer substantiellen Steigerung des Energieverbrauchs führt. Das gesundheitliche Minimalvolumen wird bei wöchentlich 1.000 kcal bis 1.200 kcal zusätzlich zum Grundumsatz gesehen.

Gleichwohl wissen sowohl Sportmedizin als auch Trainingswissenschaft, dass es zum Aufbau von gesundheitlichen Ressourcen, zu denen die Ausdauer, die Kraft und die Beweglichkeit gezählt werden können, eines sorgsamen Belastungsregimes bedarf, um den Organismus weder zu unter- noch zu überfordern. Entsprechende Erörterungen finden sich in den einschlägigen Einführungswerken der Trainingswissenschaft (Hohmann, Lames & Letzelter 2002) oder in Handbüchern zum Gesundheitssport (Berg 1998). An dieser Stelle soll nur das Wesentliche referiert werden. Für weiter und tiefer gehende Erörterungen sei auf die einschlägige Literatur verwiesen.

Zunächst einmal ist es wesentlich, noch einmal auf die Unterscheidung hinzuweisen, die wir eingangs bereits angedeutet haben: Wenn eine Person sich körperlich belastet, dann reagiert der Körper darauf mit einer Beanspruchung (Olivier 2001; Schlicht 1992).

Beide Seiten, Belastung und Beanspruchung, lassen sich quantifizieren und qualifizieren. Eine Belastung kann stark oder schwach sein oder in einem konkreten Umfang und einer konkreten Intensität ausgedrückt werden. Auch kann eine Beanspruchung leicht oder schwer ausfallen, sie kann über- oder unterfordern und sie kann über die messbare Reaktion des Organismus abgebildet werden (beispielsweise über die Herzfrequenz oder das Laktat im Kapillarblut). Für die hier zur Rede stehende körperlich-sportliche Aktivität gilt ganz allgemein, dass ein Belastungsreiz „überschwellig“ sein muss, soll damit eine Anpassungsreaktion provoziert wird. Die Belastung sollte den Organismus also zumindest zeitweilig ermüden, darf ihn aber nicht erschöpfen. Am ehesten lässt sich das über objektive Parameter der Beanspruchung steuern. Neben diesem Prinzip sind weitere, grundlegende Prinzipien anzuführen. Die Belastung muss spezifisch (Ausdauer trainiert man mit ausdauernden Bewegungen, Kraft mit kräftigenden usw.), individuell (der Belastungsfähigkeit des Organismus angepasst) und dauerhaft (wird das Training zu lange unterbrochen oder beendet, bilden sich die Anpassungen zurück) sein.

Für die Steigerung der Ausdauer gilt ein Training dann als gesundheitlich geeignet, wenn es mindestens 2/3 der Muskulatur fordert und zwischen 60 % und 80 % der maximalen Leistungsfähigkeit ausschöpft. Gehen, Laufen, Schwimmen oder Radfahren sind typische Belastungsformen, die sich zur Ausdauerverbesserung eignen. An ihnen ist nahezu die gesamte Körpermuskulatur beteiligt.

Die relative Beanspruchung lässt sich für den Gesundheitssportler am einfachsten über die Herzfrequenz (HF) während der Belastung ermitteln. In der Literatur finden sich verschieden komplexe Faustformeln, die mehr oder minder genau die geeignete Dosis schätzen. Exakt funktioniert eine Steuerung des Trainings nur über eine sportmedizinische Diagnostik, bei der metabolische und kardio-pulmonale Kenngrößen ermittelt werden.

Die gebräuchlichste Faustformel zur Ermittlung der maximalen Trainingsherzfrequenz lautet für Männer 220 und für Frauen 226 Schläge pro Minute abzüglich des individuellen Lebensalters. Von dem so ermittelten Wert sollten dann für Anfänger eher 60 % und für Fortgeschrittene bis zu 80 % während des Trainings erreicht werden. Mit dieser Faustformel geht man ebenso sicher, eine Beanspruchung zu provozieren, bei der der Organismus seine Energie aus dem aeroben Abbau von Kohlenhydraten und Fetten gewinnt, wie mit der Empfehlung, sich so zu belasten, dass man während des Trainings noch vollständige Sätze reden kann. Etwas genauer ist die Formel des finnischen Sportmediziners Karvonen, die neben dem Lebensalter und der maximalen Herzfrequenz auch noch den momentanen Leistungszustand kalkuliert (Karvonen & Vuorimaa 1988; siehe Formel 6). Dort lautet die Berechnung: 220 respektive 226 Schläge pro Minute abzüglich Lebensalter abzüglich Ruheherzfrequenz (gemessen morgens, noch im Bett liegend). Dieses Ergebnis wird dann mit der relativen Trainingsbelastung (zum Beispiel 60 %) multipliziert und zum Produkt wird erneut die Ruheherzfrequenz addiert.

Formel 6: Karvonen-Formel zur Bestimmung der optimalen Trainings-HF (Karvonen & Vuorimaa 1988)

- für Frauen: Trainingspuls = (226 – Lebensalter in Jahren – Ruheherzfrequenz) × relative Belastung + Ruheherzfrequenz
- Trainingspuls = Trainingspuls = (220 – Lebensalter in Jahren – Ruheherzfrequenz) × relative Belastung + Ruheherzfrequenz

Eine andere Methode, die trainingswirksame Belastung zu wählen, hat der schwedische Sportmediziner Borg (1998) vorgeschlagen. Mit Hilfe einer

Skala, die bei dem Wert sechs beginnt und bei 20 endet, kann die wahrgenommene Anstrengung (*perceived exertion*) einer definierten Belastung individuell und subjektiv eingeschätzt werden. Das *American College of Sportsmedicine* (ACSM) empfiehlt einen Bereich zu wählen, der zwischen den Werten 12 und 16 auf der Skala liegt. Multipliziert man den Wert der Borg-Skala mit 100, dann erhält man eine Schätzung der Herzfrequenz. Die Skala ist in der Phase III der kardiologischen Rehabilitation, bei den ambulanten Herzgruppen, sehr verbreitet und sie hat sich dort auch bewährt.

Nach anfänglich kürzeren Intervallen sind für ein leistungssteigerndes Ausdauertraining mindestens 20 Minuten erforderlich. Das empfiehlt auch die ACSM. Soll sehr gezielt der Fettstoffwechsel trainiert werden, dann sind 30 Minuten die empfohlene Mindestdauer (Berg 1998).

Für das Krafttraining gibt es keine derart eleganten und einfachen Methoden der Belastungsdosierung wie sie oben für das Ausdauertraining beschrieben wurden. Auch dort gelten zunächst die genannten Prinzipien: überschwellig, individuell, spezifisch und dauerhaft. Eine Krafttrainingseinheit kann mit dem eigenen Körpergewicht (beispielsweise Liegestütz, Klimmzüge) oder mit Zusatzlasten erfolgen. Sie kann dynamisch (der Muskel verändert seine Länge) oder statisch (der Muskel verändert seine Länge nicht), überwindend (die Muskellänge nimmt ab), bremsend (die Muskellänge nimmt zu) oder isometrisch (die Muskellänge bleibt gleich) erfolgen. Ihr Ziel kann darin bestehen, die Maximalkraft zu verbessern oder die Kraftausdauer. Andere Ziele wie die Schnell- oder Explosivkraft sind für das gesundheitsorientierte Training nachrangig.

Im Spitzensport wird die Trainingslast über eine maximale Belastung in einem einzelnen Trainingsversuch gestestet und als Belastungsvorgabe dann ein relatives Lastmaximum vorgegeben. Im Gesundheitssport ist diese Form der Testung nur an Maschinen empfehlenswert, mit denen sich die statische Maximalkraft einzelner Muskelgruppen gezielt messen lässt. Wer nicht an derartigen Maschinen arbeitet, der kann sich am relativen Wiederholungsmaximum (dem *repetitive maximum*, RM) orientieren: 1-RM wäre die Last, die nur einmal in der vorgesehenen Hebe- oder Zugtechnik bewegt werden kann. 20-RM sind demnach Lasten, die gerade noch zwanzigmal bewegt werden können. Man beginnt die Testung mit submaximalen Lasten und nähert sich dem Wiederholungsmaximum schrittweise an. Hat man dieses ermittelt, dann trainiert man zukünftig statt mit 20 mit 16 bis 18 Wiederholungen pro Serie und absolviert davon 2 bis 3 Serien (siehe Kap. 4.3.2).

Effektiv ist es, in Form eines „Zirkels" eine Muskelgruppe nach der nächsten zu belasten. Man beginnt sein Training etwa mit der Beinmuskulatur, geht weiter zur Bauchmuskulatur, dann zur Rücken-, schließlich zur Armmuskulatur und endet mit der ersten Serie bei der Schulter- und Nackenmuskulatur, um dann – nach einer Pause von 5 bis 6 Minuten – die zweite Serie wieder mit der Beinmuskulatur zu beginnen.

Für die Funktionstüchtigkeit im Alltag ist das Training einer weiteren Fähigkeit bedeutsam: Flexibilität oder Beweglichkeit. Eine Gymnastik (zum Beispiel: Yoga, Pilates oder andere Formen) der großen Muskelgruppen trainiert die Dehnfähigkeit der Muskeln und verhindert eine mit dem Alter zunehmende Steifigkeit. Drei Serien mit je 5 bis 10 Übungen, bei der die Dehnposition bis zur Schmerzgrenze ausgedehnt und dann je 20 bis 30 Sekunden gehalten wird, setzen hier den Leistung steigernden Trainingsreiz.

Über die spezifischen Trainingsbereiche Ausdauer, Kraft und Beweglichkeit hinweg lassen sich folgende gesundheitliche Minimal-Anforderungen formulieren:

- täglich jede Gelegenheit nutzen, um im Alltag aktiv zu sein (das Auto stehen lassen, Fahrstühle meiden, zu Fuß gehen)
- täglich mit irgendeiner Form von Gymnastik die Beweglichkeit trainieren (Beugen und Strecken)
- 2- bis 3mal pro Woche mindestens 20 Minuten die Ausdauer trainieren (flott Marschieren, Rad fahren, Walken, Joggen)
- 2- bis 3mal pro Woche kräftigen (beispielsweise in Form einer Gymnastik für die großen Muskelgruppen).

Wichtig ist es, dass ein intensives und lang andauerndes Training dem Organismus allerdings erst dann zugemutet werden sollte, wenn man sich darauf durch einen mehrwöchigen und schrittweisen Trainingsaufbau vorbereitet hat.

Weiterführende Literatur

Vogt, L. & Neumann, A. (2005). *Sport in der Prävention. Handbuch für Übungsleiter, Sportlehrer, Physiotherapeuten und Trainer*. Köln: Deutscher Ärzte-Verlag.

Zimmermann, K. (2006). *Gesundheits-Muskeltraining. Ein Praxisbuch*. Schorndorf: Hofmann.

9. Gesundheit fördern – Verhalten ändern

Wer nicht gerade seit Jahren sportlich aktiv ist, wem die körperlich-sportliche Aktivität nicht zu einem selbstverständlichen Bestandteil der Lebensweise geworden ist, der weiß um die Schwierigkeiten, eine aktive Lebensweise aufzubauen und dauerhaft aufrecht zu erhalten. Die gesundheitswissenschaftliche Forschung hat einige Faktoren identifiziert, die eine Vorhersage erlauben, ob eine Person aktiv wird oder inaktiv bleibt. Diese Faktoren lassen sich in *strukturelle überindividuelle* und *prozessuale individuelle Determinanten* gliedern (vgl. Schlicht 2000).

9.1 Strukturelle, soziale und politische Determinanten

Wir leben in einer Zeit, in der körperliche Aktivität für einen Großteil der Gesellschaft nicht mehr erforderlich ist, um die grundlegenden physischen Bedürfnisse zu befriedigen. Man verdient sein Einkommen überwiegend sitzend oder stehend. Man geht kaum zu Fuß, weil allerorten Mobilitätshilfen Wege überwinden helfen (Aufzug, Rolltreppe, Auto). So wächst denn auch die Zahl derjenigen, die als körperlich inaktiv gelten müssen. Sie wächst mit dem Alter, und sie ist bei Frauen höher als bei Männern (Mensink 2003).

Auf das Verhalten eines Individuums in seinem Alltag nehmen nicht alleine willentlich und rational getroffene Entscheidungen Einfluss. Davon zeugen viele Arbeiten in der Psychologie (zum Beispiel: Lehr & Thomae 1991). Selbstverständlich ist auch die physikalische Beschaffenheit der Lebensumgebung eine Bedingung der Möglichkeit, körperlich mehr oder minder aktiv zu sein. So sind zum Beispiel extreme Hitze, Kälte oder unwirtliche Betonwüsten Bedingungen, die allesamt nicht gerade zu einem Mehr an körperlicher Aktivität einladen. Auch das Fehlen von Angeboten oder die Lebensumstände beeinflussen das Aktivitätsniveau, ebenso politische Vorgaben wie auch milieu- und schichttypische Mentalitäten oder der Zeitgeist. Alles das sind Faktoren, die das Verhalten determinieren: Man will, man möchte gerne, aber man darf oder man kann nicht.

Darauf hat auch die Weltgesundheitsorganisation wiederholt hingewiesen und ausgehend von der *Ottawa Charter for Health Promotion* (WHO 1986) in mehreren Verlautbarungen dazu aufgerufen, die Gesundheit zu fördern. Fünf Prinzipien (siehe unten), die drei Handlungsqualifikationen *Interessen vertreten*, *Befähigen und Ermöglichen*, *Vermitteln und Vernetzen* und fünf Handlungsstrategien (siehe unten) geben eine Orientierung, die wegführt von Präventionsappellen, die sich alleine an das intentionale Verhalten von

Individuen richten (Waller 2002). Über derartige Appelle hinaus gilt es auch die Verhältnisse zu beeinflussen und so die Bedingung zu schaffen, Ressourcen zu mobilisieren, um die eigene Gesundheit zu verbessern und zu erhalten. So lautet denn auch das wesentliche Ziel der WHO-Gesundheitsförderung, die Menschen zu befähigen, größeren Einfluss auf die Erhaltung und Verbesserung der Gesundheit zu nehmen (siehe WHO 1986).

Die fünf Prinzipien der Gesundheitsförderung lauten in verkürzter Form:

(1) Die alltäglichen Lebenszusammenhänge der gesamten Bevölkerung und nicht nur spezifische Risikogruppen in den Blick nehmen, indem
(2) die Bedingungen und Ursachen von Gesundheit beeinflusst,
(3) unterschiedliche Maßnahmen und Ansätze verbunden,
(4) die Öffentlichkeit konkret und wirkungsvoll beteiligt wird
(5) und der Gesundheits- und Sozialbereich die Verantwortung übernimmt, da Gesundheitsförderung keine medizinische Dienstleistung ist.

In dem Versuch, das Konzept auf unseren Topos der körperlichen und sportlichen Aktivität zu übertragen, erscheint es zunächst angemessen, die strukturellen Restriktionen noch etwas genauer zu beleuchten, die Menschen daran hindern könnten, aktiv zu werden.

Der Sport etwa, so wie wir ihn in seiner an Konkurrenz und Rekord orientierten Form kennen, ist eine „Erfindung“ des gehobenen englischen Landadels, derjenigen, die es sich „for leisure“ leisten konnten, zunächst auf den Ausgang sportlicher Wettkämpfe zu wetten und schließlich selbst in den Boxring zu steigen oder das Spielfeld zu betreten (zum Beispiel Fußball). Die Ideale, die sich mit dieser Vergnügung verbanden, nämlich im sportlich fairen Wettstreit den Sieg erringen, waren kongenial zu den Idealen der englischen Oberschicht im Zeitalter der beginnenden Industrialisierung (vgl. Krüger 1993). Wer was auf sich hielt, der machte auch im Rahmen seiner körperlichen Möglichkeiten Sport, der „unterwarf“ sich dem damaligen Zeitgeist.

Auch Schicklichkeit, der Ausdruck unausgesprochener Regeln des Verhaltens in einer gesellschaftlichen Schicht oder Klasse also, entschied über das körperlich-sportliche Tun. Noch vor 20 Jahren war Sport in Deutschland etwas für die jungen männlichen Mitglieder der Mittel- und Oberschicht. Bourdieu (1982) hat das in seinem Werk „Die feinen Unterschiede“ zu dem treffenden Ausspruch veranlasst, der „Sport trage die Insignien seiner Herkunft“ und noch weiter, ebenfalls Bourdieu (S. 347):

> „Als generelle Regel kann formuliert werden, daß (sic!) ein Sport mit um so (sic!) größerer Wahrscheinlichkeit von Angehörigen einer bestimmten Gesellschaftsklasse übernommen wird, je weniger er deren Verhältnis zum eigenen Körper in dessen Regionen des Unterbewussten widerspricht.“

Also auch das Verhältnis zum Körper und die Frage, ob sich auf dessen Zustand durch regelmäßige Körperübungen Einfluss nehmen lässt, ist Teil eines milieutypischen Habitus. Selbst bei oberflächlicher Beobachtung in Sportvereinen oder Fitnesseinrichtungen fällt auf, dass zum Beispiel türkisch-stämmige Migranten – und unter diesen insbesondere Frauen – kaum anzutreffen sind. Anders dagegen männliche Migranten aus der GUS, die man nicht selten in Fitnesseinrichtungen und dort vornehmlich an Kraftmaschinen antrifft.

Das Angedeutete noch verkürzend und hier zum Überblick zusammenfassend, lässt sich sagen, dass die Wahrscheinlichkeit körperlich inaktiv zu sein zunimmt, wenn folgende Merkmale vorliegen: weiblich, älter, weniger gebildet und Migrationshintergrund.

Aus einer Public Health Perspektive wäre es wünschenswert, wenn der Staat durch seine Gesetzgebung Zeichen setzte und dadurch gesellschaftliche Mentalitäten beeinflusste. Er könnte, wie in einigen Länderverfassungen geschehen (zum Beispiel: Artikel 3c in Baden-Württemberg), den Staat verpflichten, Sport und körperliche Aktivität als kulturelles Gut zu fördern, oder er könnte den Präventionsgedanken in der Sozialgesetzgebung stärken. Nach anfänglichen Bemühungen in den Jahren 2004 und 2005 sind Entscheidungen für ein Präventionsgesetz bislang aber ausgeblieben.

Wir schauen im Folgenden auf die Handlungsstrategien der Ottawa-Charta und wollen andeuten, welche Maßnahmen sich daraus für das Aktivitätsverhalten ableiten lassen.

Die erste Strategie lautet: *Persönliche Kompetenzen entwickeln*. In der Pflicht sind hier neben anderen auch Bildungseinrichtungen wie Schulen, die im Sportunterricht darauf hinarbeiten sollten, positive Einstellungen und grundlegende Fertigkeiten zu vermitteln, die eine lebenslange sportlich-körperliche Aktivität ermöglichen und wahrscheinlicher machen. In der Sportpädagogik ist das eine seit Jahrzehnten kontrovers geführte Debatte mit hoher Übereinstimmung in der Zielsetzung, aber Differenzen in der Wahl des geeigneten Konzepts (siehe für eine einführende Orientierung Prohl 1999).

Die zweite Strategie der Gesundheitsförderung lautet: *Gesundheitsbezogene Gemeinschaftsaktionen unterstützen*. Gemeint sind damit Selbsthilfeeinrichtungen, Nachbarschaftsinitiativen, andere selbst organisierte Gruppierungen, aber auch kleine staatliche Untereinheiten wie Gemeinden. Auch Sportgruppen und Sportvereine sind Organisationen, die in diesem Sinne Unterstützung erfahren sollen und sie auch erfahren. Sportvereine sind „freiwillige Organisationen“, die gemeinnützig agieren und in ihren Aufgaben von staatlicher Seite finanziell unterstützt werden (Steuerfreiheit der Einnahmen, Zuschüsse). Sie schließen sich auf Zeit zusammen, um gemeinsame Interessen zu verfolgen. Sie sind unabhängig vom Staat, an den Interessen ihrer Mitglieder orientiert und agieren durch ehrenamtliches Engagement (Heinemann 1990).

Tab. 9.1: Ebenen, Absichten, Strategien und Konkretisierungen der Ottawa-Charta

Ebene der Intervention	Absicht	WHO-Strategie	Umsetzungsbeispiel
Individuelles Verhalten	Inaktives Verhalten ändern und zu aktivem Verhalten motivieren	Entwicklung persönlicher Kompetenzen	– Sportberatung – Gesundheitsedukation in der Schule, im Betrieb – Stärken der Selbstwirksamkeit durch Fertigkeitslernen – Kognitive Verhaltensmodifikation
Verhalten von Gruppen und Populationen	Inaktivem Verhalten vorbeugen durch Beeinflussung von impliziten und expliziten Gruppennormen und -werten	Gemeinschaftsaktionen stützen	– Betriebliche Programme für Aktivität und Sport[1)] – Bevölkerungskampagnen zu mehr Aktivität und Sport[2)] – Kooperationen von Vereinen und Krankenkassen[3)]
Verhältnisse	Wertorientierungen von Subsystemen und Gesellschaften ändern und Bedingungen für die Möglichkeit gesunden Verhaltens schaffen	Gesunde Lebenswelten und gesundheitsfördernde Gesamtpolitik	– Präventionsgesetz – ökonomische Anreize schaffen (Prämien, Kostenerstattung bei Nachweis von Aktivität) – Stadtentwicklung, Sportentwicklungsplanung

Anmerkungen. [1)]Zum Beispiel: Prevention First (siehe Kapitel 9.1.1). [2)]Zum Beispiel: SWR1/AOK-PfundsKur oder AOK-PfundsFit (siehe Kapitel 9.1.1). [3)]Zum Beispiel: Sport Pro Gesundheit, Aktion des Deutschen Olympischen Sportbundes (http://www.sportprogesundheit.de).

In der dritten Handlungsstrategie wird die *Schaffung gesundheitsfördernder Lebenswelten* gefordert. Viele Bewegungs- und Begegnungsmöglichkeiten etwa werden in der heutigen Siedlungsstruktur erschwert, weil dem motorisierten Individualverkehr Vorrang eingeräumt wird und Lebenswelten „verinselt“ werden. Ein bewegungsintensives Straßenspiel ist für Kinder und Jugendliche kaum mehr möglich oder es wird durch Verbote gänzlich untersagt: Rasenflächen werden als „Abstandsgrün“ deklariert, das nicht betreten werden darf; Parkplätze und Schulhöfe werden abends gesperrt, weil Haftungsfragen ungeklärt scheinen, das Ballspielen an Garagen oder in Gärten wird eingeschränkt, weil der Lärm als störend empfunden wird. In einer Gesellschaft, in der Kinder die Ausnahme sind und die Selbstverwirklichung des Individuums mehr zählt als die Verantwortung für die Gesellschaft, ist kein Raum für Bewegungsspiele im Freien (vgl. Schmitz & Schlicht 2000).

Die *Gesundheitsdienste neu orientieren* und *eine gesundheitsförderliche Gesamtpolitik entwickeln*, sind die weiteren Handlungsstrategien der Ottawa Charta. Beide Strategien sind nur mittelbar mit der sportlich-körperlichen Aktivität assoziiert. Wenn, dann sind sie eher die Folie oder der Rahmen, auf oder in dem sich eine aktivitätsfreundliche Mentalität entwickeln kann. Mit der Sozialgesetzgebung beispielsweise hätte der Staat ein bereits genanntes, wirkmächtiges Instrumentarium in der Hand, um Gesundheitsförderung zu betonen. Die Verankerung des Präventionsgedankens und die Ermächtigung der Krankenkassen – etwa durch den § 20 SGB V – präventives Verhalten zu fördern oder durch Prämien Anreize für ein solches Verhalten zu schaffen, sind erste Schritte in die geforderte Richtung.

In Anlehnung an Orleans (2000) sind in Tabelle 9.1 einige Konkretisierungen angedeutet, wie die genannten Strategien der Gesundheitsförderung umgesetzt werden könnten. Eine ähnliche Systematik stammt von (Waller 2002).

Bevor in Kapitel 9.2 auf die Ebene des individuellen Verhaltens eingegangen wird, wollen wir zwei Beispiele anführen, um die genannten Strategien zu illustrieren.

9.1.1 Zwei Beispiele: Prevention First und AOK-PfundsFit

Prevention First ist eine Maßnahme, die mit Mitarbeiter/innen dreier Firmen der Automobilbranche (unter Federführung der Betriebsmedizin der Dr. Ing. h. c. Ferdinand Porsche AG; Partner waren die Unternehmen BEHR GmbH und Dürr AG) erprobt wurde und die sich inzwischen als Best-Practice-Modell bewährt hat: Die Teilnehmer am Projekt wurden entweder in Mitarbeiterversammlungen oder über die jeweils verantwortlichen betriebsmedizinischen Dienste rekrutiert und von externen Dienstleistungsunternehmen während eines mehrwöchigen Trainings in deren eigenen Räumen (Gesundheits-Trainingscenter) betreut. Die Teilnahme am Projekt war freiwillig. Im Vordergrund des Trainings standen die Kräftigung der Rücken- und Bauchmuskulatur, die Steigerung der aeroben Ausdauerleistungsfähigkeit und das Wissen um ein gesundheitsgerechtes Verhalten. Jede/r Teilnehmer/in konnte zweimal wöchentlich über den Zeitraum von

13 Wochen die Trainingsräume der Dienstleister aufsuchen und wurde hier von sachverständigem Personal angeleitet. Die anfallenden Kosten wurden gemeinsam von den beteiligten Firmen und den beiden Krankenkassen AOK und Techniker Krankenkasse getragen, so dass die Leistungen von den Mitarbeiterinnen und Mitarbeitern entgeltfrei in Anspruch genommen werden konnten. Die Pilotphase von Prevention First wurde systematisch in einem echten experimentellen Design (randomisierte Zuweisung der Probanden auf eine Experimental- und Wartekontrollgruppe) evaluiert (siehe ausführlich: Brand, Schlicht, Großmann & Duhnsen 2006).

Die Evaluation zeigt einerseits die erwarteten Zuwächse in den konditionellen Fähigkeiten der regelmäßig trainierenden Personen und andererseits, in ihrer Deutlichkeit nicht erwartete Wirkungen in der Lebensqualität der Mitarbeiter/innen. Prevention First ist ein gelungenes Beispiel für eine Intervention in das individuelle Verhalten. Verhaltensänderungen werden dort nicht alleine ungemahnt oder durch individuen-bezogene Kampagnen provoziert, sondern im betrieblichen Kontext motiviert. Das Setting wird hier indirekt genutzt, um das Problembewusstsein zu steigern, Einstellungen zu ändern und Gelegenheit zu geben, gesundes Verhalten zu erproben. Immerhin rund 30 % der am Piloten beteiligten Mitarbeiter/innen haben das Training auch nach Beendigung der Projektphase fortgesetzt und waren bereit, die dafür entstehenden Kosten aus dem eigenen Budget zu tragen.

Die *PfundsKur* in Baden-Württemberg und Sachsen, und die Fortsetzung als *PfundsFit* in Baden-Württemberg, sind Beispiele für eine indizierte primärpräventive Kampagne. Die Maßnahme richtet sich an übergewichtige und adipöse Menschen. Diese sollen angeregt werden, ihre Lebensweise dauerhaft umzustellen. In ihrer Gestaltung folgt die Kampagne den Prinzipien des Sozialmarketing (Andreasen 1995; vgl. Brand, in Druck, für eine auf Sport und körperliche Aktivität bezogene Darstellung). Sie stützt sich auf Public Relations, Werbung über Print- und elektronische Medien, Direktmarketing und „Direktverkauf". Während eines Zeitraums von Januar bis Aschermittwoch eines Jahres wird die Kampagne mit Anzeigen, Plakaten, Interviews in Zeitungen, Radiospots und Fernsehbeiträgen beworben. Handwerksbetriebe des Ernährungsgewerbes (Bäcker, Metzger) bieten gesondert ausgewiesene, im Fettanteil reduzierte, Lebensmittel an.

Im Mittelpunkt der Kampagne stehen Bühnenshows in größeren Städten, bei denen die wissenschaftlichen Berater zum Thema Essen und körperliche Aktivität informieren. Die Shows orientieren sich in der Gestaltung am *Yale-Ansatz* der persuasiven Kommunikation (Petty & Cacioppo 1986). In der Annahme, dass die Zuhörerinnen und Zuhörer zwar involviert, aber nur bedingt bereit und in der Lage sind, die komplexen Zusammenhänge von Ernährung und Stoffwechselgeschehen zu reflektieren, steht die Glaubwürdigkeit der Sender und die emotionale Färbung der Informationen stärker im Vordergrund als die Inhalte der Argumente.

Im Zentrum der Kampagne steht ein zehnwöchiges Verhaltenstraining, das mit dem Aschermittwoch beginnt und während dessen die Teilnehmerinnen und Teilnehmer lernen, sich Fett reduziert und ausgewogen zu ernähren, sowie schrittweise ihren Energieverbrauch durch moderate körperlich-sportliche Aktivität zu steigern. Die Anleitung zur Verhaltensänderung ist in einem Buch niedergelegt (Pudel & Schlicht 2005; Schlicht 2005), das den Teilnehmern als Handlungsanweisung dient und das weitergehende Informationen liefert, um auch das Wissen zu den Wirkungen gesunden Verhaltens (hier Aktivität und Ernährung) zu mehren. Zusätzlich können interessierte Personen einen zehnwöchigen Kurs bei der AOK buchen, in dem sie von Fachpersonal durch die zehn Wochen des Trainings geführt werden. In Baden-Württemberg haben während der Kampagne in 2003 etwa 30.000 Personen die entsprechenden Kurse gebucht. Eine Evaluation, in der 1.058 Teilnehmerinnen und Teilnehmer vor Beginn und am Ende der zehn Trainingswochen befragt wurden, zeigt, dass 73 % der ehemals inaktiven Personen einen körperlich aktiveren Lebensstil aufgenommen haben und beabsichtigen, diesen beizubehalten (Brand 2006 b).

Reicht es also aus, die Intentionen zu ändern? Ist damit bereits ein wichtiger Schritt zu einem dauerhaften, gesunden Verhalten getan? Diese Fragen verweisen auf die prozessualen, individuellen Determinanten gesunden Verhaltens.

9.2 Prozessuale, individuelle Determinanten

Die Intention gilt in der sozialpsychologischen Verhaltensforschung als ein wesentlicher Prädiktor für ein tatsächliches Verhalten. Wer sich konkret vornimmt, etwas zu tun (sportlich aktiv werden) oder etwas zu unterlassen (beispielsweise nicht mehr Rauchen), der wird sich mit einer höheren Wahrscheinlichkeit auch so verhalten. Intentionen zählen zu den am besten untersuchten individuellen Determinanten des Verhaltens (Goschke 2002, für einen Überblick).

Intentionen sind – im Gegensatz zum Alter oder zum Geschlecht – ebenso beeinflussbar wie einige andere, in der gesundheitspsychologischen Forschung der vergangenen zehn Jahre untersuchte, personale Variablen: Einstellungen, Erwartungen, Emotionen.

Vereinfacht lässt sich folgende Vorhersage für eine gesundheitlich relevante Verhaltensabsicht treffen (Taylor 1999): Eine Person wird um so eher beabsichtigen (*Intention*), sich gesund zu verhalten, je eher sie befürchtet, dass eine ernsthafte Erkrankung (*Ernsthaftigkeit*) sie selbst betreffen könnte (*Verletzlichkeit*) und sie ein Verhalten (Nichtrauchen, körperliche Aktivität) kennt, von dem sie annimmt, dass sie dieses ausführen kann (*Selbstwirksamkeit*), um damit die Gefahr der Erkrankung abzuwenden (*Konsequenzerwartungen*).

9.2.1 Intentionales Verhalten

Intentionales Verhalten ist auf die Realisierung von Zielen gerichtet (zum Beispiel: die Ausdauer verbessern). Es ist geplant (zum Beispiel: von Woche zu Woche das Ausmaß der körperlichen Aktivität erhöhen) und nicht durch externe Reize determiniert (zum Beispiel: das zufällig im Weg stehende Fahrrad nutzen). Zukünftige Bedürfnisse werden in der Vorstellung vorweg genommen (zum Beispiel: eine kardiale Krise gar nicht entstehen lassen) statt auf aktuelle Bedürfnisse spontan zu reagieren. Während sich die Motivations- und Volitionspsychologie mit den Prozessen befasst hat, die intentionales Verhalten begleiten (Konfiguration und Koordination sensorischer, kognitiver und motorischer Prozesse; Aufrechterhaltung von einmal gefassten Absichten; Unterdrückung automatisierter Reaktionen; Abschirmung gegenüber konkurrierenden Motivationstendenzen und schließlich die Vermeidung von Rigidität), gibt es in der Gesundheitspsychologie einige Modelle, die erklären, welche Klassen von Kognitionen eine Verhaltensintention wahrscheinlicher machen.

Ein theoretisch sparsames und gut bewährtes Modell stammt von Isaac Ajzen und Kollegen (Ajzen 1985): Die *Theorie des geplanten Verhaltens* (für einen Überblick siehe Schlicht 2002 b). Bevor Menschen sich in einer definierten Art und Weise verhalten – so die erste Modellannahme –, bilden sie eine Absicht. Sie planen damit bewusst, ein Verhaltensziel zu verfolgen. Ob es zu einer Absicht (Intention) kommt, hängt von den Einstellungen gegenüber dem Verhalten (E_V) ab. Einstellungen oder Attitüden sind die erwarteten Konsequenzen des eigenen Verhaltens (behavioral beliefs; b_i) und die darauf gerichteten positiven und negativen (e_i) emotionalen Bewertungen ($E_v = \sum b_i e_i$). Zweitens bedingen *normative Erwartungen* die Intention. Diese Erwartungen sind Überzeugungen, dass nahe stehende oder wichtige Personen im persönlichen Umfeld das infrage stehende Verhalten gerne sähen. Sie werden mit der Bereitschaft (m_j) verknüpft, diesen Erwartungen entsprechen zu wollen ($SN = \sum b_j m_j$). Schließlich drittens ist die *wahrgenommene Verhaltenskontrolle*, das Zutrauen in die eigenen Fähigkeiten und das Vorhandensein von Gelegenheiten, um das Verhalten realisieren zu können, für die Bildung einer Intention bedeutsam. Diese Erwartungen wiederum werden mit der Power (P_K) gewichtet, mit der sie das Verhalten behindern oder erleichtern ($wVK = \sum b_k P_k$). Formalisiert lässt sich der Zusammenhang der Variablen folgendermaßen darstellen:

$$\text{Verhalten} \approx \text{Intention} = (w_1 E_v + w_2 SN + w_3 wVK)$$

wobei:

$$(1)\ \text{Einstellung} = E_v = \sum b_i e_i$$

$$(2)\ \text{subjektive Norm} = SN = \sum b_j m_j$$

$$(3)\ \text{wahrgenommene Verhaltenskontrolle} = wVK = \sum b_k P_k$$

Vereinfacht und zur Illustration sind die Kernannahmen der Theorie auch noch einmal in der Abbildung 9.1 wiedergegeben.

Die *Theorie des geplanten Verhaltens* will nicht spezifisch Gesundheitsverhalten erklären, sondern das Verhalten im Allgemeinen. Sie lässt sich aber auch auf die Vorhersage von Gesundheitsverhalten anwenden, und sie wurde dort auch schon verschiedentlich angewendet. Die gemeinsame Varianz des Gesundheitsverhaltens und der Konstrukte der TPB beträgt dabei etwa 30 % (siehe zusammenfassend: Armitage & Conner 2001; Hagger, Chatzisarantis & Biddle 2002).

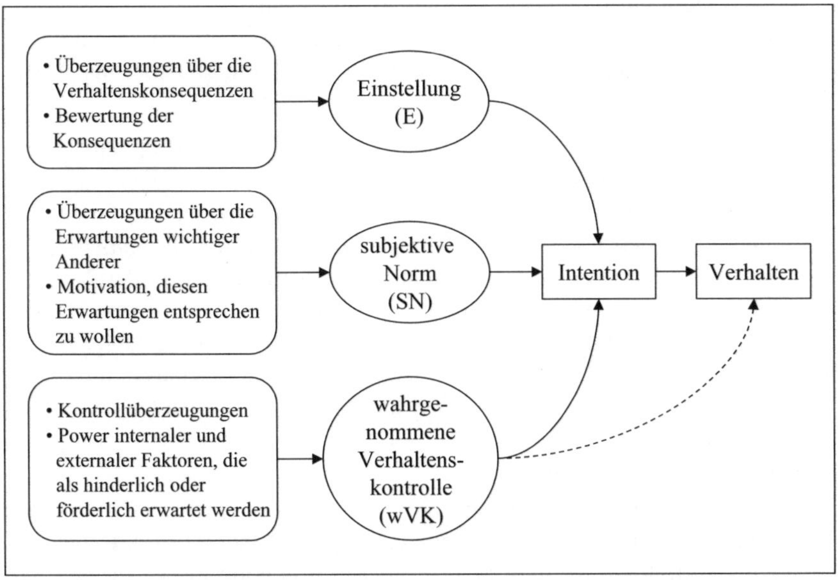

Abb. 9.1: Kernannahmen der Theorie des geplanten Verhaltens

9.2.2 Spezifische Gesundheitsverhaltensmodelle

Neben dieser allgemeinen Verhaltenstheorie sind in der Gesundheitspsychologie der vergangenen 30 Jahre eine ganze Reihe von theoretischen Modellen entstanden, in Teilen bewährt, wieder verworfen und erweitert worden. Diese Modelle geben wertvolle Hinweise auf jene Faktoren und deren Wechselbeziehungen, die darüber entscheiden, ob sich jemand gesundheitlich riskant oder gesundheitlich schützend verhalten wird. Leventhal, Prohaska und Hirschman (1985) haben sechs Faktorenbündel gelistet, die vermutlich Gesundheitsverhalten vorhersagen (siehe auch Ogden 2000). Wir haben diese Faktoren im Folgenden auf die körperliche Aktivität bezogen:

- *soziale Faktoren*, wie das Erlernen von sportlichen Bewegungen in der Kindheit und Jugend, die Verstärkung durch andere, das Nachahmen von sozialen Modellen und das Befolgen sozialer Normen;

- *genetische Faktoren*, wie zum Beispiel eine das Sport treiben begünstigende körperliche Verfassung, die einen dazu prädisponieren, ein mehr oder minder aktives Leben zu führen;
- *emotionale Faktoren*, wie die Angst vor einer Erkrankung, die einen motiviert, aktiv zu sein oder der Stress, die Anspannung und die Furcht, die einen daran hindern, aktiv zu werden;
- *wahrgenommene Symptome* einer Erkrankung, wie Schmerzen, Unwohlsein, Müdigkeit, Kurzatmigkeit, die einem signalisieren, dass man etwa durch ein moderates Ausdauertraining etwas ändern muss;
- *subjektive Überzeugungen*, dass sich der vorhandene Zustand durch Aktivität ändern wird, und dass man ihn ändern kann,
- *Überzeugungen von Gesundheitsexperten*, die Aktivität als gesundheitlich relevantes Verhalten empfehlen oder gar (zum Beispiel als Ärzte) verordnen.

Diese Faktoren sind mehr oder minder vollständig in Gesundheitsverhaltenstheorien eingeflossen. In *Erwartungs-mal-Wert-Modellen*, die zur Gruppe der *rational choice Ansätze* zählen und die heute die Forschung dominieren, werden vor allem die Überzeugungen betont. In *Selbstregulationstheorien* induzieren Abweichungen von einem Standard oder Normalzustand, der als angenehm empfunden wird, eine Spannung, die auf Reduktion drängt. In *Anreiztheorien* sind in Aussicht gestellte Belohnungen motivierend und *emotionstheoretische Konzepte* unterstellen generell, dass Individuen bestrebt sind, eine positive Wohlbefindensbilanz zu erzeugen.

Selbstregulationstheorien

Theorien der *Selbstregulation* gibt es viele und die meisten thematisieren Verhalten in einem allgemeinen Sinne (Carver & Scheier 1981). In der Gesundheitspsychologie nehmen Selbstregulationsmodelle ihren Ausgang bei einer Diskrepanz zwischen einem angestrebten neutralen oder positiven Zustand und einem wahrgenommenen negativen Zustand. Diese Diskrepanz erzeugt eine Spannung, die als unangenehm erlebt wird und die auf Beseitigung drängt.

Auch Leventhal (1970) nimmt in seinem Modell der parallelen Prozesse („*Parallel Process Model*; PPM) an, dass Menschen einen Normal-Zustand bevorzugen. Nehmen sie Symptome an sich wahr, die auf eine Krankheit hindeuten oder werden sie etwa durch medizinische Befunde auf einen, von der Norm abweichenden Zustand aufmerksam gemacht, dann wird das als ein Problem identifiziert. Ein Problem, zumal wenn es mit Krankheit assoziiert wird, erzeugt Angst und veranlasst die Person, Bewältigungsbemühungen zu unternehmen. Diese Bemühungen richten sich einerseits darauf, Handlungspläne zu erarbeiten, die dazu dienen, des bedrohlichen Zustands Herr zu werden und sie sind andererseits darauf gerichtet, das unangenehme Gefühl der Furcht zu regulieren. Das Modell ist in der Abbildung 9.2 graphisch veranschaulicht.

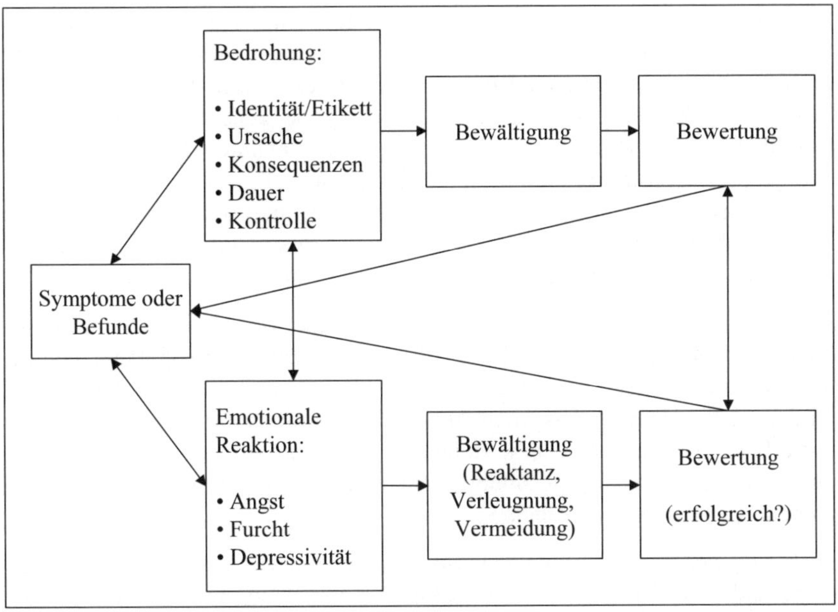

Abb. 9.2: Leventhals Parallel Process Model (PPM)

Bedrohung und Bewältigung werden im Modell von Leventhal noch genauer spezifiziert. Nehmen wir an, jemand verspürt Rückenschmerzen, dann könnte sich die Person sagen, das sei ein Hexenschuss, es sei ein Bandscheibenvorfall oder es äußere sich eine harmlose muskuläre Verspannung (*Etikett oder Identität*). Die *Ursache* dafür kann sie in einem ernsthaften pathologischen Prozess (zum Beispiel: Tumor) vermuten oder auf eine ungeschickte Bewegung beim Heben eines schweren Gegenstandes zurückführen. Je nach Etikett und Ursache wird sie vermuten, dass die Symptomatik nur kurzfristig anhält, oder aber dass sie von Dauer sein wird (*Dauer*), dass sie zu ernsthaften Beeinträchtigungen bis hin zu Behinderung oder Tod (*Konsequenzen*) führen könnte, und sie wird sich sagen, dass die durch die Symptomatik indizierte Erkrankung mit guter oder schlechter Prognose behandelbar sei (*Kontrolle*).

Die Antwort darauf ist ein Bewältigungshandeln, das erneut sehr unterschiedlich aussehen kann: Arztbesuch zur weiteren Abklärung, Einwilligung in eine Therapie, Mobilisationstraining, Krafttraining zur Stärkung der Rückenmuskulatur und anderes. Leventhal, Brisette und Leventhal (2003) haben auch die Bewältigungsantworten prinzipiell unterteilt. *Bewahrung* (Conservation) nennen sie eine, vor allem von älteren Personen bevorzugte, Strategie, die ärztliche Unterstützung sucht, um den altersbedingten Verlust der Funktionstüchtigkeit und das Risiko von Erkrankungen bereits im Keim zu ersticken. *Vitalität durch Gebrauch* (Vigor through use) ist dagegen eine Strategie, bei der die Funktionstüchtigkeit des Organismus durch eigenes

Handeln erprobt und gegebenenfalls verändert wird. Das ist etwa der Fall, wenn jemand ein Krafttraining in der Erwartung beginnt, dadurch seine immer wieder auftretenden Rückenbeschwerden langfristig zu beseitigen. Mit diesen Selbstregulationsstrategien wird eine generelle Typik in dem Bemühen um die Befriedigung psychologisch relevanter Bedürfnisse angesprochen. Wir kommen darauf später noch einmal zurück (siehe auch die Bemerkungen zur Positiven Psychologie weiter unten sowie in Kapitel 7.2): Die Bewahrung ist eher eine defensive bzw. vermeidende Strategie und Vitalität durch Gebrauch eher eine offensive bzw. annähernde Strategie.

Das Bedürfnis nach Schutz vor Schädigung und vor Verlust der körperlichen Unversehrtheit motiviert vor allem ältere Personen (65 Jahre und älter), Symptome als Zeichen einer ernsthaften Erkrankung zu deuten und bald ärztliche Hilfe in Anspruch zu nehmen, damit es nicht noch schlimmer wird. Sie verfolgen damit eine defensive Strategie, die dann Probleme machen könnte, wenn die gesundheitlichen Schwierigkeiten eine Anpassung an neue Lebensweisen verlangen.

Durch körperliche Aktivität und Sport seine Funktionstüchtigkeit zu steigern, und so das Bedürfnis nach Kontrolle und Autonomie zu befriedigen, ist offensiver und mag sich bei den allermeisten Symptomen auch als effektiv erweisen.

Bewältigt werden muss neben der Gesundheitsbedrohung auch der unangenehme Zustand der Angst, der Furcht und der Depression. Dieser beeinflusst das Bedrohungserleben. Auch dazu stehen prinzipiell mehrere Bewältigungsarten zur Verfügung: *Verleugnung*, *Vermeidung* und *Reaktanz* (siehe dazu Wiebe & Korbel 2003; Witte 1994). In aller Regel ist Verleugnung eine erste Reaktion in Konfrontation mit einem bedrohlichen Ereignis: „Es ist nicht so schlimm" oder „Das geht vorbei". Das Risiko wird heruntergespielt, verniedlicht, es werden Abwärtsvergleiche angestellt („Andere haben schlimmere Schmerzen.") oder Informationen selektiv aufgesucht oder invalidiert. So könnte jemand die Botschaft anzweifeln, Inaktivität führe zu einem erhöhten kardialen Erkrankungsrisiko („Meine Tante hat nie Sport getrieben und ist 90 Jahre alt geworden"). Verleugnung ist eine durchaus adaptive Strategie. Sie verhindert, dass die Angst überhand nimmt und rationales Handeln behindert.

Vermeidung dagegen ist weniger adaptiv. Sie äußert sich in unserem Rückenschmerz-Beispiel darin, dass jemand den Arztbesuch trotz anhaltender Schmerzen in der Sorge hinausschiebt, dort würde etwas tatsächlich ernsthaftes, gar Lebensbedrohendes diagnostiziert. Weinstein (1984) hat defensive Strategien als *optimistischen Fehlschluss* bezeichnet, der umso wahrscheinlicher wird, als die Person

(1) bisher keine Erfahrungen mit dem Gesundheitsproblem gemacht hat,
(2) davon überzeugt ist, dass es eine individuelle Vorsorgemaßnahme gibt,

(3) dass das, was bis jetzt nicht eingetreten ist, auch in Zukunft nicht eintreten wird und
(4) davon überzeugt ist, dass das Problem nur selten auftritt.

Kampagnen, körperlich aktiver zu werden, scheitern möglicherweise an diesem unrealistischen Optimismus, weil die angesprochenen Personen das riskante Verhalten leugnen („Ich bin nicht körperlich aktiv, aber das ist auch nicht wichtig.“) und stattdessen vorrangig betonen, was sie an gesundem Verhalten praktizieren („Aber entscheidend ist doch, dass ich nicht rauche und mich gesund ernähre“).

Reaktanz ist eine weitere Strategie, um mit aversiven Informationen umzugehen. Sie bedeutet die Zurückweisung der Information etwa in der Form: „Die wollen mich nur manipulieren, ich ignoriere sie einfach“.

Vielleicht hülfe es ja, den Verleugnern, den Vermeidern und den Reaktanten Angst einzujagen. Wären sie dann eher bereit ihr gesundheitlich riskantes Verhalten zu ändern?

Witte (1992) erweitert das Modell von Leventhal in diesem Sinne und definiert die Furcht als das eigentlich auslösende Ereignis von Bewältigungsbemühungen. Wird ein Symptom nicht als ernsthaft erlebt und/oder fühlt sich eine Person nicht anfällig für eine Erkrankung, so wird sie auch keine Furcht verspüren und also auch keine Bewältigungsbemühungen unternehmen. Empirische Studien, die der *Furchtappell-Forschung* zugeordnet werden, zeigen, dass Angst tatsächlich ein mächtiges, zu gesundem Verhalten motivierendes Gefühl ist.

In einer Meta-Analyse haben Witte und Allen (2000) die vorliegenden Untersuchungen gesichtet und integriert. Das Verhalten und die Furchtinduktionen korrelieren zu $r = .158$, die Absicht mit der induzierten Furcht zu $r = .126$ und die Einstellung mit der induzierten Furcht zu $r = .147$. Zunächst scheint es also, als läge kein überzeugender Einfluss von Furchtappellen auf das Verhalten oder den bereits benannten Vorläufern eines intentionalen Verhaltens vor. Nimmt man aber weitere Variablen vergleichend hinzu (und betrachtet etwa, wie die auf der Seite 99 mit Bezug auf Shelley Taylor genannten Verhaltensdeterminanten die Endpunkte beeinflussen oder durch Furcht beeinflusst werden), dann ergibt sich ein anderer Eindruck (siehe Tab. 9.2).

Die Effekte sind mit Bezug auf die Einstellungen, die Absichten und das Verhalten allesamt positiv, aber eher niedrig. Die Furcht nimmt da keine Sonderstellung ein, sie ist aber offenbar auch nicht zu vernachlässigen. Die Induktion von Furcht wiederum hat eine starke Wirkung auf die Verhaltensdeterminanten (Ernsthaftigkeit etc.), die in ihrem Zusammenspiel zu gesundem Verhalten motivieren.

Tab. 9.2: Effekte der Furchtinduktion und des Furchterlebens auf Verhaltensdeterminanten, auf Verhaltensvorläufer und das Verhalten (vgl. Witte & Allen 2000)

	Furcht	Ernst-haftigkeit	Verletz-lichkeit	Konse-quenz-erwartung	Selbst-wirksam-keit
Furchtinduktion	.297	.493	.301	.358	.361
Einstellung	.147	.149	.119	.139	.116
Absicht	.126	.142	.171	.166	.173
Verhalten	.158	.132	.138	.129	.126

Witte und Allen (2000, S. 606) kommen anschließend an ihre Analyse zu einem Fazit für die Praxis der Prävention und Gesundheitsförderung:

> In sum, practitioners should always ensure that a high-threat fear appeal is accompanied by an equally high-efficacy (or greater) message.

„Erwartungs-mal-Wert" Modelle

Das Zusammenspiel der Determinanten, das in den genannten Modellen angedeutet wird und die herausragende Bedeutung der Selbstwirksamkeit, die bei Witte und Allen (2000) betont wird, werden in Modellen spezifiziert, die in der Gesundheitspsychologie auch als *motivationale* oder als *Kontinuum-Modelle* firmieren.

Anders als Leventhals Modell gehören sie zur Klasse der *Rational-Choice* oder der *Erwartungs-mal-Wert-Modelle.* Die Motivierung zum gesundheitsschützenden Verhalten resultiert in diesen Modellen aus einer rationalen Abwägung der notwendigerweise zu investierenden Kosten und des letztlich eintretenden Nutzens. Überwiegt der antizipierte Nutzen von körperlicher Aktivität die antizipierten Kosten wie Zeitinvestitionen, mögliche Verletzungen usw., dann ist die Person motiviert, sich körperlich zu betätigen.

Dass rationale Abwägungen immer nur einen Teil unserer Entscheidungen veranlassen, und dass ganz im Gegenteil ein Großteil unserer Entscheidungen „aus dem Bauch heraus", also nach Gefühl getroffen werden, das haben die Arbeiten der Arbeitsgruppe um Daniel Kahneman (u.a. Kahneman & Tversky 1982) nachdrücklich belegt. Gefühlsmäßige Entscheidungen greifen umso mehr, als Entscheidungen unter Unsicherheitsbedingungen getroffen werden müssen. Genau das liegt bei Entscheidungen für oder gegen ein gesundheitlich riskantes vs. schützendes Verhalten vor: Es besteht Unsicherheit, ob man denn überhaupt von einer ernsthaften Erkrankung bedroht ist, ob einen denn das ins Auge gefasste Verhalten dagegen schützen kann oder ob man in der Lage sein wird, das Verhalten richtig und lange genug zu zeigen, um nur einige Aspekte zu nennen. Die folgenden Modelle lösen die Unsicherheit durch rationales Kalkül auf.

Das *Modell gesundheitlicher Überzeugungen* (Health Belief Modell; HBM) von Becker (1974) und die *Theorie der Schutzmotivation* (Protection-Motivation Theory; PMT) von Rogers (1975) sind Klassiker dieser Modellklasse. Sie gehen davon aus, dass Furchtappelle kognitive Zwischenprozesse auslösen, die dann darüber entscheiden, ob ein schützendes Verhalten einem riskanten Verhalten vorgezogen wird.

Das HBM kommt ohne explizierte Benennung von Furchtappellen aus. Es nennt in seiner ursprünglichen Fassung fünf Überzeugungen als Verhaltensdeterminanten:

- *Verletzlichkeit*: „Mein Risiko einen Herzinfarkt zu erleiden, ist aufgrund meiner Familiengeschichte hoch."
- *Ernsthaftigkeit*: „Ein Herzinfarkt ist eine ernsthafte Erkrankung."
- *Kosten* für das neue Verhalten: „Wenn ich aktiv werde, dann verliere ich Zeit für andere Dinge."
- *Nutzen*: „Aktiv sein, wird mein Risiko senken und mich vitaler machen."
- *Hinweisreize*: „Ich habe gelesen, dass 55-Jährige besonders gefährdet sind und ich verspüre manchmal eine Enge in der Brust."

Widersprüchliche, zustimmende wie auch ablehnende empirische Befunde sind mit diesem Modell verbunden. Mit jeder Kritik, die am HBM geäußert wurde, haben die Autoren das Modell sukzessive um weitere Einflussgrößen erweitert: Demographische und sozialpsychologische Variablen, Gesundheitsmotivation, wahrgenommene Verhaltenskontrolle.

In der PMT von Rogers und Kollegen wirkt die induzierte Furcht, in dem sie die *Ernsthaftigkeits-Einschätzung* erhöht. Entscheidend für die Verhaltensvorhersage ist die vierfache Interaktion der bereits genannten Überzeugungen: *Ernsthaftigkeit* × *Verletzlichkeit* × *Konsequenzerwartung* × *Selbstwirksamkeitserwartung*. Studien zum PMT zeigen allerdings, dass die Überzeugungen nicht vierfach, sondern in aller Regel nur zweifach interagieren. Kombiniert man Ernsthaftigkeit und Verletzlichkeit zu einer Bedrohung und kombiniert man die beiden Wirksamkeiten (Konsequenz- und Selbstwirksamkeitserwartung), dann sagt das Modell tatsächlich Einstellungsänderungen, Intentionen und Verhalten valide vorher, wenngleich mit geringer Wahrscheinlichkeit.

Die Hauptkritiken an diesen beiden Klassikern der Gesundheitsverhaltensmodelle entzünden sich (neben der fehlenden Spezifikation von Gefühlen als einer wesentlichen Verhaltensdeterminante; siehe Abschnitt Emotionstheorien) an der fehlenden Spezifikation der Kausalbeziehungen zwischen den kognitiven Konstrukten und dem Ignorieren von zeitlichen Dynamiken im Verhaltensstrom.

Diese Probleme lösen neuere Modelle wie etwa der *Sozial-kognitive Prozessansatz gesundheitlichen Handelns* (*H*ealth *A*ction *P*rocess *A*pproach: HAPA) von Schwarzer (1992, 2002) besser, und sie ermöglichen damit eine genauere Verhaltensvorhersage. Beim HAPA handelt es sich streng genommen um ein „Hybrid-Modell“, weil es neben kontinuierlichen psychischen Determinanten auch zwei Stadien der Gesundheitsverhaltensänderung (auf Stadienmodelle wird weiter unten noch differenziert eingegangen) berücksichtigt.

Zunächst einmal bedenkt das HAPA-Modell die Unterscheidung zwischen motivationalen und volitionalen Prozessen. Motivationale Prozesse dienen der Erklärung, weshalb Personen aus einem nicht-intentionalen Verhaltensstadium (Non-Intenders) in ein intentionales Verhaltensstadium (Intenders) wechseln und also die Absicht fassen, ihr Verhalten zu ändern. Etwa an Silvester den Vorsatz zu fassen, sich im kommenden Jahr aktiver zu verhalten, sich einem Sportverein anzuschließen oder eine Mitgliedschaft in einem Fitness-Studio zu erwerben, zeigt zwar die selbstkritische Beurteilung des bisherigen Verhaltens, und es indiziert die Änderungsbereitschaft. Gleichwohl müssen noch eine ganze Reihe von Hürden genommen werden, bis es zum eigentlichen Verhalten kommt. Zunächst muss der Graben zwischen Intention und Verhalten überwunden werden (*intention-behavior-gap*). Als kritisch werden für diesen Übergang volitionale Prozesse angenommen. Sie thematisieren den regulatorischen Aufwand bzw. die Willensstärke, die geleistet werden muss, um ein Verhalten dann durchzuführen und aufrecht zu erhalten. Volitionale Prozesse dominieren also, wenn Personen aus dem intentionalen in das aktionale Verhaltensstadium übertreten. Das angestrebte Zielverhalten beginnt zumeist noch mit ersten zaghaften Versuchen und soll schließlich zu einer dauerhaften, kaum mehr störbaren Gewohnheit werden.

Im HAPA sind die kognitiven Prozesse, die in den – so angedeuteten – Abschnitten wirken, konzeptualisiert (siehe Abb. 9.3).

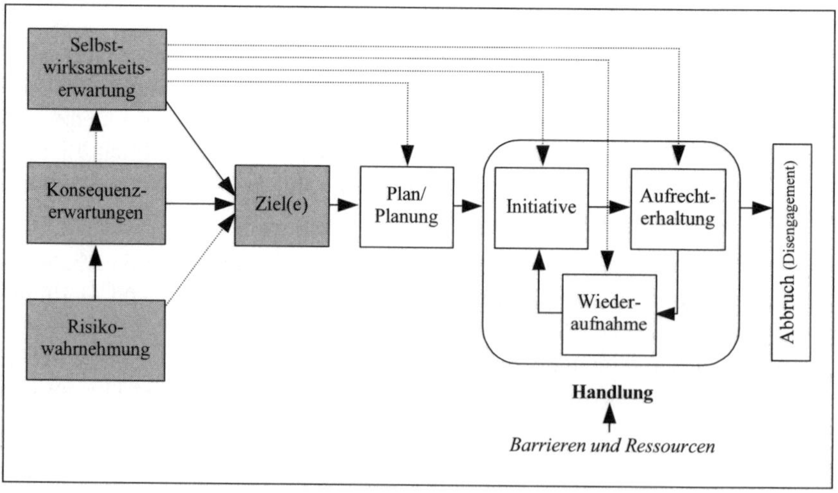

Abb. 9.3: HAPA-Modell (Schwarzer 2004, S. 91; motivationale Aspekte sind grau unterlegt, volitionale weiß).

Das HAPA-Modell ist verschiedentlich – auch im Kontext des körperlichen Verhaltens – überprüft worden und hat sich dort bewährt (Sniehotta & Schwarzer 2004).

Zunächst einmal finden sich im HAPA wieder die bereits bekannten und bewährten motivationalen Determinanten des Verhaltens: *Bedrohung bzw. Risikowahrnehmung*, *Konsequenzerwartungen* und *Selbstwirksamkeitsüberzeugungen*. Bei hoher Ausprägung führen sie zu einem *Handlungsziel* (entspricht der Intention*)*, für das *Pläne* geschmiedet werden.

In der Volitionsphase wird im HAPA explizit darauf hingewiesen, dass Verhalten nach anfänglicher Realisierung auch wieder scheitern kann, dass Menschen also „rückfällig" werden oder sich Fehltritte leisten und dann erneut die Initiative ergreifen müssen, um aktiv zu werden.

Für die sportlich-körperliche Aktivität ist das ein gut dokumentiertes Phänomen. Wobei in empirischen Untersuchungen zum Thema eigentlich immer die Ausstiege aus der Aktivität und so gut wie nie eventuelle Wiedereinstiege thematisiert worden sind. Etwa sechs Monate nach Aufnahme eines Sportprogramms sind meist nur noch etwa 60 % der neuen Aktiven auch weiterhin aktiv (Dishman et al. 2004). Anschaulich wird die Drop-Out-Rate in einem Feldexperiment von Alfermann, Stoll, Wagner und Wagner-Stoll (1995). Das Programm war an der Steigerung der Fitness orientiert, wendete sich an Universitätsangehörige, startete im April und endete im Oktober. Von Monat zu Monat beobachten die Autoren einen ansteigenden Verlauf des Ausstiegs aus dem Sportprogramm (siehe Abb. 9.4).

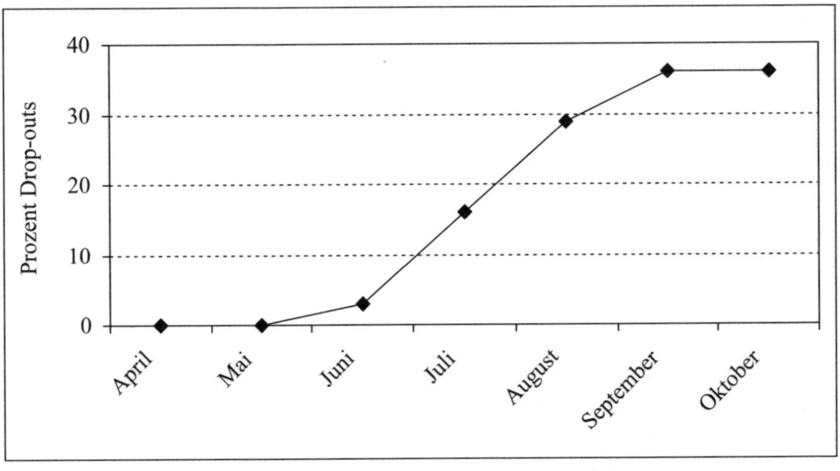

Abb. 9.4: Drop-out-Raten in einem Fitness orientierten Sportprogramm (Alfermann et al., 1995, zitiert nach Wagner, 2000).

Im deutschsprachigen Raum hat vor allem Petra Wagner die Ursachen und Bedingungen ergründet, die zu einem Abbruch der Aktivität führen (Wagner 2000). Neben den bereits genannten Überzeugungen (Selbstwirksamkeit und Konsequenzerwartungen) und der sozialen Unterstützung (Andere begleiten einen zum Sport) sind vor allem auch soziale (Übungsleiter, Gruppenkohäsion) und programmbezogene (Zufriedenheit mit den Inhalten) Faktoren ausschlaggebend für die Aufrechterhaltung der einmal begonnenen Aktivität.

Polivy und Herman (2002) haben die Gründe benannt, die Menschen daran scheitern lassen, ihr Verhalten dauerhaft zu ändern. Sie spezifizieren vier, bei denen es sich allesamt um unrealistische Erwartungen handelt:

(1) Das Ausmaß der angestrebten Konsequenzen wird ebenso überschätzt (ein junger Mann kann überzeugt sein, durch Aktivität einen Waschbrettbauch zu erhalten), wie
(2) die Schnelligkeit, mit der diese Konsequenzen sich einstellen (das soll möglichst innerhalb eines viertel Jahres passieren),
(3) die vermeintliche Leichtigkeit, das Verhalten durchzuhalten (und gar nicht anstrengen) und
(4) die Wirkungen auf die Lebensumstände (und alle Mädchen werden ihn am Strand bewundern).

Wenn man schon aktiv wird und Kraft und Ausdauer investiert, dann – so der Wunsch – soll sich also auch bald etwas Nachweisbares ändern: Die Leistungsfähigkeit soll steigen, das Aussehen sich verbessern und am liebsten wird man insgesamt attraktiver und begehrenswerter. So einfach allerdings ist es in der Realität nicht. Veränderungen der Leistungsfähigkeit lassen wochenlang auf sich warten, sie fallen meist geringer aus, als angenommen und die erwarteten Änderungen der gesamten Lebenszufriedenheit sind unrealistisch hoch.

Unrealistisch ist auch die Annahme, dass man eben mal – quasi nebenbei – in der Lage sei, sein Verhalten grundlegend zu ändern. Tatsächlich sind Gewohnheiten viel schwerer zu ändern, als man zu Beginn bereit ist, sich einzugestehen. Alte Verstärkungsmuster müssen gebrochen und Strategien entwickelt werden, die einen vor dem Rückfall in die Inaktivität bewahren.

Rückfälle wurden in der psychologischen Literatur in erster Linie bei Suchtverhalten thematisiert und theoretisch reflektiert. Hier ist vor allem die Arbeitsgruppe um Alan Marlatt zu nennen (u.a. Witkiewitz & Marlatt 2004). Bei einem Rückfall – der wie oben gezeigt, wenn es um die Aufnahme eines sportiven Lebensstils geht, sehr wahrscheinlich ist – wirken zum Einen *inter*personale (zum Beispiel: sozialer Rückhalt) und zum Anderen auch *intra*personale Determinanten (Selbstwirksamkeits- und Konsequenzerwartungen, das Verlangen nach der Droge, Änderungsdruck, Bewältigungsstile sowie negative emotionale Zustände).

Für alle die genannten Variablen zitieren Witkiewitz und Marlatt (2004) eine Fülle von Belegen und sie konzipieren auf dieser Grundlage ein *dyna-*

misches Modell des Rückfalls. In der Abbildung 9.5 haben wir das Modell auf das Aktivitätsverhalten und den Rückfall in die Inaktivität bezogen und dabei etwas modifiziert.

Die beiden gepunktet und gestrichelt begrenzten Kreise stehen für *tonische* und *phasische Prozesse* eines Rückfalls. Angesichts einer unerwarteten oder antizipierten Aktivitätsbarriere (das kann ein plötzlich auftretendes Gewitter sein, eine Freundin, die überraschend zu Besuch kommt oder eine Verletzung, die man sich beim Sporttreiben zugezogen hat) wirken die phasischen Prozesse. Sie werden von den tonischen beeinflusst. Ist jemand seit langen Jahren inaktiv, verfügt jemand nur über gering ausgeprägte Fähigkeiten zur Selbstregulation und befindet sich jemand in einem Gefühlszustand, in dem Aktivität keine intrinsischen Anreize bietet, dann ist die Wahrscheinlichkeit groß, dass es zu einem Ausstieg aus dem Aktivitätsverhalten kommt. Die tonischen Prozesse indizieren eine Art „chronischer Anfälligkeit" gegenüber Rückfällen. Die familiale Bewegungssozialisation, die Erfahrungen mit dem Sportunterricht, die fehlende Unterstützung (SR; sozialer Rückhalt) oder milieu- und gruppentypische Mentalitäten und ungünstige Überzeugungen, alles das sind keine günstigen Voraussetzungen um dauerhaft aktiv zu sein.

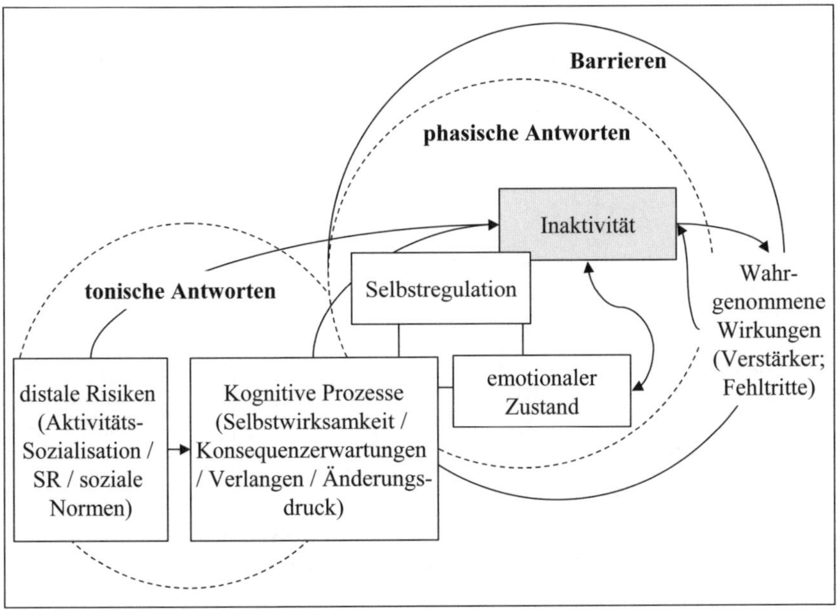

Abb. 9.5: Dynamische Modell des Rückfalls
(mod. nach Witkiewitz & Marlatt 2004).

Anreiztheorien

Verhalten ist in vielen Fällen darauf ausgerichtet, ein bestimmtes *Ziel* zu erreichen. Man will sich wohler und leistungsfähiger fühlen, will für den Strandurlaub einen attraktiven Körperbau oder nicht nach jedem Treppenabsatz völlig außer Atem pausieren müssen, bevor man den nächsten Absatz in Angriff nimmt. Bei genauerem Lesen des vorangegangenen Satzes fällt bereits auf, dass sich Ziele als *Annäherungs-* oder als *Meidensziele* formulieren lassen. Motivationspsychologisch macht das einen entscheidenden Unterschied. Generell – und für diesen Grundlagentext ein wenig vereinfachend – kann gesagt werden, dass Annäherungsziele eher geeignet sind, ein bestimmtes Verhalten zu motivieren und die Verhaltensanstrengungen zielkongruent aufrecht zu erhalten. Das hat zum einen mit den emotionalen Zuständen zu tun, die eine Zielverfolgung begleiten. Carver und Scheier (1998) machen das graphisch anschaulich. Wir haben deren Modell zur Affektregulation in der Abbildung 9.6 geringfügig modifiziert.

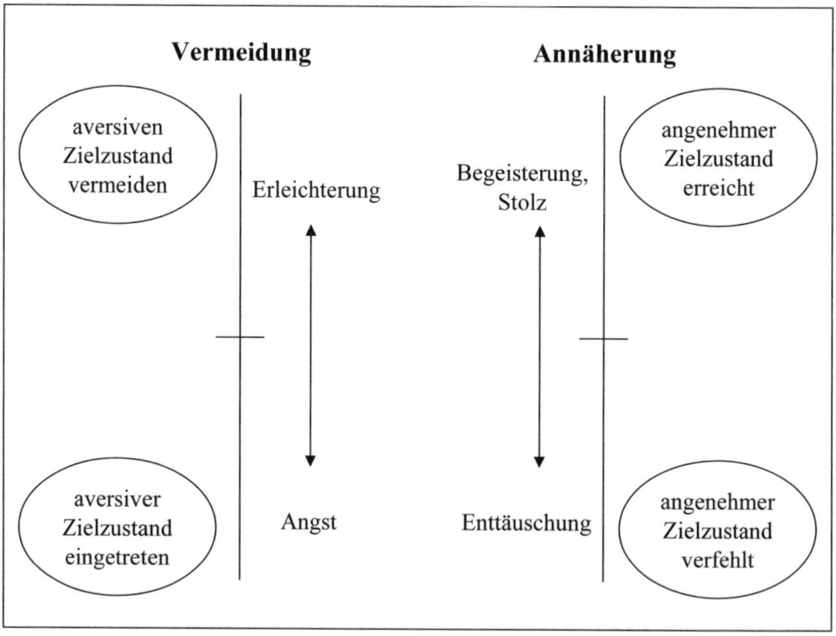

Abb. 9.6: Zwei Arten der Affektgenerierung und differente Affektresultate nach vermeidender und annähernder Zielverfolgung (mod. nach Carver & Scheier 1998).

Begeisterung und Stolz sind affektive Zustände, die man gerne erlebt und die man gerne auch wieder erreichen möchte. Wie wohl insgesamt gilt, dass Menschen darauf aus sind, mit ihrem Verhalten positive Gefühle zu erzeugen (Grawe 1998). Erleichterung ist dagegen ein Gefühl mit dem man sich zunächst einmal nur bewusst wird, dass ein antizipiertes negatives (aversives) Geschehen nicht eingetreten ist. Dieser Zielzustand verurteilt einen bereits in der Erwartung zu einer demütigen Haltung und zu einem eher passiven Hoffen, statt zu einem aktiven oder „anpackenden“ Verhalten. Angst und Enttäuschung sind gleichermaßen negativ besetzte Gefühle, die man vermeiden möchte. Angst allerdings ist aber von beiden Gefühlen das spannungsgeladenere und zugleich negativere.

Alle die genannten Ziel- oder Affektzustände tragen Anreizcharakter. Sie sind mit Reizen aus der Umgebung oder dem eigenen Organismus verbunden. Ihre gedankliche Vorwegnahme, ihre Antizipation motiviert zum Verhalten. Das vorgestellte zukünftige Ereignis, zum Beispiel eine anstrengende Bergtour meistern zu können, löst Vorfreude aus, und kann zu einer regelmäßigen Arbeit an Ausdauer- und Kraftmaschinen motivieren.

Annäherungsziele sind anders als Meidensziele auch mit anderen Erlebnisqualitäten verbunden. Annäherungsziele lassen einen auf Fortschritte achten, und sie sind von der Zuversicht getragen, das Ziel erreichen zu können. Vermeidungsziele lassen einen eher am Gelingen zweifeln, lenken die Aufmerksamkeit auf Verzögerungen und lassen Barrieren als Indizien des Scheiterns erscheinen (Puca & Langens 2002).

Neben der Annäherung und Vermeidung sind weitere psychologische Aspekte verhaltensrelevant:

Ziele, die mit dem eigenen Motivsystem kongruent sind, werden stärker verfolgt als inkongruente Ziele (*Selbstkonkordanz*, siehe Shelldon & Elliot 1999; Fuchs et al. 2005; Seelig & Fuchs 2006). Wenn eine Person insgesamt der Auffassung ist, sie sei für ihre Gesundheit selbstverantwortlich und es sei gar Teil ihrer Identität, sich gesundheitlich bewusst zu verhalten, sie sei ein gesundheitlich bewusster Mensch, dann wird sie auch eher ein Verhalten wählen, das ihrem „Identitätsziel“ entspricht. Dieser Gedanke ist bereits in einer Arbeit von Carver und Scheier (1981) angelegt, in der unterschiedliche Ziele entsprechend hierarchisiert wurden (Abb. 9.7). In den Identitätszielen könnte eine der Ursachen zu finden sein, weshalb zumindest eine Mehrheit körperlich-aktiver Personen auch andere gesundheitlich schützende Verhaltensweisen bevorzugt (siehe dazu auch Kapitel 5.4, Abb. 5.5 auf Seite 52).

Andere Beispiele von Zielhierarchien stammen von (Hacker 1978) aus der Arbeits- und Ingenieurpsychologie. Sie gehen dort auf die russische Tradition der *Tätigkeits- oder Handlungspsychologie* zurück.

Neben dem Konstrukt Annäherung vs. Vermeidung, neben der Hierarchisierung von Zielen, betrifft eine weitere – auch für das Gesundheitsverhalten – wichtige Differenzierung den *Grad der Selbstbestimmtheit*, mit der ein Ziel verfolgt wird. Hierzu haben vor allem Ryan und Deci (2000) eine anregende und die Forschung leitende Systematik vorgelegt.

Ein Verhalten, das lediglich praktiziert wird, um einer Bestrafung zu entgehen oder eine Belohung zu erhalten, ist am stärksten fremdbestimmt, es ist external kontrolliert. Das wäre etwa der Fall, wenn sich die Politik dazu entschiede, eine Strafsteuer für inaktives Verhalten zu erheben oder wenn Krankenkassen Leistungen verweigerten, weil sich eine erkrankte Person in der Vergangenheit gesundheitlich riskant verhalten hat. *External kontrolliert* ist ein Verhalten aber auch, wenn man eine in Aussicht gestellte Prämie anstrebt. Ein derart „erzwungenes" Verhalten wird nur solange aufrechterhalten, wie die Verstärker auch wirken.

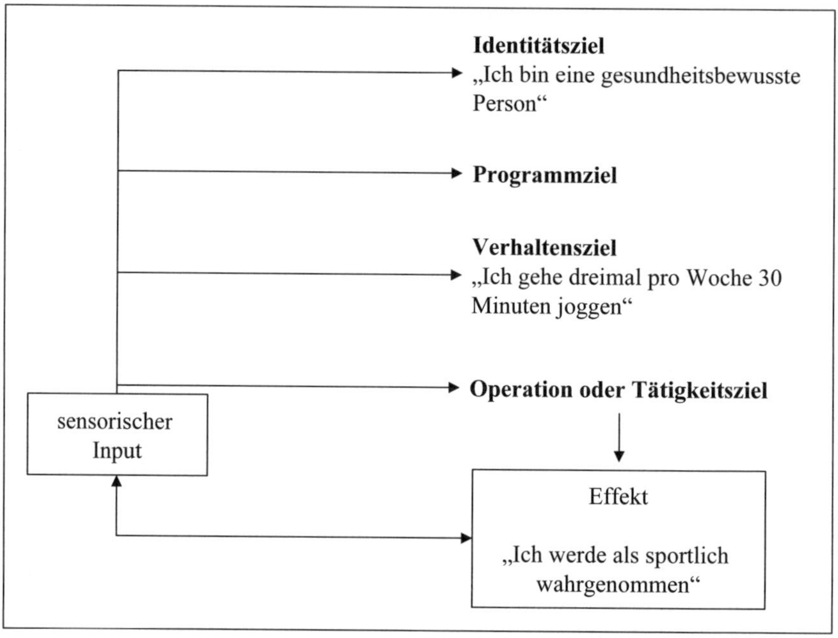

Abb. 9.7: Zielhierarchie am Beispiel Gesundheitsverhalten

Wenig selbstbestimmt ist aber auch ein Verhalten, mit dem man es Anderen recht machen möchte. Man wird aktiv, weil es der Ehepartner will und mit Verstimmung oder Trennung droht, wenn man sein Verhalten nicht ändert. Das motivierende Moment sind bei diesem *introjizierten Verhalten* Schuldgefühle oder Angst.

Will man mit seinem Verhalten dem eigenen Selbstbild entsprechen, dann nennen Ryan und Deci das eine *Identitätsregulation*. Verhält man sich kongruent zu seinen Prinzipien und Werten, die man bisher gelebt hat, dann handelt man selbstbestimmt und integrativ.

Wenn es einer Person gelingt, sportlich-körperlich aktiv zu sein, weil sie Spaß an der Bewegung empfindet, diese als herausfordernd und anregend erlebt, dann hätte sie der *Self-Determination Theory* (SDT) zufolge, den höchsten Gipfel der Selbstbestimmtheit erklommen. Sie ist und wird vieles – wenn nicht „alles“ – tun, um aktiv zu sein.

Die motivationspsychologische Literatur zeigt an vielen Studien, dass selbstbestimmte Ziele mit größerer Anstrengung und mehr Durchhaltevermögen verfolgt werden. Sie führen auch zu positivem Wohlbefinden. Sportliche Aktivität ist eine Tätigkeit, die in vielerlei Hinsicht das Potential in sich trägt, selbstbestimmt aufgesucht und um ihrer Selbst willen praktiziert zu werden (vgl. Schlicht 2006).

Emotionstheorien

Gefühle und Emotionen sind ganz offenbar wirkmächtige psychische Prozesse und Zustände, die einem Verhalten vorausgehen, die es begleiten und die auf es folgen. Dass Sport und körperliche Aktivität Spaß machen sollte, damit es längerfristig praktiziert wird, dürfte eine Binsenweisheit sein.

Im Gegensatz zu den kognitiven Variablen der bis hierher referierten Theorien fehlt es bis heute aber an einer Theorie oder einem Theorieentwurf, der die Gefühle und Emotionen als Prädiktoren des Gesundheitsverhaltens in den Vordergrund rückt. Allenfalls wurden Angst und Furcht als emotionale Variablen diskutiert, die das Verhalten bedingen, oder es wurde das psychische Wohlbefinden als Konsequenz und als Anreiz des Aktivitätsverhaltens benannt. Lantermann (2000) hat solche Ansätze in allgemeinerem Zusammenhang schon einmal als *„Kognition plus Emotion“-Konzeptionen* bezeichnet, weil in ihnen Emotionen keine eigenständige Rolle im Motivationsprozesse zugestanden wird, sondern diese lediglich in ihrer informativen Bedeutung für die kognitive Urteilslage berücksichtigt werden.

Wir haben für die Zeitschrift für Sportpsychologie ein Themenheft editiert, welches sich speziell mit der potenziellen Bedeutung von Emotionen im Gesundheitsverhalten auseinandersetzt (Brand & Schlicht 2007). Einen heuristischen Rahmen zur Rolle und Bedeutung von Emotionen präsentieren in diesem Themenheft Kleinert, Golenia und Lobinger (2007; siehe Abb. 9.8).

In der Emotionspsychologie gelten als Hauptfunktionen von Emotionen im Prozess der Verhaltensorganisation die *Aktivierung*, *Bewertung* und *Orientierung*. In Anlehnung an der handlungstheoretischen Entwurf von Nitsch (2000) argumentieren Kleinert et al. (2007), dass Emotionen den Fokus der Aufmerksamkeit verändern. Emotionale Prozesse regulieren demnach die Auswahl und Aktualisierung von Intentionen, indem sie das Individuum auf relevante Aspekte des situativen Kontexts orientieren.

Im Rahmen der Situationsbewertung hülfen Emotionen dann dabei einzuschätzen, inwieweit eine Situation geeignet ist, eine Verhaltensintention in die Tat umzusetzen. Mit Sokolowski (1993, S. 55) würden sie der Person als nicht bewusstseinspflichtige Prozesse signalisieren, „welche Umweltaspekte für anstehende Antriebsthematiken oder vorhandene Bedürfnisse bedeutsam sind". Insbesondere wenn „gegen" eine aktuelle Gefühlslage gehandelt werden muss (beispielsweise wenn man sich trotz Unlust zum Packen der Sporttasche aufraffen muss) bedarf es der Emotionskontrolle, die im Entwurf von Kleinert et al. (2007) als Aktivierung spezifischer Verhaltensprogramme (beispielsweise Kontrolle unlustvoller Begleitemotionen, die aus früheren Erfahrungen mit dem Verhalten herrühren) und als Aktivierung unspezifischer basisregulativer Systeme begriffen werden (wenn beispielsweise erst einmal eine verhaltenslähmende Müdigkeit abgestreift werden muss; vgl. Basisregulation nach Nitsch 2000).

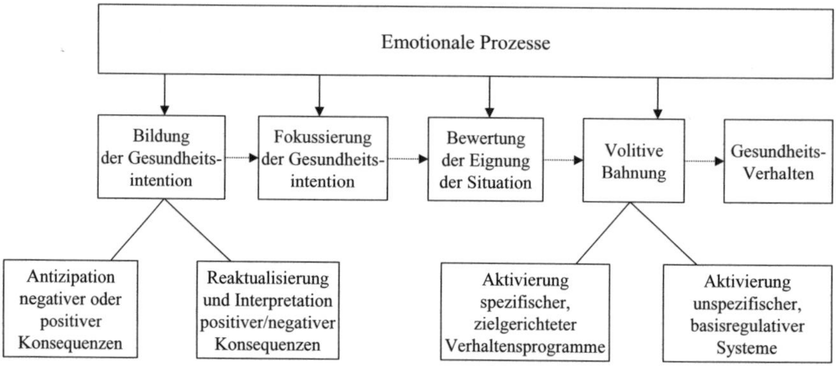

Abb. 9.8: Funktionen von Emotionen im Bereich der Planung, Realisierung und Realisierung von Gesundheitsverhalten (mod. nach Kleinert et al. 2007, S. 49).

Angesichts der derzeitigen Untersuchungslage wäre es allerdings noch verfrüht, über die Notwendigkeit oder die Kausalität der postulierten Prozesse zu spekulieren.

Denn insgesamt sind empirische Untersuchungen, die sich mit Emotionen und Gefühlen im Prozess der Verhaltensänderung oder Aufrechterhaltung neuen Verhaltens befassen, mit Bezug auf die Gesundheitsverhaltensänderung noch ausgesprochen selten.

In diesem Zusammenhang sei neben dem Hinweis auf die im erwähnten Themenheft publizierten Beiträge (Leonhardt, Keller, Becker, Luckmann, Baum, Donner-Banzhoff et al. 2007; Knisel, Ziegler, Lezinsky & Strang 2007; Mohiyeddini & Bauer 2007) hier eine eigene Untersuchung skizziert, die sich mit der Unterscheidung einer kognitiven von einer affektiven Einstellungskomponente auseinandersetzt (Brand 2006 a).

In der sozialpsychologischen Einstellungsforschung wird die Einstellung gegenüber einem Objekt oder einer Verhaltensweise mehrdimensional komponiert (vgl. Rosenberg & Hovland 1960). Die kognitive Einstellungskomponente umfasst spezifische Meinungen über ein Einstellungsobjekt oder eine Verhaltensweise (zum Beispiel: „Zum Sporttreiben bin ich zu alt“), wohingegen sich die *affektive Einstellungskomponente* auf deren emotionale oder gefühlsmäßige Bewertung bezieht (zum Beispiel: „Schon wenn ich an Sport denke, fühle ich mich unwohl“; siehe auch Kapitel 9.2.1: TPB). Solche affektiven Bewertungen entwickeln sich nicht selten gerade aus antizipierten Gefühlen oder Emotionen. Die Person muss sie also nicht unbedingt schon einmal selbst erlebt haben.

Die eigene Untersuchung diente dazu, anhand der Befragung von 196 Erwachsenen mittleren Alters herauszufinden, ob sich diese beiden Einstellungskomponenten faktorenanalytisch voneinander trennen lassen und ob sie regressionsanalytisch different zur statistischen Erklärung von Sportpartizipation beitragen.

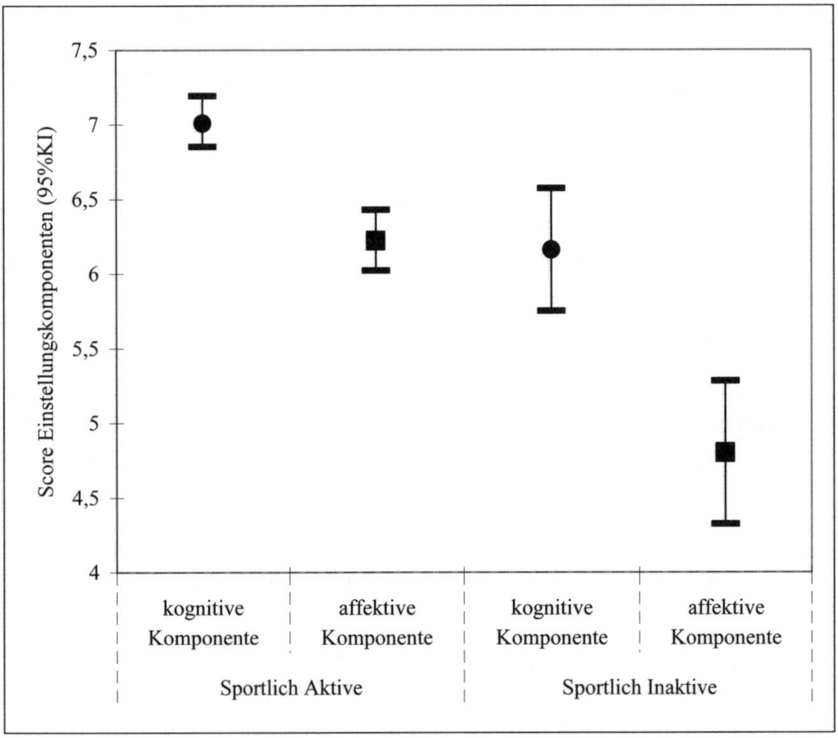

Abb. 9.9: Kognitive und affektive Einstellungskomponente bei sportlich Aktiven und sportlich Inaktiven (95 %-Konfidenzintervalle).

Tatsächlich unterscheiden sich sportlich-aktive von sportlich-inaktiven Personen in der Ausprägung beider Einstellungskomponenten. Auf einer Skala zwischen null und acht sind die Einstellungen sportlich aktiver Personen sowohl in der kognitiven Komponente ($M_{Aktive} = 7{,}01$; $M_{Inaktive} = 6{,}16$) als auch in der affektiven Komponente ($M_{Aktive} = 6{,}22$; $M_{Inaktive} = 4{,}80$) positiver ausgeprägt (in der Abbildung 9.9 ist dies mit Hilfe von 95 %-Konfidenzintervallen dargestellt, die vereinfacht ausgedrückt veranschaulichen, in welchem Wertebereich sich die „wahren“ Einstellungen in der Population hochwahrscheinlich bewegen). Außerdem zeigen logistische Regressionsanalysen, dass der Erklärungsbeitrag (Varianzaufklärung) der kognitiven Einstellungskomponente auf ein nicht mehr signifikantes Maß zurücksinkt, wenn die affektive Einstellungskomponente zur statistischen Modellvorhersage der sportlichen Aktivität hinzugezogen wird (Brand 2006 a).

Von Belang ist dieses Ergebnis zum Beispiel wenn Gesundheitsverhaltensänderungen mit Hilfe der Theorie des geplanten Verhaltens (TBP; siehe Abb. 9.1 in Kap. 9.2.1) modelliert werden sollen. Während die Einstellung als Verhaltensdeterminante von Sportpartizipation in bisherigen empirischen Untersuchungen meist als kognitive Überzeugung über Verhaltenskonsequenzen operationalisiert wurde (vgl. Armitage 2005), wäre angesichts der skizzierten Befunde zur affektiven Einstellungskomponente zu betonen, diese zukünftig als zusätzliches Maß der Verhaltens- bzw. Intentionsvorhersage zu berücksichtigen.

Aufmerksam machen, aber nicht vertiefen, wollen wir hinsichtlich der Rolle von Emotionen und Gefühlen eine Entwicklung in der wissenschaftlichen Psychologie, die seit knapp zehn Jahren wächst, und die den bisherigen Blick auf das Aktivitätsverhalten erweitern könnte: Die *Positive Psychologie* (vgl. Snyder & Lopez 2005; vgl. hierzu auch Kapitel 7.2.1). Diese Richtung der Psychologie fragt nach den Bedingungen der Möglichkeit, ein zufriedenes Leben zu führen, sich wohl zu fühlen und einen Zustand optimalen psychischen Funktionierens zu erlangen. Humor, positives Denken, Kompetenzerleben, Autonomie und weitere Konstrukte werden dort genannt und in ihrem Einfluss auf die Gesundheit analysiert. Uns erscheint es lohnend, diese Konstrukte auch in ihrer Assoziation mit dem Gesundheitsverhalten zu diskutieren. Wohlbefinden kann das Gesundheitsverhalten beeinflussen, genauso wie umgekehrt ein Gesundheitsverhalten wie körperliche Aktivität dazu beitragen kann, das Wohlbefinden positiv zu beeinflussen (siehe dazu auch Kapitel 6.3).

Einige Befunde sprechen dafür, dass sich Menschen, die sich optimistisch geben und die sich etwas zutrauen (Selbstwirksamkeit), die hoffnungsfroh in die Zukunft blicken und die von anderen geachtet und geliebt werden, auch eher dazu bereit sind, sich um ihren körperlichen Zustand zu kümmern, als pessimistische Menschen. Depressive Zustände etwa führen zu einer Beeinträchtigung und Verringerung normaler Aktivitäten, münden in Rückzug und Passivität (vgl. das *Activity Restriction Model of Depressed Affect* von Williamson 2000).

Möglicherweise ist körperliche Aktivität im mehrfachen Sinne eine ideale Strategie der Emotionsregulation. Aktivität tut nicht nur dem Körper gut, sondern auch der Seele (siehe auch van Raalte & Brewer 1996). Insgesamt

– aber das ist hier nur eine Spekulation – äußert sich darin auch emotionale Intelligenz (vgl. Grewal, Brackett & Salovey 2006).

Stadienmodelle

Die Änderung eines gesundheitlich riskanten Verhaltens geschieht selten von einem auf den nächsten Tag. Bevor eine inaktive Person aktiv wird, laufen eine ganze Reihe von psychischen Prozessen ab. Die Person beginnt darüber nach zu denken, ob es nicht besser für sie wäre, etwas aktiver zu sein, sie fragt sich, ob sie das denn überhaupt kann, sie entschließt sich, es zu tun, sie unternimmt erste Versuche, bricht es möglicherweise wieder ab und beginnt es später von Neuem, um sich nach Monaten und Jahren angewöhnt zu haben, mehrmals die Woche Sport zu treiben.

Die im vorangegangenen Abschnitt referierten Gesundheitsverhaltensmodelle bilden die zeitliche Dynamik, mit der sich das Verhalten ändert, aber nur unzureichend ab (eine Ausnahme ist das HAPA-Modell; siehe oben). Sie kombinieren die genannten unabhängigen Variablen (Konsequenzerwartungen, Selbstwirksamkeit, etc.) in einer manchmal expliziten, meist aber impliziten algebraischen Kombination (additiv oder mulitplikativ). Die Ausprägung der Variablen entscheidet dann darüber, wie wahrscheinlich eine Person ihr Verhalten ändern wird. Verhalten ändert sich aus dem Blickwinkel dieser Modelle kontinuierlich. Diese Modelle werden daher in der Literatur auch als Kontiunuum-Modelle geführt.

Eine Reihe von Autoren (Prochaska & DiClemente 1982; Weinstein 1988; u.a.) hat vorgeschlagen, Verhaltensänderung demgegenüber über (diskrete) Stadien zu erklären. Verhaltensstadien lassen sich als transiente „Zustände" begreifen, in welchen sich Personen auf ihrem Weg, beispielsweise aus einem körperlich inaktiven hin zu einem sportlich-aktiven Lebensstil befinden. Zentral für die Annahme von Stadien ist, dass diese sich qualitativ unterscheiden. In jedem Stadium lassen sich demnach andere Kombinationen von Variablen identifizieren (Gefühle, Gedanken und spezifische Verhaltensweisen), die das jeweilige Stadium markieren und die eine Vorhersage über den Wechsel in ein anderes Stadium erlauben.

Die beiden meistdiskutierten Stadienmodelle sind das *Precaution Adoption Process Modell* (PAPM) von Weinstein und das *Transtheoretische Modell der Verhaltensänderung* (TTM) von Prochaska und DiClemente. Sie wurden jeweils für eine breite Palette von Verhaltensweisen entwickelt und auch dort geprüft. Spezifisch für das Sportverhalten hat Fuchs (1997) noch das *Berliner Sportstadienmodell* (BSM) entworfen. Die drei Modelle unterscheiden im Rückgriff auf je spezifische Stadien zumindest eine prädezisionale von einer post-dezisionalen Phase (im weiter oben skizzierten HAPA-Modell würden die Non-Intender in die prädezisionale, also in die Phase vor der Entscheidung zur Verhaltensänderung, und die Intender sowie die Aktiven in die post-dezisionale Phase eingeordnet).

Die Benennung von Stadien (sie werden in Kapitel 9.2.3, Tabelle 9.7 einander gegenübergestellt) ist aber nur ein – und bei weitem nicht der entscheidende – Aspekt solcher Modelle. Wesentlicher ist die stadienspezifische Definition von Determinanten der Verhaltensänderung. Beide Aspekte wollen wir am Beispiel des *Transtheoretischen Modells* (TTM; Prochaska & DiClemente 1983) weiter ausführen.

Der Zustand der Änderungsbereitschaft lässt sich anhand des Algorithmus, mit dem eine Person in einem von fünf definierten TTM-Stadium lokalisiert wird, veranschaulichen (siehe Tab. 9.3).

Bei Befragungen wird dieser Algorithmus in dieser oder in einer ähnlichen Form Personen zur Beantwortung vorgelegt (vgl. Basler, Jäkle, Keller & Baum 1999; Marcus & Forsyth 2003). Dabei wird – je nach Forschungsfrage – die Aktivität näher spezifiziert. Im Kontext von Präventionsstudien wird zumeist gefragt, ob die Person mindestens 20 Minuten körperlich so aktiv ist, dass sie dabei ins Schwitzen kommt oder außer Atem gerät. Mit dieser weiten Formulierung sollen auch Lebensstilaktivitäten (zum Beispiel Gartenarbeit) erfasst werden. In der Rehabilitation wird gefragt, ob sich die Person regelmäßig für mindestens 30 Minuten an drei bis fünf Tagen in der Woche bewegt. Hier wird dann präzisiert, dass unter „bewegt“ die Teilnahme an einer Rehabilitationssportgruppe oder ein flotter Spaziergang oder Rad fahren verstanden wird (vgl. Kanning 2006).

Tab. 9.3: Algorithmus zur TTM-Stadieneinordnung

Kriterium zur Einordnung	TTM-Stadium
„Ich bin nicht aktiv und ich habe nicht vor, in den nächsten 6 Monaten damit zu beginnen.“	Prä-Kontemplation
„Ich bin nicht aktiv, aber ich habe vor, in den nächsten 6 Monaten damit zu beginnen.“	Kontemplation
„Ich bin nicht aktiv, aber ich habe vor, in den nächsten 30 Tagen damit zu beginnen.“	Vorbereitung
„Ich bin seit weniger als 6 Monaten aktiv.“	Handlung
„Ich bin seit mehr als sechs Monaten regelmäßig aktiv.“	Aufrechterhaltung

In einer Studie von Ronda, Van Assema und Brug (2001) mit 2.608 zufällig ausgewählten erwachsenen Personen aus den Niederlanden befinden sich 58 % der Befragten in einem *prä-aktionalen* Stadium (Prä-Kontemplation, Kontemplation oder Vorbereitung) und 42 % in einem *aktionalen* Stadium (*Handlung oder Aufrechterhaltung*). Ähnliche Verteilungen ergeben sich auch in einigen anderen Studien (European Union 1999; Martin 2002; Tab. 9.4). Sie alle zeigen, dass ein Großteil der europäischen Bevölkerung eher unzureichend aktiv ist, und dass rund ein Drittel der Menschen auch gar nicht daran denkt, diesen Zustand zu ändern.

Tab. 9.4: Verteilung TTM-Stadien zur sportlichen Aktivität in der Bevölkerung

	Europ. Union (EU, 1999)	Schweiz[a] (Martin, 2002)	Niederlande[a] (Ronda et al., 2001)
Prä-Kontemplation	27 %	42 %	30 %
Kontemplation	12 %	6 %	10 %
Vorbereitung	8 %	9 %	18 %
Handlung	5 %	15 %	10 %
Aufrechterhaltung	29 %	27 %	32 %
Körperbehinderung[b]	19 %	–[c]	–[c]

Anmerkung. [a] Kriterium: Mindestens an fünf, besser allen Tagen pro Woche 30 Minuten oder mehr körperlich aktiv, mit veränderter Atmung und Pulsschlag sowie leichtem Schwitzen. Die Einteilung erfolgte nach Pseudostadien, bei denen zunächst die tatsächliche körperliche Aktivität und davon unabhängig nach Veränderungsintentionen gefragt wurde. [b] Es liegt ein körperliches oder psychisches Handicap vor, das die aktive Teilnahme an sportlichen Aktivitäten verhindert. [c] In der Studie sind keine Angaben zur Kategorie Körperbehinderung enthalten.

Um mehr Menschen dazu zu bewegen, aktiv zu werden, schlägt das TTM maßgeschneiderte Interventionen vor (*tailored interventions*). In frühen Stadien (prä-aktional) – so die Annahme – dominieren Gedanken über den Nutzen und die Kosten des neuen Verhaltens, in späteren Stadien (postaktional) dann Gedanken, welche die Regulation des Verhaltens betreffen. Das TTM spricht hier von *kognitiv-affektiven* und *behavioralen Prozessen* (Processes of Change; POC). Diese Prozesse, in deutschsprachigen Veröffentlichungen werden sie manchmal auch als Strategien bezeichnet, sind in der Tabelle 9.5 gelistet und jeweils kurz erläutert.

Vermutlich aufgrund der kaum bestreitbaren inhaltlichen Plausibilität seiner Kernkonstrukte handelt es sich beim TTM um eines der weltweit populärsten Modelle zur Beschreibung von Gesundheitsverhaltensänderungen und zur Gestaltung von entsprechenden Interventionen. Gleichzeitig darf aber auch nicht verschwiegen werden, dass grundlagenwissenschaftlich motivierte Untersuchungen zur Modellbewährung gerade für den Bereich der körperlichen Aktivität zu einem recht heterogenen Ergebnisbild geführt haben. Das TTM ist deshalb bis heute Gegenstand von – zum Teil, wie es scheint, leidenschaftlich geführten – Kontroversen. Einen aktuellen Eindruck dazu vermittelt ein Beitrag von Adams und White (2005) mit dem Titel „Why don't stage-based activity promotion interventions work?" Die Autoren postulieren zusammengefasst, dass

(1) körperliche Aktivität ein zu komplexes, mehrdimensionales Verhalten sei, was es erschwere, nur eine einzige Änderungsbereitschaft so stark vereinfachend zu beschreiben
(2) außerdem die Validität der Algorithmen zur Stadieneinteilung angezweifelt werden müsse und
(3) das Modell externe und soziale Faktoren vernachlässige.

(4) Schließlich korrespondiere das Voranschreiten im Stadienmodell nicht mit dem gewünschten Verhaltensergebnis aktivitätsfördernder Interventionen und
(5) die Ergebnisse bisheriger Evaluationen könnten im Großen und Ganzen – insbesondere angesichts gravierender methodischer Schwächen in den meisten Untersuchungen – nur als unzureichend bezeichnet werden.

Tab. 9.5: TTM-Prozesse der Verhaltensänderung

Kognitiv-affektive Prozesse	Behaviorale Prozesse
Bewusstseinssteigerung Ursachen, Folgen und Lösungsansätze für das Problemverhalten werden wahrgenommen.	*Kontingenzmanagement* Erfolgreiche Veränderungen werden belohnt, Rückfälle bestraft.
Neubewertung der eigenen Person Das Selbstbild wird analysiert und im Lichte des Problemverhaltens neu bewertet.	*Hilfreiche Beziehungen* Nutzen von sozialen Beziehungen.
Neubewertung der Umwelt Das Problemverhalten wird in seinem Einfluss auf die wichtigen Anderen bewertet.	*Gegenkonditionierung* Das neue Verhalten tritt auch in kritischen Situationen an die Stelle des Problemverhaltens.
Emotionale Erleichterung Das Problemverhalten wird mit negativen Gefühlen assoziiert, um eine Abkehr vom Problemverhalten als emotional erleichternd erleben zu können.	*Selbstbefreiung* Die Verpflichtung zu handeln, wird erhöht.
Soziale Befreiung Die Umgebung wird auf Alternativen zum Problemverhalten abgesucht.	*Reizkontrolle* Ablenkende und das Problemverhalten auslösende Reize werden ausgeblendet oder vermieden.

Tatsächlich ist eine Vielzahl der vorliegenden Untersuchungen gerade zum zentralen Konstrukt der Prozesse der Verhaltensänderung (POC) schwer interpretierbar. So lässt sich zum Beispiel die stadienspezifische Bedeutung der beiden Prozessklassen (kognitiv-affektive Prozesse in den prä-aktionalen und behaviorale in den aktionalen Phasen) nicht ohne weiteres auf unterschiedliche Gesundheitsverhaltensweisen übertragen. Bei der körperlich-sportlichen Aktivität zum Beispiel nehmen kognitiv-affektive und behaviorale POC vom ersten bis zum letzten Stadium zu (Rosen 2000; Marshall & Biddle 2001). Zwar werden behaviorale Prozesse in aktionalen Stadien stärker genutzt. Die Autoren finden aber, – entgegen der Vorhersagen des TTM – dass die behavioralen Veränderungsprozesse bereits vom Stadium der Sorglosigkeit zum Stadium der Absichtsbildung, sowie vom Stadium der Vorbereitung zum Stadium der Handlung zunehmen. Marshall und Biddle (2001) zweifeln die vorgeschlagene Kategorisierung kognitivaffektiver und behavioraler Prozesse für den Bereich der körperlichen Aktivität vehement an und sie verneinen gar die stadienspezifische Zuordnung.

Ein weiterer zentraler Kritikpunkt ist der, dass bisherige Ergebnisse (nicht nur aus dem Bereich körperlich-sportliche Aktivität) nahezu ausschließlich auf Analysen aus querschnittlichen Untersuchungsdesigns basieren. Damit lässt sich kaum klären, ob die POC *Antezedenz oder Konsequenz* von Stadienwechseln sind. Haben sie also einen Stadienwechsel zur Folge oder prägen sich gewisse Muster von Veränderungsprozessen in Folge des Stadienwechsels erst aus? Dieses zu beantworten, erfordert ein längsschnittlich angelegtes Untersuchungsdesign (vgl. Weinstein, Rothman & Sutton 1998). Die Ergebnisse aus solchen, eher seltenen Untersuchungen sind inkonsistent (beispielsweise Plotnikoff, Hotz, Birkett & Courneya 2001), was jedoch auch an in manchen Studien ungünstig gewählten Zeitabständen zwischen den wiederholten Befragungen liegen könnte.

Eine aktuelle, gerade daraufhin optimierte Studie, in der 94 Herzerkrankte im ersten halben Jahr nach ihrer Entlassung aus der Anschlussheilbehandlung im Vier-Wochen-Rhythmus zu fünf Messzeitpunkten befragt wurden, erbringt größtenteils modellkonforme Ergebnisse (Kanning 2006): Strukturgleichungsanalysen (im cross lagged panel design) legen den Schluss nahe, dass zumindest einige POC Stadienwechseln tatsächlich vorausgehen, und dass behaviorale Prozesse von regelmäßig aktiven Personen vermehrt genutzt werden.

Ein zweiter Grund für die gerade hinsichtlich der POC inkonsistenten Befundlage mag außerdem auf diagnostische Schwierigkeiten zurückzuführen sein, worauf an dieser Stelle aber nicht weiter eingegangen werden soll (vgl. Brand & Schlicht 2004; Plotnikoff et al. 2001; Maier & Basler 2003, für eine deutsche Übersetzung des POC-Fragebogeninstruments).

Angesichts der hier nur angedeuteten Kontroverse um das TTM spricht viel dafür, sich der Auffassung von Sandy Whitelaw anzuschließen, die Diskussion um die Effektivität TTM-basierter Interventionen befände sich in einer Sackgasse, weil durch zukünftige Modellprüfungen nur weitere konkurrierende „wahre" Behauptungen produziert würden. Ihr zufolge spricht vieles dafür, das TTM nicht als starres Modellgebilde anzusehen, sondern eher als eine flexible Idee („a loosely constructed object") zu betrachten, die sich kaum empirisch überprüfen lässt. Zumal sei die wirkliche Bedeutung des TTM in erster Linie darin zu sehen, dass es maßgeblich dazu beigetragen hat, Gesundheitsverhalten als einen dynamischen Prozess anzusehen, und dass es aufgrund der Plausibilität seiner Grundannahmen, im praktischen Einsatz schon seit vielen Jahren, eine gewinnbringende Orientierung zur Gestaltung systematischer Gesundheitsfördermaßnahmen bietet (Brug, Conner, Harré, Kremers, McKellar & Whitelaw 2005).

9.2.3 Synopse und ein heuristisches Modell des Gesundheitsverhaltens

Sich gesund zu verhalten, das sollte deutlich geworden sein, ist selten alleine eine Frage des Wollens. Wie Menschen sich verhalten, das hat auch mit Einflüssen zu tun, die außerhalb der Person wirken und die betreffende Person zu einem für sie typischen Verhalten disponieren (vgl. Schlicht 2000). Alleine die Verfügbarkeit von Flächen und Plätzen, die sich zum Sporttreiben eignen oder die Wertigkeit, die dem Sport und der körperlichen Aktivität in der Herkunftsfamilie beigemessen wurden, sind wesentliche Faktoren, die das aktuelle und zukünftige Verhalten beeinflussen. Es ist ein Kennzeichen von Gesundheitsförderung, dass solche strukturellen, sozialen und politischen Determinanten als Einflussfaktoren auf individuelles Aktivitätsverhalten erkannt und berücksichtigt werden.

Nichts desto trotz ist es der einzelne Mensch, der die Intention bilden und dieser dann Taten folgen lassen muss. Die Gesundheitspsychologie kennt eine ganze Reihe von Verhaltensmodellen, die – mal mit etwas mehr, mal mit etwas weniger Varianzaufklärung – erklären können, weshalb es manchen Menschen gelingt, ihr Verhalten zu ändern und körperlich aktiver zu werden und anderen nicht. Wir haben hier in Selbstregulationstheorien, Erwartungs-mal-Wert Modelle und Anreiztheorien unterschieden.

Tab. 9.6: Gängige Gesundheits-Verhaltensmodelle und wesentliche Konstrukte.

Determinante	TPB *Ajzen (1985)*	HBM *Becker (1974)*	PMT *Rogers (1975)*	PPM *Leventhal (1970)*	HAPA *Schwarzer (2002)*
Selbstregulation (Selbstbeobachtung, -verstärkung, -bewertung)				!	!
Konsequenzerwartungen	!	!	!		!
Selbstwirksamkeit	!	!			!
Ernsthaftigkeit		!	!	!	!
Vulnerabilität		!	!	!	!
Gefühle (Angst)		!	!	!	
Einstellungen	!				
Intentionen	!				!
Verstärker		!			
Soziale Erwartungen	!				

Anmerkung. TPB: Theory of Planned Behavior; HBM: Health Belief Model; PMT: Protection Motivation Theory; PPM: Parallel Process Model; HAPA: Health Action Process Approach.

In der Tabelle 9.6 sind einige der wichtigsten Modelle gelistet (Theory of Planned Behavior; Health Belief Model, Protection Motivation Theory und Parallel Process Modell) und es werden noch einmal die wesentlichen Konstrukte benannt, die in diesen Modellen die Motivierung zu einem Gesundheitsverhalten wie der körperlichen Aktivität erklären. Das derzeit am weitesten elaborierte und ebenfalls in der Tabelle aufgeführte Modell ist das HAPA-Modell (ein so genanntes Hybrid-Modell), was nicht verwundert, da es das jüngste der genannten Modelle ist und die Annahmen der älteren insofern integriert hat, als diese sich empirisch bewährt haben.

Im Hinblick auf ihre empirische Bewährung derzeit noch etwas im Hintertreffen ist eine weitere Gruppe, nämlich die der Emotionstheorien. Angesichts des wachsenden Interesses an Erkenntnissen der Positiven Psychologie ist jedoch zu erwarten, dass auch zu dieser Theoriengruppen in den kommenden Jahren mehr und mehr Arbeiten entstehen werden, welche im Kontext des Gesundheitsverhaltens die verhaltensregulatorischen Funktionen von Emotionen und Gefühlen weiter ausleuchten.

Schließlich ist noch die Gruppe der Stadienmodelle zu nennen, die Gesundheitsverhalten und dessen Änderung als Prozess modellieren und postulieren, dass Menschen in qualitativ verschiedenen Stadien unterschiedlich über ihr Verhalten denken, fühlen und sich verhalten. Als wichtige Modelle haben wir für Tabelle 9.7 das Precaution Adoption Process Model, das Transtheoretische Modell sowie das Berliner Sportstadienmodell herausgegriffen und die in ihnen postulierten Stadien zueinander in Beziehung gesetzt.

Tab. 9.7: Stadienmodelle im Vergleich

PAPM Weinstein (1988)	TTM Prochaska & DiClemente (1983)	BSM Fuchs (1997)	
Nicht-Wissen	Prä-Kontemplation	Prä-Kontemplation	prä-dezesional
Ignorieren	–	–	
Nachdenken	Kontemplation	Kontemplation	
Negativ- oder Positiv-Entscheidung	–	Disposition	post-dezesional
–	Vorbereitung	Prä-Aktion oder Resumption	
Aneignung	Handlung	Implementierung	
Aufrechterhaltung	Aufrechterhaltung	Habituation oder Fluktuation	

Anmerkung. PAPM: Precaution Adoption Process Model; TTM: Transtheoretisches Modell der Verhaltensänderung; BSM: Berliner Sportstadien Modell

Angelehnt an das Rückfall-Modell (siehe Abb. 9.5) von Witkiewitz und Marlatt (2004) präsentieren wir abschließend ein heuristisches Modell, das die unterschiedlichen Einflussnahmen zusammenfasst (siehe Abb. 9.8) und durch seine Berücksichtigung von Umwelten und Umwelteinflüssen dem Public Health Gedanken etwas näher steht, als den sozial-kognitiven Modellen der Gesundheitspsychologie (siehe zu *Public Health und Psychologie*: Schmidt 2005; Schwenkmezger, Eid & Hank 2000; Weitkunat, Haisch & Kessler 1997).

Die *geographische Umgebung*, in der eine Person aufgewachsen ist und in der sie aktuell residiert, kann als Barriere wirken um körperlich aktiv zu werden oder sie kann als stimulierender Anreiz für körperliche Aktivität fungieren. Die sportsoziologische Literatur enthält eine Reihe von Hinweisen, wie geographische Faktoren das Sportverhalten behindern oder befördern können.

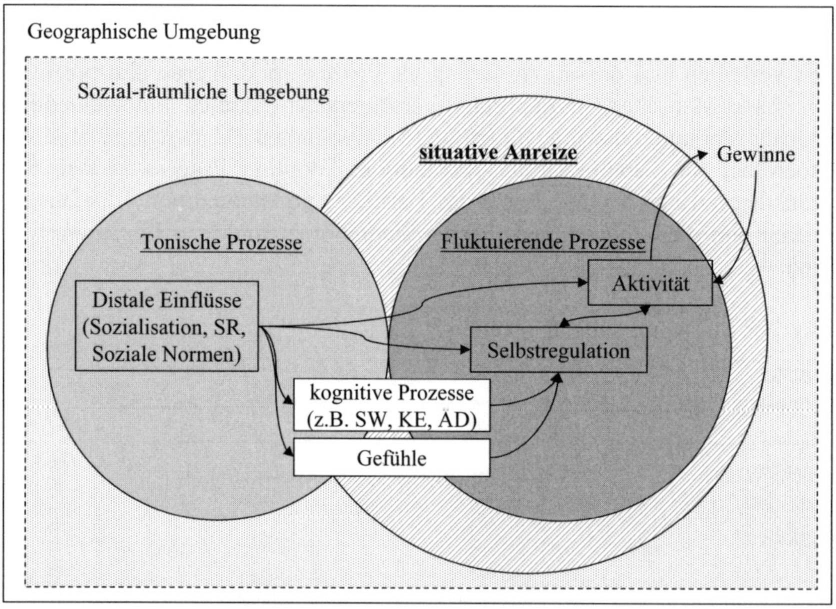

Anmerkungen. SR = Sozialer Rückhalt; SW = Selbstwirksamkeit; KE = Konsequenzerwartungen; ÄD = Änderungsdruck

Abb. 9.8: Heuristisches Modell zur Beschreibung und Erklärung von körperlich aktivem Verhalten.

Ebenso verhält es sich mit der *sozial-räumlichen Umgebung*, auch sie kann als Barriere oder als Erleichterung zum Sporttreiben wirken. Aus den Arbeiten zum Sozialgradienten der Gesundheit und des Gesundheitsverhaltens (siehe Kapitel 5 dieses Buches) ist bekannt, dass Schichten und Milieus die Mentalitäten und Einstellungen ihrer Gruppenmitglieder formen und beeinflussen. Implizite Normen und Werthaltungen entscheiden darüber, wie sich der Einzelne verhält, wie er mit sich umgeht und was er also tut oder sein lässt, um seine Gesundheit zu schützen und zu fördern.

Auf der Folie dieser beiden Umwelten vollzieht sich auf *Personenebene* ein Prozessgeschehen. Hier sind unterschieden *tonische Prozesse*, die länger dauernd, stabiler und damit auch hintergründig beeinflussend wirken und *fluktuierende Prozesse*, die sich aktuell verändern und in ihrer jeweiligen Zustandsbeschaffenheit entscheiden, ob jemand in einer definierten Situation, angesichts eines gegebenen Anreizes, aktiv wird oder es unterlässt. Einzelne Prozessvariablen, von denen heute nachgewiesen ist, dass sie das Aktivitätsverhalten beeinflussen, sind in den Rechtecken der Abbildung gelistet. Die Selbstregulation, die Gefühle und Emotionen und die sozialkognitiven Variablen sind in den referierten Gesundheitsverhaltensmodellen expliziert und haben sich in vielen Untersuchungen als determinierend für das Aktivitätsverhalten erwiesen. Gefühle und Emotionen leisten einen eigenständigen Beitrag, zu dem aber bislang empirische Bewährungen ausstehen. Sozialisationsprozesse in der Familie, in den Peergroups und in Instanzen, die außerhalb der Familie wirken (Kindergarten, Schule, Vereine) disponieren zum lebenslangen Aktivitäts- oder Inaktivitätsverhalten (vgl. Hoffmann & Schlicht 2006; Tietjens & Hoffmann in Druck). Und auch der soziale Rückhalt ist in seiner Bedeutung nicht zu unterschätzen.

Weiterführende Literatur

Fuchs, R. (1997). *Psychologie und körperliche Bewegung. Grundlagen für theoriegeleitete Interventionen*. Göttingen: Hogrefe.

Keller, S. & Velicer, W. (2004). *Research on the transtheoretical model: Where are we now? Where are we going?* Lengerich: Pabst.

Rütten, A. (1998) (Hrsg.). *Public Health und Sport*. Stuttgart: Nagelschmidt.

Ressourcen im World Wide Web

Seiten mit zahlreichen Informationen und Ressourcen zur *Self Determination Theory* von Edward L. Deci & Richard M. Ryan:
http://www.psych.rochester.edu/SDT/index.html

Internetangebot von Ralf Schwarzer u.a. mit Darstellungen zum *Health Action Process Approach* (HAPA-Modell) und zahlreichen validierten Fragebogenverfahren zur *Diagnostik kognitiver Prozesse* der Gesundheitsverhaltensänderung:
http://www.ralfschwarzer.de

10. Maßnahmen zur Steigerung der körperlichen Aktivität

Wie im Kapitel 5 dargelegt, nimmt der Anteil der Personen, die sich regelmäßig körperlich aktiv betätigen, mit steigendem Lebensalter ab, bei den Frauen stärker als bei den Männern. Die Inaktiven gefährden ihre Gesundheit, zumindest aber lassen sie ein Verhalten ungenutzt, das zu einem gesteigertem psychischen und körperlichen Wohlbefinden beiträgt. Auch der Anteil der Aktiven im jüngeren Lebensalter ist vor diesem Hintergrund viel zu gering. Aus einer Public Health Perspektive spricht also einiges dafür, die inaktiven Personen systematisch zu beeinflussen, sie zu einer Änderung ihres gesundheitlich riskanten Verhaltens zu veranlassen und Bedingungen zu schaffen, damit mehr Personen aktiv werden. Mit Verweis auf die Ottawa-Charta der WHO haben wir im Kapitel 9 (siehe Tab. 9.1) bereits einige Maßnahmen angedeutet, die hierzu nützlich wären.

In Anlehnung an Schmidt (2005) sind in der folgenden Tabelle 10.1 noch einmal einige Beispiele verhältnisbezogener Interventionen skizziert, die dazu beitragen könnten, die Prävalenz der körperlichen Aktivität in der Bevölkerung zu erhöhen.

Einige dieser Maßnahmen wurden und werden bereits mit Erfolg umgesetzt. Im *Handbuch Gesundheitssport* finden sich einige Beispiele und auch Grundlegungen zu verhältnisbezogenen Maßnahmen der Gesundheitsförderung (Bös & Brehm 2006).

So fördert etwa die Gemeinde *Bad Schönborn* seit Jahren ein kommunales Sport- und Aktivitätsprogramm, das von der Arbeitsgruppe um Klaus Bös (vgl. Woll 1998) initiiert und evaluiert wurde und im Vergleich zu den Bemühungen einer finnischen Kommune immer noch bewertet wird. Auch die Arbeitsgruppe um Alfred Rütten hat verschiedentlich die Perspektive der verhältnisbezogenen Aktivitätsförderung erläutert und gezeigt, dass entsprechende Initiativen wirken (u.a. Rütten 1998; Rütten & Abu-Omar 2003). Brand et al. (2006) zeigen, dass betriebliche Initiativen wirksam darin sein können, Mitarbeiter zu einem Ausdauer- und Krafttraining in der Freizeit zu motivieren.

In diesem Kapitel sollen keine einzelnen Kampagnen dargestellt werden, vielmehr soll es darum gehen, die Anforderungen zu benennen, die an den *Nachweis der Wirksamkeit* von verhaltensorientierten Kampagnen aus einer gesundheitswissenschaftlichen Perspektive zu stellen sind. Michie und Abraham (2004) verweisen in einem Review auf drei relevante Fragen, die das weitere Vorgehen bestimmen:

Tab. 10.1: Beispiele für gesundheitsförderliche Maßnahmen

	Staat		Kommune		Setting	
	universell	indiziert	universell	indiziert	universell	indiziert
Geographisches Umfeld	Bau und Ausbau von „Bewegungslandschaften“ und Sportstätten fördern; Erneuerung des Goldenen Plans zum Sportstättenbau; Rückbau von „Betonwüsten“	mit regionalen Schwerpunktsetzungen (z.B. neue Bundesländer)	kommunale Sporstättenentwicklung	Stadtteilbezogen Bewegungszentren ausweisen	Schulmobiliar für bewegte Schule anschaffen; Pausenhöfe bewegungsfreundlich gestalten	Mobile Bewegungseinrichtungen in besonders beanspruchten Betriebsbereichen installieren
Sozialräumliche Umwelt	Verankerung des Präventionsgedankens in einem Gesetz; Sporttreiben im GG verankern	Landesverfassungen stützen Sport als kulturellen Wert (siehe bspw. Baden-Württemberg)	Gesunde Städte-Netzwerk Gedanken promoten	Kommunale Bewegungsangebote für Mädchen, Frauen, Ältere	Wettbewerbe wie „Die fitteste Schule“ ausloben	Sport- und Bewegungsangebote für körperlich oder geistig Behinderte
Ökonomie	Anreize schaffen für aktives Verhalten in der Sozialgesetzgebung		subsidiäre Förderung der Sportvereine durch direkte und indirekte (Steuerbefreiungen) Hilfen	Förderung an Breitensportangebote der Vereine knüpfen	Etat ausweisen für Aktivität und Gesundheit; Investition in bewegungs-freundliche Umwelten; Arbeitszeitmodelle, die Aktivität zulassen	konkrete Hilfen für Benachteiligte Kinder und Jugendliche, für Migranten

(1) Sind Interventionen in das Aktivitätsverhalten wirksam?
(2) Wenn sie wirken, wie wirksam sind sie?
(3) Wenn sie wirken, weshalb wirken sie?

Darauf folgend werden außerdem noch ein Planungsansatz zur Entwicklung wirksamer Maßnahmen sowie eine knappe Zusammenfassung über Evidenzen zur Wirksamkeit von Interventionen in das Aktivitätsverhalten angeboten.

10.1 Sind Interventionen in das Aktivitätsverhalten wirksam?

Schönpflug (1993) hat deutlich gemacht, dass die Frage nach der Wirksamkeit einer Intervention keine originäre Frage der Grundlagenforschung (ontologische Tradition) ist, sondern einer pragmatischen Tradition folgt.

Präventionsmaßnahmen und Maßnahmen der Gesundheitsförderung haben sich denn auch weitgehend unabhängig von der Wissenschaft entwickelt und das sicher auch zum Teil mit beachtlicher Wirksamkeit. Daraus aber den Schluss zu ziehen, Aktivität fördernde Kampagnen kämen auch ohne wissenschaftliche Unterstützung und Grundlegung aus, wäre unangemessen. Vielmehr kann beim heutigen Stand der Forschung unterstellt werden, dass Kampagnen effektiver und effizienter operieren, wenn sie mit dem vorhandenen Grundlagenwissen der Gesundheitswissenschaften kompatibel sind und sich operativ auf technologisches Wissen stützen (siehe u.a. Conn, Minor, Burks, Rantz & Pomeroy 2003).

Für das Aktivitäts*verhalten* kommt dieses Wissen vorrangig aus der Gesundheitspsychologie und der Sportwissenschaft (und hier insbesondere der Bewegungs- und Trainingswissenschaft).

Damit Wirksamkeit nachgewiesen wird, bedarf es eines Forschungsprogramms, das Herrmann (1994) als *technologisch* definiert hat. Dort werden Problematisierungen aus der Praxis aufgegriffen, um operatives (Veränderungs-)Wissen zu generieren und – längerfristig – Regeln und Techniken für effizientes und effektives Handeln zu fundieren (Perrez 2005).

Ob eine Intervention wirksam ist, das lässt sich nicht auf der Grundlage von Anekdoten oder singulären Veränderungen entscheiden. Wirksamkeit ist an den Nachweis geknüpft, dass eine Intervention im Vergleich zu einer anderen Form der Intervention oder im Vergleich zur Nicht-Intervention systematische und nicht zufällige Veränderungen im Aktivitätsverhalten der Individuen provoziert (Michie & Abraham 2004). Damit eine zweifelsfreie oder zumindest eine Antwort gegeben werden kann, die höchst wahrscheinlich zutreffend ist, sind bestimmte methodische Standards unabdingbar:

(1) ein parallelisiertes oder besser noch randomisiertes Kontrollgruppendesign mit mindestens zwei Messzeitpunkten, einer vor und der andere nach der Intervention;
(2) eine statistische Analyse, die auch die Drop-outs berücksichtigt (*intention to-treat-analysis*);
(3) ein Befundbericht, der sämtliche Endpunkte, die von der Intervention betroffen sind, einbezieht (Haupt- und Nebenwirkungen);
(4) ein Referat der Intervention, die eine Replikation erlaubt und
(5) eine hinreichende statistische Power für die Testung der Effektivität.

Was hier so selbstverständlich klingt, das ist in der Praxis der Maßnahmen-Evaluation keineswegs gang und gäbe, und es ist auch unter den Bedingungen praktischer Tätigkeit nicht ohne weiteres zu realisieren. Verantwortliche Entscheidungsträger, die Kampagnen leiten oder andere Interessenvertreter, die in die Kampagnen investieren und von ihnen betroffen sind, sind in erster Linie an den Wirkungen der Intervention interessiert. Wissenschaftler stoßen da nicht selten auf Unverständnis, wenn sie strenge methodische Standards einfordern, um diese Wirksamkeit zweifelsfrei nachzuweisen (für eine Diskussion von Problemen und Lösungsansätzen: Brand 2006 b).

Noch nicht genug der Standards, wird in der Wirkungsforschung auch noch gefordert, dass sich die Ergebnisse auch auf andere Realitätsbereiche übertragen lassen. Auch zu diesem Problem der *externen Validität* werden in der einschlägigen Literatur Kriterien benannt, die von Glasgow, Bull, Gillette, Klesges und Dzewaltowski (2002) unter dem Akronym *RE-AIM* geführt werden:

(1) ***R**each* (Reichweite) betrifft die Repräsentativität der Stichprobe, die Teilnahmerate und die Ausschlussrate. Die Frage ist bei diesem Kriterium, ob die Befunde auf andere, zumindest aber ähnliche, Situationen übertragen werden können oder ob die Bedingungen der Maßnahme so spezifisch waren, dass die Wirkungen sich nur im betreffenden Umfeld oder einer spezifischen Personengruppe einstellen. So lassen sich beispielsweise viele der an Aktivität orientierten Maßnahmen im Kontext eines großen Unternehmens nur bedingt auf mittelständische Unternehmen oder gar Handwerksbetriebe übertragen.
(2) ***E**ffectiveness* (Wirksamkeit) bezeichnet die Haupt- und Nebenwirkungen, die von einer Intervention ausgehen. Während über die Hauptwirkungen zumeist ausführlich berichtet wird, bleiben Nebenwirkungen häufig verborgen oder sie werden verschwiegen.
(3) ***A**doption* (Annehmen) meint das Ausmaß, in dem eine Intervention von der Praxis angenommen oder besser, akzeptiert wird. Kampagnen mit einer wissenschaftlichen Fundierung haben vor allem dann mit dem Problem der fehlenden Akzeptanz zu kämpfen, wenn in ihnen Vorgaben gemacht werden, die zwar dem derzeitigen Stand des wissenschaft-

lichen Wissens entsprechen, die aber der gewohnten Praxis zuwiderlaufen. Gerade auch Aktivitätskampagnen haben mit einer Reihe von Irrtümern zu kämpfen (beispielsweise „no pain – no gain“, „Fettverbrennungstraining“, „Muskelkater lässt die Muskeln wachsen“ und andere Irrtümer) oder sie weichen von eingetretenen Pfaden ab (beispielsweise ist es sportbegeisterten Übungsleitern nur schwer zu vermitteln, dass Übergewichtige ihre Begeisterung für das Sporttreiben nicht im Mindesten teilen) und rufen dadurch Unverständnis und Abwehr hervor.

(4) ***I**mplementation* (Ausführung/ Realisierung) steht für die Genauigkeit, mit der die Komponenten einer Intervention verwirklicht wurden. Wurde die Kampagne auch tatsächlich so durchgeführt, wie sie am „grünen Tisch“ entworfen wurde? Wie sah das Treatment in der realen Anwendung aus, wie groß waren die Abweichungen vom intendierten Vorgehen?

(5) ***M**aintenance* (Aufrechterhaltung) schließlich fragt nach der Nachhaltigkeit einer Verhaltensänderung. In der Evaluationsforschung wird dieser Aspekt auch unter dem Stichwort „ultimate criterion problem“ behandelt. Je nach Messzeitpunkt kann das Messergebnis einmal Wirksamkeit und das andere mal Unwirksamkeit indizieren. Wenn nach einem zehnwöchigen Programm in der elften Woche die Abschlusstestung stattfindet, werden sich vermutlich noch viele der beteiligten Probanden im Sinne des Treatments verhalten. Im Stadien-Ansatz des TTM (siehe Kap. 9.2.1) sind sie damit aber allenfalls in einem frühen Stadium der Aktion angekommen und noch weit vom Stadium der dauerhaften Verhaltensänderung entfernt. Die Aufrechterhaltung des neuen, gesundheitsförderlichen Verhaltens ist aber das ultimative Kriterium der Verhaltensintervention.

Alles in allem muss man derzeit feststellen, dass nur wenige Evaluationsstudien den genannten Kriterien in vollem Umfange genügen. Sie verstoßen darüber hinaus auch noch gegen andere, bewährte Grundsätze der Evaluationsforschung wie sie etwa bei Rossi, Freeman und Lipsey (1999) formuliert sind.

Sind die methodischen Standards aber eingehalten worden, lassen die Ergebnisse eine Generalisierung zu und finden sich Differenzen in den Variablenausprägungen der Kontroll- und der Treatmentgruppe, dann steht zunächst eine statistische Entscheidung an.

Das Entscheidungsproblem vor dem man bei Evaluationen einer Kampagne steht, hat vier Möglichkeiten. Entweder wird aufgrund der Daten fälschlicherweise eine Wirkung behauptet, obwohl in der Wirklichkeit gar keine vorhanden ist (α-Fehler), oder aber es wird eine vorhandene Wirkung nicht entdeckt (β-Fehler). Schließlich kann es sein, dass die vorhandene Wirkung tatsächlich entdeckt wird ($1 - \beta$ oder *Power*) und es kann sein, dass eine Wirkungslosigkeit der Kampagne auch als solche „entlarvt“ wird ($1 - \alpha$).

In Tabelle 10.2 ist das Entscheidungsproblem des Signifikanztests illustriert. Wir verzichten in diesem Grundlagentext auf die eigentlich notwendige gründliche Darstellung der Unterscheidung zwischen einer Hypothesenprüfung die dem Vorschlag von Neyman und Pearson oder Fisher's exaktem Test folgt. Nur soviel sei dazu bemerkt: Bei Fisher wird nur die Nullhypothese (H_0) spezifiziert. Man unterstellt also eine Wirkungslosigkeit des Treatments. Es wird dann im statistischen Test geprüft, ob man diese Behauptung verwerfen muss. Ist das Ergebnis der statistischen Testung signifikant, dann kann man die Nullhypothese verwerfen. Erzielt man aber kein signifikantes Ergebnis, dann kann man auch keine Entscheidung, weder für die Wirkung, noch für die Nichtwirkung einer Kampagne treffen.

Beim Ansatz von Neyman und Pearson werden dagegen zwei Hypothesen formuliert: Eine Null- (H_0) und eine Alternativhypothese (H_1). Erzielt man ein signifikantes Ergebnis, dann hieße das auf unser Problem gewendet, dass man sich so verhalten darf, als ob die Kampagne gewirkt hätte. Ist das Ergebnis des statistischen Tests aber nicht signifikant, dann kann man davon ausgehen, dass die Kampagne nicht wirkt, dass also die Nullhypothese zutrifft. Die in der Tabelle 10.2 genannten β-Fehler und die Power (1 – β) sind nur in diesem, letztgenannten Ansatz sinnvoll zu interpretieren.

Tab. 10.2: Das statistische Entscheidungsproblem

		In der Wirklichkeit trifft zu:	
		keine Wirkung (H_0)	Wirkung (H_1)
Aufgrund der Daten wird entschieden:	keine Wirkung (H_0)	$1 - \alpha$	β
	Wirkung (H_1)	α-Fehler	1 – β (Power)

Nun liest man nicht selten, ein Ergebnis sei *sehr signifikant* (α sei kleiner 1 %) und die anschließende Folgerung lautet dann, damit sei ein starker Wirkungsnachweis erbracht. Eine solche Interpretation ist aber falsch. Mit dem Signifikanztest ist noch nichts über die Stärke der Wirkung ausgesagt und man kann so noch keine Aussage über die praktische Bedeutsamkeit einer Kampagne treffen.

10.2 Wenn sie wirken, wie wirksam sind sie?

Das Ausmaß des Erfolges einer Intervention entscheidet sich über *Effektstärkemaße*, von denen vor allem *RR* für relatives Risiko und odds ratio (*OR*) für kategoriale Daten sowie *d* (Hedges & Olkin 1985) für intervallskalierte Daten tauglich und gebräuchlich sind.

Das odds im *odds ratio* steht für *Chance* und odds ratio drückt demnach die relative Chance einer Treatmentgruppe zur Kontrollgruppe aus, von den

Anwendungen des Treatments zu profitieren, in unserem Falle also von der Aktivität.[1] Ein *OR* von 1.0 bedeutet, dass keine Gruppe profitiert. Ob die Richtung (größer vs. kleiner 1.0) als positiver oder als negativer Effekt eines Treatments zu deuten ist, das hängt von der gewählten Zielvariable (Endpunkt) ab. Wenn etwa die Inzidenz (die zu einem definierten Zeitpunkt neu aufgetretene Anzahl) des Herzinfarkts das abhängige Maß ist, dann bedeutet ein $OR < 1.0$ eine Risikominderung für die Gruppe, die sich aktiv verhält. Sind positive Wohlbefindensmaße das Kriterium, dann indizieren $OR > 1.0$ einen günstigen Effekt der Aktivität. Je stärker die Abweichung von 1.0, desto stärker ist die Wirkung. Ähnlich ist die Interpretation des *RR*. Hiermit wird das Verhältnis der Risiken der Kontrollgruppe und der Treatmentgruppe ausgedrückt.

Für Kampagnen, in denen körperliche Aktivität das Treatment bildet, wird inzwischen fast standardmäßig auch eine Aussage zur Effektstärke getroffen. Entsprechend ausgeprägte *OR* oder *RR* sind Ausdruck der *praktischen* oder *klinischen Bedeutsamkeit* von Interventionswirkungen.

Vorsichtiger interpretiert werden muss das Effektstärkemaß *d*, das zur Anwendung kommt, wenn intervallskalierte Variablen (beispielsweise ein Zugewinn an Lebensqualität oder Wohlbefinden, gemessen mit einer psychologischen Skala) zur Effektbemessung in Untersuchungen herangezogen werden. Es drückt die Differenz zwischen den Mittelwerten der Verteilungen der beiden untersuchten Gruppen (Kontrollgruppe M_K und Treatmentgruppe M_T), relativiert an den Standardabweichungen der beiden Verteilungen, aus.[2] Per Konvention (Cohen 1988) gelten $d < 0.20$ als kleine, $d < 0.50$ als mittlere und $d > 0.80$ als große Effekte. In der Abbildung 10.1 ist das Maß graphisch veranschaulicht.

Ein großes *d*, als Hinweis auf einen großen Effekt nach Cohen, sollte allerdings nicht zu voreiligen Schlüssen verleiten. Wie bei den anderen Effektstärkemaßen auch, so handelt es sich beim Effektstärke-Maß *d* zunächst einmal nur um ein numerisches Relativ, das mit der Wirklichkeit, zum Beispiel der veränderten Lebenssituation einer Person, nicht unbedingt etwas zu tun haben muss.

Nehmen wir einmal an, eine Gruppe von Personen, die an einer gesundheitspsychologischen Intervention zur Steigerung der sportbezogenen Selbstwirksamkeitserwartung (SWE)[3] teilgenommen hat, wird mit einer

1 pT (1–pK)/pK (1–pK); pT ist der Anteil der eingetretenen Veränderungen in der Treatmentgruppe und pK ist der Anteil der Veränderung in der Kontrollgruppe.

2 d = MT – MK/SDTK; Mittelwert der Treatmentgruppe (T) minus den Mittelwert der Kontrollgruppe (K) und dieses Ergebnis dividiert durch die gepoolte Standardabweichung.

3 SWE bezeichnet die Erwartung, eigenes intendiertes Verhalten auch angesichts von äußeren oder inneren Barrieren realisieren zu können. Sie gilt als mächtiger Prädiktor für Gesundheitsverhaltensänderung (siehe Kapitel 9.2.1)

Kontrollgruppe von Personen verglichen, die nicht an der Intervention teilnahm. Die Interventionsgruppenteilnehmer erreichen auf der Skala zur Messung der SWE nach der Intervention im Mittel den Score 3, die Kontrollgruppenteilnehmer den Score 2, die gepoolte Standardabweichung ist 1. Für die SWE resultierte dann ein nach Cohen „großer" Effekt von $d = 1.0$ (3 – 2 / 1), obwohl die beiden Gruppen „nur" 1 Score-Punkt unterscheidet.

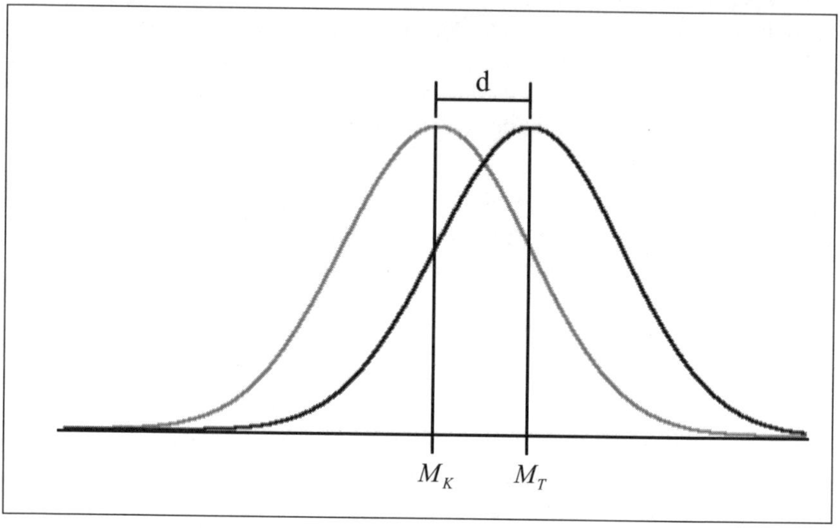

Abb. 10.1: Veranschaulichung des Effektstärkemaßes *d*

Was genau teilt uns diese Angabe zur praktischen Bedeutsamkeit der Intervention mit? Zunächst einmal recht wenig. Für eine bessere inhaltliche Einordnung des rechnerisch „großen" Effekts, muss die mögliche Schwankungsbreite der SWE-Skala in Rechnung gezogen werden. Könnten die SWE-Werte zwischen 1 und 100 schwanken, dann wäre der gemessene Unterschied von 1 Score-Punkt weniger beeindruckend, als wenn die Werte auf einer Skala zwischen 1 und 5 gemessen worden wären. Wohlgemerkt würde das *d* in beiden Fällen auf einen „großen" Effekt hindeuten.

Wenn gemessene Werte im Hinblick auf ihre praktische Bedeutsamkeit interpretiert werden sollen, gibt es aber noch mehr zu beachten. Der Anschaulichkeit halber verdeutlichen wir dies zunächst am Beispiel der SWE-Werte. Angenommen, der kleinste mögliche Wert der SWE-Skala wäre 1 und der größte mögliche wäre 5, bedeuten die gemessenen Score-Mittelwerte von 2 und 3 dann tatsächlich, dass beide Gruppen eine eher mittel ausgeprägte Selbstwirksamkeitserwartung haben?

Nein, zumindest nicht solange unklar ist, ob der auf der SWE-Skala gemessene Wert, auch der tatsächlichen von der Person *erlebten* Selbstwirksamkeitserwartung entspricht. Vor allem wenn psychologische Konstrukte (beispielsweise kognitive Verhaltensdeterminanten) als Variablen in Untersuchungen definiert werden, lässt die absolute Merkmalsausprägung auf der gemessenen Skala in aller Regel keinen sicheren Rückschluss auf die absolute Ausprägung der latenten psychischen Variable zu. So kann zum Beispiel nicht ausgeschlossen werden, dass eine Person, die heute den auf unserer Skala maximalen Wert 5 erreicht, irgendwann einmal noch mehr Selbstwirksamkeitsüberzeugung entwickelt (und folgerichtig dann eine 6 ankreuzen müsste). In vielen Fällen bleibt Sozial- und Verhaltenswissenschaftlern aber überhaupt keine andere Wahl, als auf solche willkürlich festgelegten Messskalen zurückzugreifen. Dieser auch für die psychologische Gesundheitsforschung eher typische als außergewöhnliche Sachverhalt, wird im Englischen unter dem Stichwort *arbitrary metrics* in der Literatur behandelt (siehe Blanton & Jaccard 2006).

Welche Auswirkungen hat das Konzept der arbitrary metrics für die Feststellung der praktischen Bedeutsamkeit von Interventionsmaßnahmen? Die Berechnung eines Effektstärkemaßes bedeutet nichts anderes, als die Transformation eines gemessenen Wertes in einen standardisierten Wert. Beide Skalen, sowohl die, auf der der gemessene Wert dargestellt wird, als auch die, auf der der standardisierte Wert dargestellt wird, lassen keinen Rückschluss über die Absolutausprägung des zu Grunde liegenden Konstrukts (im Beispiel der tatsächlichen Ausprägung des psychologischen Konstrukts Selbstwirksamkeit) zu. Ob der gemessene „große“ Effekt (die Steigerung des Selbstwirksamkeits-Skalenwerts um einen Punkt) für das Verhalten der Person in irgendeiner Weise von Bedeutung ist (wie es der Ausdruck „praktische Bedeutsamkeit“ suggeriert), kann aufgrund der alleinigen Angabe von $d = 1.0$ nicht befriedigend eingeordnet werden. Die Interpretation solcher Effektstärkemaße muss entsprechend vorsichtig erfolgen.

Ein Lösungsansatz zu diesem Problem liegt darin, ‚arbitrary metrics’ als abhängige Variablen in Interventionswirkungsstudien zu absolut bestimmbaren Verhaltensvariablen, die eine „objektivere“ Einschätzung der praktischen Bedeutsamkeit erlauben, in Bezug zu setzen (vgl. Blanton & Jaccard 2006 für weitere Strategien).

Abbildung 10.2 vermittelt einen Eindruck darüber, wie dies in Untersuchungen umgesetzt werden könnte. Die Daten entstammen einem in Stuttgart durchgeführten Projekt, mit dem im Rahmen einer zehnwöchigen sportpsychologischen Intervention gesundheitspsychologische Verhaltensdeterminanten bei langjährig inaktiven Personen beeinflusst werden sollten (Brand 2006 b). In der Abbildung eingetragen sind zu sieben Messzeitpunkten festgestellte SWE-Werte einer einzelnen Versuchsperson. In demselben Diagramm sind die täglich (zehn Tage Baseline, zehn Wochen Intervention) mittels Pedometer gemessenen Schrittzahlumfängen derselben Person als Zeitreihe eingetragen.

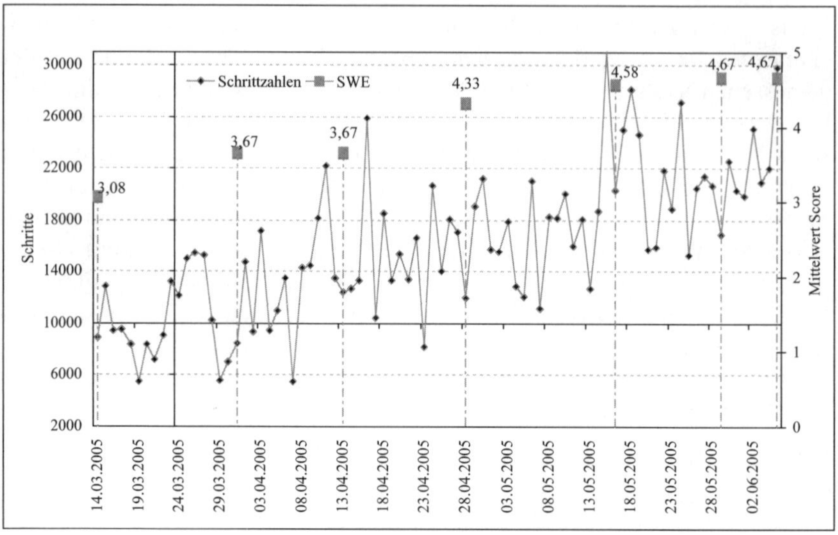

Abb. 10.2: Veränderung von täglich gemessenen Schrittzahlumfängen und Selbstwirksamkeitserwartung (SWE) einer Versuchsperson im Rahmen einer sportpsychologischen Intervention (Brand 2006 b)

Die erste SWE-Messung zur Baseline ergab für die Versuchsperson einen Wert von 3.08 und die am Ende der Intervention einen Wert von 4.67. Die gemessene SWE stieg also um 1.59 Punkte an. Der im gleichen Zeitraum erreichte erhebliche Zuwachs im täglichen Schrittzahlumfang (im Mittel 9248 Schritte während der Baseline und durchschnittlich 18899 Schritte am Ende der Intervention), kann dazu geeignet sein, den Interventionseffekt, zusätzlich zur rein rechnerisch nach Cohen angegeben „großen“ Effektstärke *d*, zu plausibilisieren.

Festzuhalten bleibt, dass nicht in allen Fällen allein schon mit dem Verweis auf ein Effektstärkemaß über die praktische oder klinische Bedeutsamkeit eines Treatments entschieden ist (vgl. hierzu auch den Hinweis zur Bewertung des Nutzens körperlicher Aktivität in der Therapie von Depression, auf Seite 74). Vielfach ist die Wirklichkeit nämlich komplizierter. Die praktische Bedeutsamkeit hängt unter anderem davon ab, welche Erkrankung (zum Beispiel: Herzinfarkt) oder welcher Risikofaktor (zum Beispiel: Übergewicht) mit dem Treatment verhindert oder reduziert oder welches Verhalten (zum Beispiel Aktivität) oder welche Ressource (zum Beispiel Lebenszufriedenheit) dazu gewonnen wurde, in welchem Kontext dieses geschehen (zum Beispiel bei Gruppen, die sich üblichen Präventionsappellen verweigern) und mit welchem Aufwand dies erfolgt ist (siehe dazu auch Kaplan 1990). Dies alles gilt es streng genommen zu beachten, wenn über die Effektstärke eines Interventionsprogramms geurteilt werden soll.

10.3 Wenn sie wirken, weshalb wirken sie?

Statistische Koeffizienten sichern Entscheidungen ab, machen systematische Einflüsse erkennbar und lassen beurteilen, wie stark ein Treatment wirkt. Immer noch bewegt man sich damit aber auf einer eher deskriptiven Ebene. Man stellt fest, dass B* (zum Beispiel: eine regelmäßige Aktivität) feststellbar ist, wenn A* (zum Beispiel: Barrierenmanagement) getan wurde.

Was man neben der Wirkung und der Wirkungsstärke sucht, das ist der Wirkmechanismus. Wie also kommt es zu dem beschriebenen Effekt? Kampagnen, die *atheoretisch* konstruiert sind, die lediglich einer impliziten Theorie folgen, können diese Frage kaum verlässlich beantworten. Das gilt auch für Kampagnen, deren einzelne Maßnahmen und Techniken nicht hinreichend genau spezifiziert wurden (was wurde zu welchem Zeitpunkt von wem getan?). In diesen Fällen wird eine exakte Replikation des Treatments verhindert.

Theorien der Verhaltensänderung wurden in Kapitel 9.2 beschrieben. Sie müssen sich separat in empirischen Arbeiten bewähren. Für alle genannten Theorien, sei es nun die TPB, das HBM, die PTM oder das HAPA-Modell, liegt zum derzeitigen Stand der Forschung eine teilweise Bewährung vor.

Aber auch das TTM, das häufiger gewählt wird, um Interventionen theoretisch zu fundieren, erfährt in der einschlägigen Literatur Kritik (zum Beispiel: Rosen 2000) Demnach scheint es gerade für Aktivitätskampagnen notwendig, einige Anpassungen auch dieses Modells vorzunehmen. Die Trennung in kognitive Prozesse, die in den prä-aktionalen Stadien der Verhaltensänderung entscheidend wirken und den behavioralen Prozessen, die in den postaktionalen Stadien vornehmlich genutzt werden und dort wirken, scheint nicht zutreffend. Um ein Aktivitätsverhalten zu ändern, setzen Personen offenbar durchgängig kognitive und behaviorale Prozesse ein (Marshall & Biddle 2001). Wir haben dies in Kapitel 9.2.2 ausführlich behandelt.

Kritik an einzelnen und spezifischen Vorhersagen wird aber auch an den anderen, genannten Theorien und Ansätzen geübt (Biddle & Nigg 2000).

Unvollständige Bewährungen der Theorien dürfen aber nicht Anlass dafür sein, Interventionen theoriefrei zu konzipieren. Kampagnen sollten ihre Verhaltensvorhersagen auf Theorien gründen und Prozessevaluationen müssen dann zeigen, ob sich die Kampagnen damit als wirksam erweisen (siehe Milne, Orbell & Sheeran 2002 oder Fuchs 2003, für Zusammenfassungen).

Perrez (2005) für die klinische Psychologie und Michie und Abraham (2004) haben für die Gesundheitspsychologie jene Anforderungen definiert, die für Interventionen gelten sollten, damit diese zu einem Fortschritt auf dem Gebiet der Prävention beitragen:

(1) Eine Maßnahme, sollte so konzipiert sein, dass sie mit dem vorhandenen theoretischen Wissen kompatibel ist.

(2) Die Evaluation der Maßnahme, sollte methodisch fundiert sein (randomisiertes oder gematchtes Kontrollgruppen-Design).
(3) Eine valide statistische Analyse sollte über die Wirkung der Maßnahme entscheiden.
(4) Eine Analyse der Wirkungsstärke sollte über Effektstärke-Maße erfolgen.
(5) Eine Dokumentation dessen, was tatsächlich erfolgte und ein vollständiger Bericht über die Wirkungen und Nebenwirkungen des Treatments sollten selbstverständlich sein.

10.4 Planungshilfen zur Entwicklung wirksamer Interventionen

Während zur Umsetzung von Wirksamkeitsstudien im Bereich der Gesundheitsförderung umfangreiche und differenzierte Literatur vorliegt, ist methodische Literatur zur Vorbereitung, Planung und Umsetzung von Interventionen ausgesprochen selten. Eine Ausnahme bildet das PRECEDE-PROCEED Modell von Green und Kollegen (Green & Kreuter 1991; das erstgenannte Akronym steht für ‚*P*redisposing, *R*einforcing, and *E*nabling *C*onstructs in *E*ducational *D*iagnosis and *E*valuation', das zweitgenannte für ‚*P*olicy, *R*egulatory, and *O*rganizational *C*onstructs in *E*ducational and *E*nvironmental Development).

Zur Konstruktion von wissenschaftlich fundierten Interventionen, die einer strengen Modellauslegung zufolge in letzter Konsequenz immer in einer gesteigerten Lebensqualität auf Seiten der Teilnehmenden münden sollten, werden neun aufeinander aufbauende Schritte definiert. Interventionsentwickler werden dazu angeleitet, sich zunächst ein sehr genaues Bild über die Ausgangssituation der Interventions-Adressaten zu machen (PRECEDE-Phasen, Schritte 1 bis 5: soziale Diagnose, epidemiologische Diagnose, Verhaltens- und Umweltdiagnose, pädagogische und Organisations-Diagnosen, administrative und Policy-Diagnose), um dann geeignete und einer wissenschaftlichen Evaluation zugängliche Maßnahmen ergreifen zu können (PROCEED-Phasen, Schritte 6 bis 9: Implementierung der Maßnahme, Prozessevaluation, Effektevaluation und Ergebnisevaluation). Fuchs (2003), bei dem auch eine genauere Beschreibung des Modells nachgelesen werden kann, verweist darauf, dass dieses von mehr als 400 Autoren in den vergangenen Jahrzehnten als Planungshilfe in Anspruch genommen worden sei. PRECEDE-PROCEED scheint sich als nützliche Gestaltungshilfe zur Vorbereitung von Gesundheitsfördermaßnahmen insofern bewährt zu haben, als es darum geht, spezifische Ansatzpunkte zur systematischen Beeinflussung von Gesundheitsverhalten zu entwickeln. Tatsächlich leistet es seinen Beitrag aber eher in frühen Phasen der Maßnahmenentwicklung (Diagnose-Schritte) und bietet vergleichsweise wenig Planungsunterstützung in den nachfolgenden Schritten, wenn es um die Konkretisierung spezifischer Maßnahmen geht.

Eben diese Erweiterung, die Planungsunterstützung bei der Maßnahmenkonkretisierung, leistet das jüngere *Intervention Mapping*-Verfahren (Bartholomew, Parcel, Kok & Gottlieb 2001). Es soll im Folgenden etwas ausführlicher dargestellt werden, in Abbildung 10.3 ist es zusammenfassend grafisch veranschaulicht.

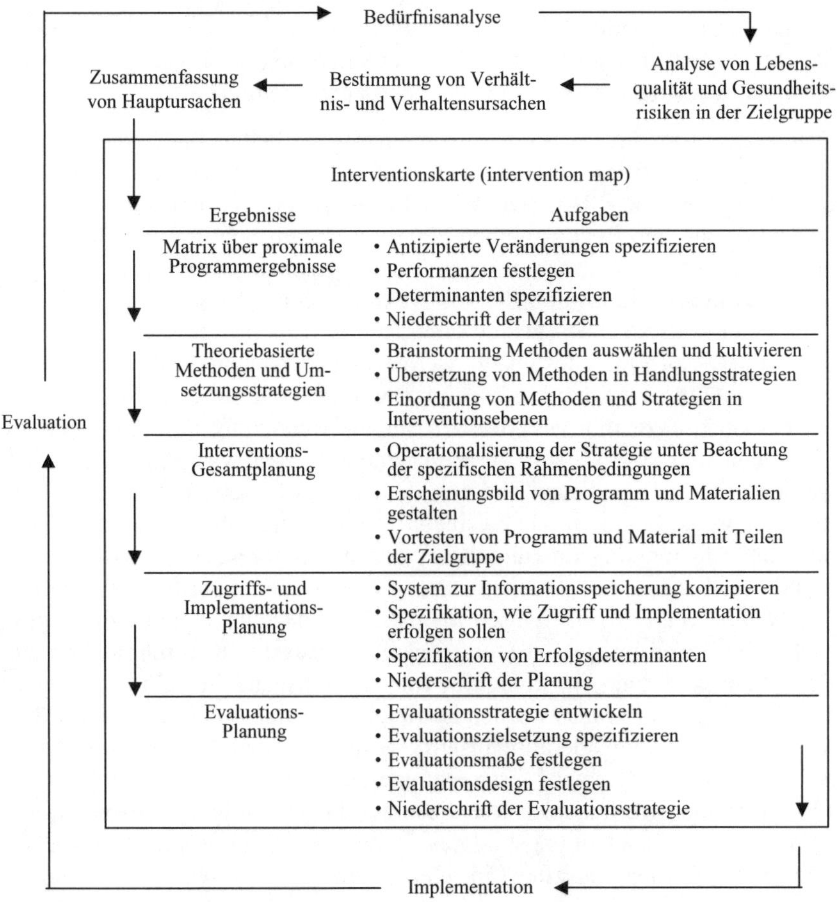

Abb. 10.3: Intervention Mapping (Bartholomew et al., 2001, S. 11; eigene Übersetzung)

Bereits der englische Ausdruck „Mapping“ (auf deutsch etwa „Kartierung“) verweist auf das dem Verfahren zu Grunde liegende Prinzip der schriftlichen Konkretisierung und Explikation sämtlicher zur Planung, Durchführung und Nachbereitung von Interventionen notwendigen Informationen. Intervention Mapping (IM) systematisiert die zur Entwicklung von theorie- und evidenzbasierten Gesundheitsfördermaßnahmen notwendigen Verfahrensschritte und stellt sicher, dass die resultierende Technologie von Dritten aufgegriffen werden kann. Es liefert keine in irgendeiner Weise „neuen" theoretischen Rahmenvorstellungen.

Die Hauptaufgabe von Interventionsentwicklern, die sich des IM-Verfahrens bedienen, besteht in jedem der fünf vorgeschlagenen Arbeitsschritte (Spezifikation proximaler Programmergebnisse, Auswahl von Methoden und Umsetzungsstrategien, Interventions-Gesamtplanung, Zugriffs- und Implementationsplanung, Evaluations-Planung) darin, vorhandenes Wissen, das zur Aufgabenbewältigung oder Problemlösung herangezogen werden kann, zu identifizieren und es handhabbar zu machen.

Den Ausgangspunkt im Sinne allgemeiner Vorarbeiten bildet die *Bedürfnisanalyse*, in der die Ausgangssituation des Adressatenkreises (ähnlich dem Vorgehen im PRECEDE-PROCEED Modell; s.o.) in einen breiten epidemiologischen Bezugsrahmen gestellt wird. Im Schritt 1 des Planungsprozesses, der *Spezifikation proximaler Programmergebnisse*, wird festgelegt, was genau sich durch die Intervention verändern soll. Hier soll mit Hilfe einer Matrix (einer speziell organisierten Tabelle; siehe Bartholomew et al. 2001, S. 150 ff.) festgelegt werden, exakt welche Verhaltensweisen von Interventions-Adressaten verändert werden sollen (beispielsweise sollen Personen dazu motiviert werden auf die Benutzung von Aufzügen zu verzichten und statt dessen Treppen benutzen) und was genau verändert werden muss, damit dieses Ziel von den Adressaten erreicht werden kann (person-interne Faktoren wie beispielsweise die Einstellung gegenüber körperlicher Anstrengung im Büroalltag; externe Faktoren, beispielsweise unwirtlicher Zustand des Treppenhauses). Im zweiten Schritt, der *Auswahl von Methoden und Umsetzungsstrategien*, wird dazu angeleitet, wie theoretisches Veränderungswissen (zum Beispiel persuasive Kommunikation zur Einstellungsänderung) in konkretes Interventionshandeln „übersetzt" werden kann. Darüber hinaus werden Lernziele spezifiziert (und ggf. zur späteren Erfolgskontrolle operationalisiert). Schritt 3 dient der *Gesamtplanung der Intervention*. Hier wird festgelegt, welche konkreten Einzelmaßnahmen wie ineinander greifen oder wie diese aufeinander folgen (beispielsweise wird zuerst das Erscheinungsbild des Treppenhauses umgestaltet, bevor die Informationskampagne zur Einstellungsänderung einsetzt). Im vierten Arbeitsschritt, der *Zugriffs- und Implementationsplanung*, gilt es sicherzustellen, dass alle zur Interventionsdurchführung notwendigen Ressourcen verfügbar sind und Projektbeteiligte problemlos (beispielsweise in Form einer Informationsdatenbank) zum rechten Zeitpunkt darauf zugreifen können. Der fünfte Arbeitsschritt, die *Evaluations-Planung*, dient schließlich der planerischen Festlegung der Merkmale, an welchen der Erfolg der Intervention bestimmt werden soll (zum Beispiel Messung der Einstellungsveränderung und Kontrastierung zu einer Kontrollgruppe).

Wichtig festzuhalten ist, dass es sich beim Intervention Mapping um einen iterativen Prozess handelt, der vollständig oder auch nur in Teilen durchlaufen werden kann. Das Verfahren basiert auf dem Gedanken, dass es zur Planung, Durchführung, Bewertung und vor allem für die Wiederholung von wissenschaftlich fundierten Interventionen unerlässlich ist, diese systematisch und möglich umfassend zu dokumentieren.

10.5 Zusammenfassung zur Evidenzlage

Lassen sich denn nun verallgemeinernd Aussagen treffen, ob Interventionen in das Aktivitätsverhalten wirksam sind, wie wirksam diese sind und welches die Mechanismen sind, die Wirksamkeit wahrscheinlich werden lassen?

Diese Fragen beantwortet ein *Cochrane-Review* aus dem Jahr 2005 von Hillsdon, Foster und Thorogood (2005). Die *Cochrane Collaboration* ist eine international agierende Einrichtung, die es sich zur Aufgabe gemacht hat, die weltweit verfügbaren Daten zu gesundheitlich relevanten Fragestellungen zu sammeln, diese zu systematisieren und nach wissenschaftlichen Kriterien zu bewerten (siehe auch http://www.cochrane.de).

Hillsdon et al. finden 17 Studien, die den oben genannten strengen methodischen Anforderungen mehr oder minder genügen. Alle Studien weisen ihre Probanden zufällig der Treatment- oder der Kontrollbedingung zu, wenn auch nicht in jeder Studie über das Randomisierungsverfahren detailliert berichtet wird. Die Teilnehmer und Teilnehmerinnen der Studien waren zwischen 18 und 95 Jahre alt. In der statistischen Analyse wurden die drop outs entweder berücksichtigt (*intention to treat-analysis*) oder der Anteil der Drop-outs war geringer als 20 %. Die Interventionen fußten auf unterschiedlichen theoretischen Ansätzen und verwendeten die Kernkonstrukte der Theorien und Ansätze mal komplett, mal auszugsweise: Stadienspezifische Interventionen, sozial-kognitive Konstrukte, Verhaltensmodifikation und weitere Konstrukte. Als Kriteriumsvariable (Endpunkte) für den Erfolg der Intervention wurde vor allem das Erreichen des empfohlenen oder vorgeschriebenen Aktivitätsniveaus definiert. Darüber berichteten die Studienteilnehmer/innen zumeist auf der Grundlage von standardisierten Tagebüchern. Als Nebenkriterien finden sich in den Studien auch die kardio-respiratorische Fitness und eine ganze Reihe von psychologischen Konstrukten, die für die jeweilig zugrunde gelegten theoretischen Modelle passend sind: Selbstwirksamkeit, Stadien-Zuordnung, Sozialer Rückhalt, Barrieren.

Die Wirksamkeit der Interventionen gilt als teilweise nachgewiesen. Mit einer durchschnittlichen *standardisierten mittleren Differenz* von $d = 0.31$ (Konfidenzintervall: 0.12 bis 0.50) für die Selbstreports des Aktivitätsniveaus und einem *odds ratio* von $OR = 1.30$ (Konfidenzintervall: 0.87 bis 1.95) für das Erreichen eines vorgeschriebenen Aktivitätsniveaus fallen die Wirkungen positiv und moderat aus. Aus dem Konfidenzintervall der *OR* ist aber erkennbar, dass die Wirksamkeit der Interventionen dort nicht zweifelsfrei behauptet werden darf, wo ein definiertes Niveau der Aktivität erreicht werden sollte. Die Probanden werden also nach eigener Auskunft aktiver. Sie erreichen aber nicht unbedingt den empfohlenen wöchentlichen Energieumsatz der Aktivität (meist gemessen in kcal/kg Körpergewicht/Woche oder kcal/Woche).

Interessant sind im Cochrane-Review von Hillsdon et al. (2005) noch einige spezifische Analysen, deren Ergebnisse im Folgenden gelistet sind:

(1) Häufigere Kontakte mit den Studienteilnehmern/innen sind wirksamer als seltenere Kontakte.
(2) Professionelle Anleitungen, verknüpft mit Selbstanweisungen, die fortlaufend professionell unterstützt werden, erweisen sich als überlegene Strategien.
(3) In einer Studie (die im Übrigen häufig in diesem Zusammenhang zitiert wird: King, Haskell, Taylor, Kraemer & DeBusk 1991) erweist sich ein körperliches Training, das zu Hause absolviert werden kann, einem Training, zu dem man zunächst eine Trainingsstätte aufsuchen muss, überlegen.
(4) Für differente Altersgruppen finden sich keine unterschiedlichen Wirkungen, für geschlechtsspezifische Wirkungen sind die Ergebnisse noch widersprüchlich und das Ausgangsniveau der körperlichen Fitness scheint ohne Belang.
(5) Es lassen sich keine Belege für unerwünschte Nebenwirkungen finden.

Synopse. In der Literatur findet sich mittlerweile eine kaum mehr überschaubare Fülle an Berichten und Untersuchungen über aktivitätsbezogene Maßnahmen der Gesundheitsförderung. Beim heutigen Stand der Forschung kann unterstellt werden, dass solche Interventionen effektiver und effizienter operieren, wenn sie mit dem vorhandenen Grundlagenwissen der Gesundheitswissenschaften kompatibel sind und sich operativ auf technologisches Wissen stützen. Einem aktuellen Cochrane-Review von Hillsdon et al. (2005) zufolge gilt die Wirkung entsprechend konstruierter Interventionen mittlerweile als nachgewiesen. Solche Aussagen zur Wirksamkeit sind an die methodisch sorgfältige Absicherungen von Interventionen durch Evaluationsstudien geknüpft. Der Nachweis von Wirksamkeit ist im Normalfall dann erbracht, wenn nachgewiesen ist, dass eine Intervention im Vergleich zu einer anderen Form der Intervention oder einer Nicht-Intervention systematische und nicht zufällige Veränderungen im Aktivitätsverhalten der Individuen provoziert. Den methodischen Goldstandard dazu bieten randomisierte experimentelle Versuchspläne. Neben der Feststellung, dass eine Intervention wirkt, zählen heutzutage auch Angaben zum Ausmaß der erreichten Wirkung, zum Nachweis der praktischen Bedeutsamkeit (insbesondere Effektstärkemaße) zum Standard. Beispielsweise um eine als wirksam erkannte Maßnahme variiert, unter veränderten Umgebungsbedingungen stattfinden lassen zu können, ist es notwendig und sinnvoll über vermutete oder – sofern bekannt – tatsächliche Wirkungsmechanismen zu berichten. Sowohl um die Planung und Durchführung zu unterstützen, vor allem aber eben auch um die Replizierbarkeit und Variationsfähigkeit von Interventionen abzusichern bietet es sich bei der Interventionsentwicklung an, auf Planungsmodelle, wie zum Beispiel die Technik des Intervention-Mapping, zurückzugreifen.

Weiterführende Literatur

Geyer, S. (2003) *Forschungsmethoden in den Gesundheitswissenschaften. Eine Einführung in die empirischen Grundlagen*. Weinheim: Juventa.

Hillsdon, M., Foster, C., Cavill, N., Crombie, H., & Naidoo, J. (2005, February 2005). *The effectiveness of public health interventions for increasing physical activity among adults: a review of reviews. Evidence briefing of the Health Development Agency (HDA)*. Retrieved April 13th, 2006, from http://www.hda.nhs.uk/evidence

Michie, S. & Abraham, C. (2004). Interventions to change health behaviours: Evidence-based or evidence inspired? *Psychology and Health*, 19, 29-49.

Ressourcen im WWW

Seiten der U.S.-amerikanischen Centers for Disease Control (CDC) mit Darstellungen und Empfehlungen zu evidenz-basierten Maßnahmen zur Förderung von körperlicher Aktivität in verschiedenen Settings: http://www.thecommunityguide.org/pa/

Internetangebot von Kay Bartholomew und Kollegen an der Universität Maastricht zum Thema Intervention Mapping mit zahlreichen Informationen, Projektdarstellungen und weiterführenden Links: http://www.interventionmapping.nl

11. Besondere Gruppen und körperliche Aktivität

Neben Kindern und Jugendlichen, mit denen sich dieses Buch bereits im Kapitel 5.2 befasst hat, gibt es weitere Zielgruppen, die sich durch besondere, gesundheitlich relevante Merkmale auszeichnen. Im Folgenden sollen nur zwei der derzeit auch ökonomisch drängenden gesundheitlichen relevanten Entwicklungen herausgegriffen werden: Menschen mit Übergewicht und dadurch bedingten gesundheitlichen Risiken, sowie alte oder alternde Menschen.

Notwendigerweise ist diese Darstellung selektiv. Sie referiert den derzeitigen Wissensstand, sofern dieser auf mehr als nur vereinzelten Studien basiert (zum Beispiel: Meta-Analysen).

11.1 Menschen mit Übergewicht

Repräsentative Daten zum Körpergewicht der erwachsenen deutschen Bevölkerung attestieren gut 60 % ein Körpergewicht, das ernsthafte Gesundheitsrisiken birgt (Mensink, Lampert & Bergmann 2005). Von 1984, dem Jahr in dem die erste systematische Erhebung für Deutschland stattfand, bis 1998 steigt die Übergewichts- und Adipositasprävalenz vor allem im mittleren Lebensalter (35 bis 44 Jahre alt) signifikant an und verharrt bis 2003, dem Jahr der letzten Erhebung, auf einem hohen Niveau. Helmert und Strube (2004) finden auch für den letztgenannten Erhebungszeitraum noch einen Anstieg der Prävalenz.

Im Jahr 2003 erweisen sich etwa 17 % der Männer und 20 % der Frauen als adipös und etwa die Hälfte der Männer und 30 % der Frauen als übergewichtig. Die Grenzen für die Etikettierung als übergewichtig oder adipös richten sich nach den Richtlinien der Weltgesundheitsorganisation (WHO), die dabei den Body Mass Index (BMI: Körpergewicht in kg geteilt durch das Quadrat der Körperhöhe in Metern, kg/m^2) zugrunde legt. Tabelle 11.1 zeigt die gängige Klassifizierung.

Die Grenzen sind hier strenger definiert, als dies für die Beurteilung im Alltag der Fall sein muss. Der Übergang zur gesundheitlichen Gefährdung ist zwischen einem BMI von 25 und 30 fließend, ab 30 aber evident. Übergewicht und Adipositas begünstigen eine ganze Reihe von ernsthaften Erkrankungen: Bluthochdruck, koronare Herzerkrankungen, Schlaganfälle, Diabetes mellitus Typ 2, Krankheiten des Bewegungsapparates und Krebserkrankungen. Adipositas wird heute von einigen Autoren als eigenständiges Krankheitsbild eingeordnet (Hebebrand, Dabrock & Lingenfelder 2004). Unter Verweis auf das Metabolische Syndrom scheint eine solche Zuordnung durchaus berechtigt. Dieses Syndrom vereinigt eine Reihe von Abweichungen des Organismus vom seinem gesunden Status: abdominale Fettansammlung (vulgo: Bauchspeck), hoher Blutzuckerspiegel, Bluthochdruck, Fettstoffwechselstörung. Liegen diese „Entgleisungen“ vor, so erhöht sich etwa das Herzinfarktrisiko auf das über 10-fache.

Tab. 11.1: Klassifizierung des BMI nach den Richtlinien der WHO

Bezeichnung	BMI (kg/ m^2)
Untergewicht	< 18,5
Normalgewicht	18,5 bis 24,9
Übergewicht	25 bis 29,9
Adipositas Grad I	30 bis 34,9
Adipositas Grad II	35 bis 39,9
Adipositas Grad III	≥ 40

Übergewicht und Adipositas haben viele Ursachen, darunter auch eine positive Energiebilanz. Nach den Daten der OECD nehmen deutsche Erwachsene durchschnittlich über 3.000 kcal pro Tag über das Essen auf. Sie verbrauchen aber keine 3.000 kcal pro Tag, weil sie – wie bereits dargelegt – überwiegend inaktiv sind und sich auch einen solchen Lebensstil angeeignet haben: Fahrstuhl und Rolltreppe statt Treppe, Auto statt Fahrrad, Fernsehen statt Spaziergang und so weiter. Um eine ausgewogene Energiebilanz zu erreichen hat die „Therapie“ also zwei Äste: Weniger Energie aufnehmen und mehr Energie verbrauchen. Wir wollen uns hier nicht in die Debatte einmischen, mit welcher Art der Ernährung sich das erste Ziel am günstigsten erreichen lässt, sondern fragen, wie hoch denn das Mindestmaß an Energieverbrauch sein muss, um die biologisch bedingten Zuwachs an Körpergewicht mit steigendem Lebensalter zu bremsen, um also ein gesundheitlich unbedenkliches Körpergewicht zu halten.

Interessante Zusammenhänge zwischen körperlicher Aktivität und dem Körpergewicht finden sich unter anderem in Arbeiten von Jeffery, Wing, Sherwood und Tate (2003), Jakicic et al. (1999), Jakicic, Marcus, Gallagher, Napolitano und Lang (2003) sowie bei Slentz, Duscha, Johnson, Ketchum, Aiken, Samsa, et al. (2004). Mal waren die Versuchsgruppen der von den Autoren betreuten Studien übergewichtige Frauen, mal Frauen und Männer und immer Erwachsene. Mal wurden sie aufgefordert, eine bestimmte Diät ein zu halten (fett- und kalorienreduziert), das andere Mal sollten sie ihre Ernährungsgewohnheiten beibehalten. Das Trainingsprogramm, das den Versuchspersonen verordnet wurde, lag zum Teil deutlich über den weiter vorne genannten HEPA-Empfehlungen. In der experimentellen Studie von Jakicic et al. (2003) waren es bis zu 2.000 kcal/Woche und im Experiment von Jeffery et al. (2003) sogar 2.500 kcal/Woche. Als Mindestumfang oder Volumen wurden 1.000 kcal/Woche oder etwa 20 km (12 Meilen) pro Woche in verschiedenen Intensitäten vorgegeben. Die Studien messen die Endpunkte (Körpergewicht, BMI, Fettverteilung und Fettanteil) über einen Zeitraum von bis zu drei Jahren.

Alle Arbeiten finden eine inverse Beziehung zwischen dem Volumen der Aktivität und dem Gewichtsverlust: Wer mehr in körperliche Aktivität investiert, der verliert auch mehr an Körpergewicht. Das gilt sowohl für die kurzfristige Gewichtsabnahme als auch für die langfristige Beibehaltung des reduzierten Körpergewichts.

Dieser Befund ist so überraschend nicht, wenn man das Körpergewicht als Endpunkt einer Bilanz von Energieaufnahme und -verbrauch ansieht. Aus gesundheitspsychologischer Perspektive ist es allerdings im Alltag einer übergewichtigen Person höchst unwahrscheinlich, dass diese einen Energieverbrauch von 2.500 kcal pro Woche zusätzlich zu ihrem Grundumsatz realisiert. Auch in der „geschützten" Situation eines Experiments mussten die Autoren der genannten Studien einiges an Aufwand betreiben (soziale Unterstützung, persönliche Beratung und finanzielle Honorierung), damit die Probanden dieses Volumen erreichten.

Ein Cochrane-Review aus dem Jahre 2005 (Shaw, O'Rourke, Del Mar & Kenardy 2005) zeigt, dass eine Reduktion des Übergewichts am ehesten gelingt, wenn die Betroffenen durch ein psychologisches Programm der Verhaltensmodifikation unterstützt werden, ihr Aktivitätsvolumen zu steigern.

Bei dieser schwierigen Ausgangslage ist es von Interesse zu wissen, ob es eine Mindestschwelle gibt, ab der das Gewicht – unter der Voraussetzung einer ausgewogenen, der körperlichen Aktivität in der Kalorienaufnahme angepassten Kost – gehalten wird. In der Arbeit von Slentz et al. (2004) wird diese Schwelle bei 30 Minuten täglichem Spazierengehen oder bei einem 20-minütigen intensiven Training (beispielsweise auf dem Heimtrainer) erreicht. Die Autoren definieren – obgleich nur aus ihren Daten interpoliert – 6 Meilen (also etwa 10 km) pro Woche als Mindestschwelle, um das Körpergewicht zu halten. Wer abnehmen möchte muss deutlich mehr investieren (ca. 19 km).

Dass bereits die Erhöhung der Alltagsaktivität deutliche Wirkungen auf das Körpergewicht hat, zeigt eine Arbeit von Levine, Lanningham-Foster, McCrady, Krizan, Olson, Kane et al. (2005). In einem experimentellen Design wurde die Aktivität von zehn normal- und zehn übergewichtigen Personen (BMI > 30 kg/m^2) zehn Tage lang mit einem Beschleunigungsmesser im Abstand von einer halben Sekunde registriert. Auffällig und für unser Thema interessant waren die Differenzen der beiden Gruppen im Energieverbrauch für Alltagsroutinen. Die Normalgewichtigen investierten dort deutlich mehr. Sie standen öfter, gingen mehr umher und waren insgesamt länger in Bewegung. Rechnet man den Verbrauch der Normalgewichtigen auf jenen der Übergewichtigen um, dann müssten Letztgenannte ihren Energieverbrauch um 350 kcal pro Tag erhöhen, was auf das Jahr gerechnet einem Gewichtsverlust von 12 kg bis 15 kg gleich käme.

Vor welchen psychologischen Hürden man steht, wenn man Übergewichtige von körperlicher Aktivität überzeugen möchte, machen die Daten der Pan-EU-Befragung (European Union 1999) deutlich. Nur 12 % antworten dort, körperliche Aktivität beeinflusse das Körpergewicht.

11.2 Altern und körperliche Aktivität

Aus den Daten des Bundesgesundheitssurvey (siehe Kapitel 5) war bereits abzulesen, dass das Volumen der körperlichen Aktivität mit steigendem Lebensalter abnimmt. Nur noch etwa 10 % der Frauen und knapp 15 % der Männer ab dem 50. Lebensjahr erreichen demnach die Mindestschwelle von 1.000 kcal zusätzlich zum Grundumsatz (siehe Mensink 1999). Auch im Gesundheitsbericht für Deutschland mit den Daten des telefonischen Gesundheitssurvey aus dem Jahre 2003 zeigt sich der Altersgradient. Aber, und das spricht für die Wirksamkeit von Präventionskampagnen, zwischen 1991 und 1998 verringert sich die Quote der Inaktiven bei den 50- bis 70-jährigen Personen (RKI 2006).

Daten der Berliner Alterstudie zeigen andererseits, dass mit steigendem Lebensalter die Anzahl kardiovaskulärer Risikofaktoren steigt (Steinhagen-Thiessen & Borchelt 1996). Bei den 70-jährigen finden sich bei über der Hälfte der Alterskohorte mehr als vier Risikofaktoren. Anders als gemeinhin zu erwarten wäre, scheint dieser objektive Befund aber kein Anlass für die alternden und alten Menschen, ihren Gesundheitszustand zu beklagen. Diese scheinbare Widersprüchlichkeit wird in der Literatur als *Altersinvarianz-Paradox* bezeichnet (Wurm & Tesch-Römer 2005, S. 134).

Nach den Auswertungen des Mikrozensus etwa von Klein (1999) nimmt die Morbidität bei den alternden Menschen in Deutschland zwar ab, dennoch aber gehen manche Autoren davon aus, dass ein präventives Verhalten im Alter keinen Gewinn brächte, sondern nur die morbide Lebensphase verschiebe und durch die höhere Lebenserwartung auch verlängere. Dem stehen Aussagen von Fries (2000) entgegen, der eine Kompression der Morbidität postuliert und also davon ausgeht, dass sich die Krankheitsphase vor dem Tod verkürzt. Die diversen Szenarien lassen sich in Anlehnung an Schwartz und Walter (1998) graphisch veranschaulichen (siehe Abb. 11.1).

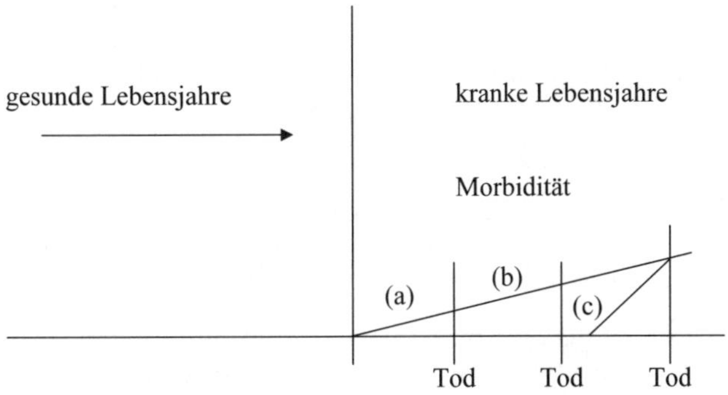

Anmerkungen:
(a) Früher Krankheitsbeginn ohne präventive Maßnahmen;
(b) Verlängerung der durch Krankheit belasteten Lebensjahre durch Prävention und
(c) Kompression der Morbidität durch Prävention

Anmerkungen. (a) früher Krankheitsbeginn ohne präventive Maßnahmen; (b) Verlängerung der durch Krankheit belasteten Lebensjahre durch Prävention und (c) Kompression der Morbidität durch Prävention

Abb. 11.1: Kompressionshypothese

Was also gewönnen die alten und alternden Menschen, wenn sie sich körperlich sportlich betätigten?

Nach allem, was die Forschung bis zum heutigen Tage zu dieser Frage generiert hat, ist ein körperlich aktives Leben von deutlichem gesundheitlichen Nutzen für alternde (ab dem 50. Lebensjahr) und ältere Menschen, möglicherweise ist es gar die Schlüsselvariable (siehe dazu das Heft 1 des *European Review of Aging and Physical Activity* der *European Group for Research into Elderly and Physical Activity*).

Auf das Cochrane Review von Latham et al. (2006) wurde bereits in Kapitel 3 des vorliegenden Textes hingewiesen. Dort zeigt sich eine reduzierte Sturzhäufigkeit bei Menschen jenseits des 60. Lebensjahres. Andere Arbeiten finden einen Zugewinn an körperlicher Leistungsfähigkeit, die sich unter anderem in einer Verlangsamung altersbedingter Mobilitätsdefizite durch ein moderates Ausdauertraining zeigt (zum Beispiel: Kupfer & Weyerer 1995; Visser, Plujim, Stel, Bosscher & Deeg 2002). Auch die kognitive Leistungsfähigkeit scheint von regelmäßiger körperlicher Aktivität zu profitieren (zusammenfassend: Oswald 2004). Der letztgenannte Effekt ist vor allem dann stark, wenn das körperliche Training mit einem kognitiven Training (zum Beispiel: Gedächtnistraining) kombiniert wird.

Studien, in denen mit bildgebenden Verfahren (MRT; fMRI oder PET) Veränderungen in den neurobiologischen Strukturen von alternden Personen gemessen wurden, belegen eine bedeutsame Veränderung in Hirnregionen, die für kognitive Leistungen verantwortlich sind (Colcombe & Kramer 2002). Mc Auley, Kramer und Colcombe (2004, S. 218) schreiben dazu:

> ..., the observed effects of cardiovascular fitness on brain structure and function are encouraging and suggest that maintaining higher levels of aerobic fitness may protect the brain against the normal effects of aging as well as cumulative effects of age-associated health problems.

In der *Health, Aging and Body Composition Study* (zum Beispiel: Bach, Simonsick, Kritchevsky, Yaffe & Newman 2004) wird erneut deutlich, dass es zu den positiven Wirkungen keines großen Belastungsaufwands bedarf. Wie junge, so müssen auch ältere Menschen keineswegs ein umfangreiches oder intensives Training absolvieren. Bereits Lebensstilaktivitäten, die zu einer moderaten Steigerung des Energieverbrauchs im Umfang von weniger als 1.000 kcal/Woche führen, wirken sich positiv aus. Noch besser stehen allerdings jene Personen der Studie dar, die durch Lebensstilaktivitäten mehr als die 1.000 kcal/Woche verbrauchen und die – etwa durch ein zusätzliches 30minütiges tägliches Training – auf einen Gesamtverbrauch von mehr als 2.700 kcal/Woche kommen.

An einer Stichprobe von Seniorenleichtathleten (45 bis 90 Jahre alt) zeigt Conzelmann (2001), dass die konditionellen Fähigkeiten (Ausdauer, Kraft, Schnelligkeit) auch noch im höheren Lebensalter deutlich steigerbar sind.

Da bleibt erneut die Frage, wie sich alternde und ältere Menschen motivieren lassen, aktiv zu werden und es mit fortschreitendem Alter auch zu bleiben. Conn et al. (2003) haben in ihrem Review die vorhandenen Fakten systematisiert, dabei aber lediglich auf englischsprachige Publikationen zurückgegriffen. Sie kommen zu folgendem Schluss: In zehn der von ihnen ausgewählten 17 Studien mit echtem experimentellem Design (RCT) finden sich Steigerungen der Aktivität aufgrund einer systematischen Intervention. Die Interventionen richten sich – sofern theoretisch fundiert – auf die Selbstregulation (Selbstbeobachtung, Zielsetzung, Barrierenmanagement, Selbstverstärkung, etc.). Einige basieren auf dem transtheoretischen Modell (TTM), andere auf der sozialkognitiven Theorie von Bandura (1986), dort vor allem auf der Beeinflussung der *Selbstwirksamkeit* und spezifischen *Konsequenzerwartungen*.

Für das Alter lassen sich mit Oster, Pfisterer, Schuler und Hauer (2005) folgende Aussagen machen:

- Jede körperliche Aktivität zählt.
- Es ist nie zu spät, damit zu beginnen.
- Es sollten solche Aktivitäten ausgewählt werden, die Spaß machen.

- Je älter und gebrechlicher, desto eher muss die Aktivität individuell angepasst und medizinisch fundiert sein.

Diese Aussagen werden auch durch zwei aktuelle Arbeiten bestätigt. Mc Auley, Elavsky, Jerome, Konopack und Marquez (2005) demonstrieren einen Zuwachs des subjektiven Wohlbefindens bei Personen jenseits des 66. Lebensjahres nach sechs Monaten körperlichem Training. Netz, Wu, Becker und Tenenbaum (2005) zeigen in einer meta-analytischen Zusammenfassung von 36 Interventionsstudien, dass moderat intensives Ausdauertraining die stärksten Wohlbefindenseffekte hat (zu Dosis-Wirkungsbeziehungen siehe auch Shepard 2006).

Weiterführende Literatur

Werle, J., Woll, A. & Tittlbach, S. (2006). *Gesundheitsförderung. Körperliche Aktivität und Leistungsfähigkeit im Alter.* Stuttgart: Kohlhammer.

Shaw, K., O'Rourke, P., Del Mar, C. & Kenardy, J. (2005). Psychological interventions for overweight or obesity (Cochrane Review). *The Cochrane Database of Systematic Reviews*, 2005 Apr. 18;(2):CD003818.

Ressourcen im WWW

Zentrale Informations-Ressource der *International Society for Aging and Physical Activity*: http://www.isapa.org

Homepage der ‚*Division of Nutrition and Physical Activity*' des US-amerikanischen Centers for Disease Control and Prevention (CDC): http://www.cdc.gov/nccdphp/dnpa/

12. Schlussbemerkung

Fassen wir noch einmal zusammen, was dieser Text behandelt. Körperliche Aktivität ist ein natürliches Verhalten, im Sinne des Wortes, das sich positiv auf die körperliche und psychische Gesundheit auswirkt. In seiner artifiziellen Ausgestaltung wird dieses Verhalten zum Sport. Dem modernen Menschen scheint das natürliche Bedürfnis nach körperlicher Aktivität verloren gegangen, oder es hindern ihn allerlei Umstände in einem gesundheitlich relevanten Maße aktiv zu sein.

Gut ein Drittel der deutschen Bevölkerung treibt überhaupt keinen Sport und viel zu viele sind völlig inaktiv. Dabei wäre der zeitliche und energetische Aufwand, der für eine substanzielle Minderung gesundheitlicher Risiken notwendig ist, eher bescheiden. Täglich 30 Minuten moderate Aktivität reichen hierzu aus.

Wir haben dargelegt, wie es „gehen kann“, was zu bedenken ist und wie sich das Verhalten systematisch, d.h. wissenschaftlich fundiert beeinflussen lässt.

Etwas ungewöhnlich für ein wissenschaftliches Buch wünschen wir unseren Leserinnen und Lesern zum Schluss, ein „bewegtes“ Leben.

Literatur

Adams, J. & White, M. (2005). Why don't stage-based activity promotion interventions work? *Health Education Research, 20*, 237-243.

AGA. (2006). *Arbeitsgemeinschaft Adipositas im Kindes- und Jugendalter*. Zugriff am 26. August 2006 unter http://www.a-g-a.de.

Ainsworth, B.E., Haskell, W.L., Leon, A.S., Jacobs, D.R., Montoye, H.J., Sallis, J.F., et al. (1993). Compendium of physical activities: classification of energy costs of human physical activities. *Medicine and Science in Sports and Exercise, 25*, 71-80.

Ainsworth, B.E., Haskell, W.L., Whitt, M.C., Irwin, M.L., Swartz, A.M., Strath, S. J., et al. (2000). Compendium of physical activities: an update of activity codes and MET intensities. *Medicine and Science in Sports and Exercise, 32*, 498-504.

Ajzen, I. (1985). From intentions to actions: A theory of planned behavior. In J. Kuhl & J. Beckmann (Eds.), *Action control: From cognition to behavior* (pp. 11-39). Heidelberg: Springer.

Alfermann, D., Stoll, O., Wagner, S. & Wagner-Stoll, P. (1995). Auswirkungen des Sporttreibens auf Selbstkonzept und Wohlbefinden: Ergebnisse eines kontrollierten Feldexperiments. In W. Schlicht & P. Schwenkmezger (Hrsg.), *Gesundheitsverhalten und Bewegung: Grundlagen, Konzepte, empirische Befunde* (S. 91-107). Schorndorf: Hofmann.

American Psychiatric Association. (1994). *Diagnostic and statistical manual of mental disorders-IV (DSM-IV)*. Washington, D.C.: APA.

Andersen, L.B., Schnohr, P., Schroll, M. & Hein, H.O. (2000). All-cause mortality associated with physical activity during leisure-time, work, sports and cycling to work. *Archive of Internal Medicine, 160*, 1621-1628.

Andreasen, A.R. (1995). *Marketing social change: Changing environment.* San Francisco: Jossey Bass.

Angermayer, M.C., Kilian, R. & Matschinger, H. (2000). *WHOQOL-100 und WHOQOL-Bref. Handbuch für die deutschsprachige Version der WHO Instrumente zur Erfassung von Lebensqualität.* Göttingen: Hogrefe.

Arent, S.M., Landers, D.M. & Etnier, J.L. (2000). The effects of exercise on mood in older adults: A meta-analytic review. *Journal of Ageing and Physical Activity, 8*, 407-430.

Arent, S.M., Rogers, T.J. & Landers, D.M. (2001). Mental Health and Physical Activity. The effects of physical activity on selected mental health variables: Determining causation. *Sportwissenschaft, 31*, 239-254.

Armitage, C.J. (2005). Can the theory of planned behavior predict the maintenance of physical activity? *Health Psychology, 24*, 235-245.

Armitage, C.J. & Conner, M. (2001). Efficacy of the theory of planned behaviour: A meta-analytic review. *British Journal of Social Psychology, 40*, 471-499.

Bach, J.S., Simonsick, E.M., Kritchevsky, S., Yaffe, K. & Newman, A.B. (2004). The association between physical function and lifestyle activity and exercise in the Health, Aging and Body Composition Study. *Journal of the American Geriatrics Society, 52*, 502-509.

Baecke, J.A.H., Burema, J. & Frytters, E.R. (1982). A short questionnaire for the measurement of habitual physical activity in epidemiological studies. *American Journal of Clinical Nutrition, 36*, 936-942.
Bandura, A. (1986). *Social foundations of thought and action*. Englewood Cliffs, New Jersey: Prentice Hall.
Bartholomew, L.K., Parcel, G.S., Kok, G. & Gottlieb, N.H. (2001). *Intervention mapping. Designing theory and evidence-based health promotion programs*. New York, NY: McGraw-Hill.
Basler, H.D., Jäkle, C., Keller, S. & Baum, E. (1999). Selbstwirksamkeit, Entscheidungsbalance und die Motivation zu sportlicher Aktivität. *Zeitschrift für Differentielle und Diagnostische Psychologie, 20*, 203-216.
Bassett, D.R., Ainsworth, B.E., Swartz, A.M., Strath, S. J., O'Brien, W.L. & King, G.A. (2000). Validity of four motion sensors in measuring moderate intensity physical activity. *Medicine & Science in Sports & Exercise, 32* (9 Suppl.), 471-480.
Becker, M.H. (1974). *The health belief model and personal health behavior*. Thorofare, NJ.: Slack.
Becker, P. (1982). *Psychologie der seelischen Gesundheit* (Bd. 1). Göttingen: Hogrefe.
Benyamini, Y., Leventhal, E.A. & Leventhal, H. (2003). Elderly people`s rating of the importance of health related factors to their self-assessments of health. *Social Science and Medicine, 56*, 1661 – 1667.
Berg, A. (1998). Grundlagen von gesundheitsorientierter physischer Belastung und körperliche Adaptation. In K. Bös & W. Brehm (Hrsg.), *Gesundheitssport. Ein Handbuch* (S. 137-146). Schorndorf: Hofmann.
Bette, K.H. (1992). *Theorie als Herausforderung*. Aachen: Meyer und Meyer.
Biddle, S.J. & Mutrie, N. (2001). *Psychology of Physical Activity*. London, New York: Routledge.
Biddle, S.J.H. & Nigg, C. R. (2000). Theories of exercise behavior. *International Journal of Sportpsychology, 31*, 290-304.
Blair, S.N. & Connelly, J.C. (1996). How much physical activity should we do? The case for moderate amounts and intensities of physical activity. *Research Quarterly for Exercise and Sport, 67*, 193-205.
Blanton, H. & Jaccard, J. (2006). Arbitrary metrics in psychology. *American Psychologist, 61*, 27-49.
Blumenthal, J.A., Babyak, M.A., Moore, K.A., Craighead, W.E., Herman, S., Khatri, P., et al. (1999). Effects of exercise training on older patients with major depression. *Archive of International Medicine, 159*, 2346-2356.
Bock, K.D. (1999). Gesundheit und Krankheit als Gegenstand des Medizinalsystems. In W. Schlicht & H.H. Dickhuth (Hrsg.), *Gesundheit für alle. Fiktion oder Realität?* (S. 36-53). Schorndorf: Hofmann & Schattauer.
Bös, K. (2003). Motorische Leistungsfähigkeit von Kindern und Jugendlichen. In W. Schmidt, I. Hartmann-Tews & W.D. Brettschneider (Hrsg.), *Erster Deutscher Kinder- und Jugendsportbericht* (S. 85-107). Schorndorf: Hofmann.
Bös, K., Abel, T., Woll, A., Niemann, S., Tittlbach, S. & Schott, N. (2002). Der Fragebogen zur Erfassung des motorischen Funktionsstatus (FFB-Mot). *Diagnostica, 48*, 101-111.
Bös, K. & Brehm, W. (Hrsg.). (2006). *Handbuch Gesundheitssport* (2. Aufl.). Schorndorf: Hofmann.

Boreham, C. & Riddoch, C. (2003). Physical activity and health through the life-span. In J. McKenna & C. Riddoch (Eds.), *Perspectives on health and exercise* (pp. 11-30). Basingstoke: Palgrave Macmillan.

Boreham, C., Robson, P.J., Gallagher, A.M., Cran, G.W., Savage, M.J. & Murray, L.J. (2004). Tracking of physical activity, fitness, body composition and diet from adolescence to young adulthood: The Young Hearts Project, Northern Ireland. *International Journal of Behavioral Nutrition and Physical Activity, 1,* 14-22.

Boreham, C.A.G., Wallace, W.F.M. & Neville, A. (2000). Training effects of accumulated daily stair-climbing exercise in previously sedentary women. *Preventive Medicine, 30*, 277-281.

Borg, G. (1998). *Borg's perceived exertion and pain scales*. Champaign, IL: Human Kinetics.

Bouchard, C. (1986). Erblichkeit und Trainierbarkeit. *Deutsche Zeitschrift für Sportmedizin, 37*, 318-322.

Bourdieu, P. (1982). *Die feinen Unterschiede. Kritik der gesellschaftlichen Urteilskraft.* Frankfurt/M.: Suhrkamp.

Brand, R. (2006 a). Die affektive Einstellungskomponente und ihr Beitrag zur Erklärung von Sportpartizipation. *Zeitschrift für Sportpsychologie, 13*, 147-155.

Brand, R. (2006 b). *Sportpsychologische Interventionen und Gesundheitsverhalten* (Habilitationsschrift). Stuttgart: Universität Stuttgart, Fakultät für Wirtschafts- und Sozialwissenschaften.

Brand, R. (in Druck). Bevölkerungsbezogene Interventionen und Kampagnen. In R. Fuchs, W. Göhner & H. Seelig (Hrsg.), *Aufbau eines körperlich-aktiven Lebensstils: Theorie, Empirie und Praxis*. Göttingen: Hogrefe.

Brand, R. & Schlicht, W. (2004). The role of TTM's processes of change in the domain of physical activity. In S. Keller & W. Velicer (Eds.), *Research on the transtheoretical model: Where are we now? Where are we going?* (pp. 25-27). Lengerich: Pabst.

Brand, R. & Schlicht, W. (2007). Editorial [Themenheft: Gesundheit, körperliche Aktivität und Sport. Kognitive und emotionale Aspekte der Verhaltensänderung]. *Zeitschrift für Sportpsychologie, 14*, 1-2.

Brand, R. & Schlicht, W. (in Druck). Sportpsychologische Interventionen in der Therapie und Rehabilitation. In M. Kellmann & J. Beckmann (Hrsg.), *Angewandte Sportpsychologie* (Reihe Enzyklopädie der Psychologie). Göttingen: Hogrefe.

Brand, R., Schlicht, W., Großmann, K. & Duhnsen, R. (2006). Effects of a physical exercise intervention on employees' perceptions of quality of life. A randomized controlled trial. *Social and Preventive Medicine, 51*, 14-23.

Brickman, P., Coates, D. & Janoff-Bulman, R. (1978). Lottery winners and accident victims. *Journal of Personality and Social Psychology, 36*, 917-927.

Brinkhoff, K.-P. (1998). *Sport und Sozialisation im Jugendalter. Entwicklung, soziale Unterstützung und Gesundheit*. Weinheim: Juventa.

Brinkhoff, K.-P. & Sack, H.G. (1996). Überblick über das Sportengagement von Kinder und Jugendlichen in der Freizeit. In D. Kurz, H.G. Sack & K.-P. Brinkhoff (Hrsg.), *Kindheit, Jugend und Sport in Nordrhein-Westfalen. Der Sportverein und seine Leistungen – Eine repräsentative Befragung der nordrhein-westfälischen Jugend* (S. 29-74). Düsseldorf: Ministerium für Stadtentwicklung, Kultur und Sport des Landes Nordrhein-Westfalen.

Broocks, A., Bandelow, B., Pekrun, G., George, A., Meyer, T.E., Bartmann, U., et al. (1998). Comparison of aerobic exercise, clomipramine, and placebo in the treatment of panic disorder. *American Journal of Psychiatry, 155*, 603-609.

Broocks, A., Meyer, T.F., Bandelow, B., George, A., Bartmann, U., Rüther, E., et al. (1997). Exercise avoidance and impaired endurance capacity in patients with panic disorder. *Neuropsychobiology, 36*, 182-187.

Broocks, A., Meyer, T.F., George, A., Pekrun, G., Hillmer-Vogel, U., Hajak, G., et al. (1997). Zum Stellenwert von Sport in der Behandlung psychischer Erkrankungen. *Psychotherapie, Psychosomatik, medizinische Psychologie, 47*, 379-393.

Brug, J., Conner, M., Harré, N., Kremers, S., McKellar, S. & Whitelaw, S. (2005). The transtheoretical model and stages of change: a critique. Observations by five commentators on the paper by Adams, J. and White, M. (2004) Why don't stage-based interventions work? *Health Education Research, 20*, 244-258.

Bucksch, J. & Helmert, U. (2004). Leisure time sports activity and all-cause mortality in West Germany (1984-1998). *Journal of Public Health, 12*, 351-358.

Bucksch, J. & Schlicht, W. (2006). Health enhancing physical activity and the prevention of chronic diseases – An epidemiological review. *Social and Preventive Medicine, 51*, 281-301.

Cachay, K. & Hartmann-Thews, I. (Hrsg.). (1998). *Sport und soziale Ungleichheit. Theoretische Überlegungen und empirische Befunde.* Nagelschmid: Stuttgart.

Calfas, K.J., Sallis, J.F., Zabinski, M.F., Wilfley, D.E., Rupp, J., Prochaska, J.J. et al. (2002). Preliminary evaluation of a multicomponent program for nutrition and physical activity change in primary care: PACE+ for adults. *Preventive Medicine, 34*, 153-161.

Calfas, K.J. & Taylor, W.C. (1994). Effects of physical activity on psychological variables in adolescents. *Pediatric Exercise Science, 6*, 406-423.

Carver, C.S. & Scheier, M.F. (1981). *Attention and self-regulation: A control theory approach to human behavior*. New York: Springer.

Carver, C.S. & Scheier, M.F. (1998). *On the self-regualtion of behavior*. New York: Cambridge University Press.

Caspersen, C.J., Bloemberg, B.P., Saris, W.H., Merritt, R.K. & Kromhout, D. (1991). The prevalence of selected physical activities and their relation with coronary heart disease risk factors in elderly men: The Zutphen study. *American Journal of Epidemiology, 133*, 1078-1092.

Chartinova, L.G. (1993). Theoretische und experimentelle Begründung von Adaptationstypen im Sport. *Leistungssport, 23*(6), 7-8.

Cohen, J. (1988). *Statistical power analysis for the behavioral sciences*. Hillsdale, New York: Erlbaum.

Colcombe, S.J. & Kramer, A. F. (2002). Fitness effects on the cognitive function of older adults: A meta-analytic study. *Psychological Science, 14,* 125-130.

Colditz, G.A. (1999). Economic costs of obesity and inactivity. *Medicine and Science in Sports and Exercise, 31*(11 Suppl.), 663-667.

Conn, V.S., Minor, M.A., Burks, K.J., Rantz, M.J. & Pomeroy, S.H. (2003). Integrative review of physical activity intervention with ageing adults. *Journal of the American Geriatrics Society, 51*, 1159-1168.

Conzelmann, A. (2001). *Sport und Persönlichkeitsentwicklung*. Schorndorf: Hofmann.

Craft, L.L. & Landers, D.M. (1998). The effect of exercise on clinical depression resulting from mental illness: A meta-analysis. *Journal of Sport and Exercise Psychology, 20*, 339-357.

Craig, C.L., Marshall, A.L., Sjostrom, M., Baumann, A.E., Booth, M.L., Ainsworth, B.E., et al. (2003). International physical activity questionnaire: 12-country reliability and validity. *Medicine and Science in Sports and Exercise, 35*, 1381-1395.

Crews, D.J. & Landers, D.M. (1987). A meta-analytic review of aerobic fitness and reactivity to psychosocial stressors. *Medicine and Science in Sports and Exercise, 19*, 114-120.

Csikszentmihalyi, M. (2000). *Das Flow-Erlebnis. Jenseits von Angst und Langeweile im Tun aufgehen* (8. unv. Aufl.). Stuttgart: Klett.

Danzer, G. (1998). *Psychosomatik – Gesundheit für Körper und Geist*. Darmstadt: Wissenschaftliche Buchgesellschaft.

Davison, G.C. & Neale, J.M. (1996). *Klinische Psychologie*. Weinheim: Psychologie Verlags Union.

De Bourdeaudhuij, I. & Van Oost, P. (1999). A cluster-analytical approach toward physical activity and other health related behaviors. *Medicine and Science in Sports and Exercise, 31*, 605-612.

DeMarées, H. (2003). *Sportphysiologie* (9. Aufl.). Köln: Sport und Buch Strauss.

Denk, H. & Pache, D. (1999). Die Bonner Alterssportstudie. *Sportwissenschaft, 29*, 324-342.

Denner, A. (1998). *Analyse und Training der wirbelsäulenstabilisierenden Muskulatur*. Berlin: Springer.

Dickhuth, H. H. (2000). *Einführung in die Sport- und Leistungsmedizin*. Schorndorf: Hofmann.

Dickhuth, H. H. & Schlicht, W. (1997). Körperliche Aktivität in der Prävention von Herz-Kreislauferkrankungen – eine Standortbestimmung. *Sportwissenschaft, 27*, 9-22.

Diener, E., Emmons, R. A., Larsen, R. J. & Griffen, S. (1985). The satisfaction of life scale. *Journal of Personality Assessment, 49*, 71-75.

Diener, E., Lucas, R.E. & Oishi, S. (2005). Subjective well-being. The science of happiness and life satisfaction. In C. R. Snyder & S. J. Lopez (Eds.), *Handbook of Positive Psychology* (pp. 63-73). Oxford: University Press.

Diener, E., Lucas, R.E. & Scollon, C.N. (2006). Beyond the hedonic treadmill. Revising the adaptation theory of well-being. *American Psychologist, 61*, 305-314.

Dinkel, R.H. (1999). Demographische Entwicklung und Gesundheitszustand. Eine empirische Kalkulation der Health Life Expectancy für die Bundesrepublik Deutschland auf der Basis von Kohortendaten. In H. Häfner (Hrsg.), *Gesundheit unser höchstes Gut?* (S. 61-82). Berlin: deGruyter.

Dishman, R.K., Washburn, R.A. & Heath, G.W. (2004). *Physical Activity Epidemiology*. Champaign, IL: Human Kinetics.

Dolgener, F.A., Hensley, L.D., Marsh, J.J. & Fjelstul, J.K. (1994). Validation of the Rockport Fitness Walking Test in college males and females. *Research Quarterly for Exercise and Sport, 65*, 152-158.

DSB. (ohne Jahr). *Bestandserhebung 2002.* Zugriff am 10. Oktober 2006 unter http://www.dsb.de/fileadmin/fm-dsb/DSB/Statistik_2002.pdf.

Edwards, J.E., Babington, P., Ozmun, J.C., Kang, K., Skaggs, J., Bergman, R., et al. (2002). Validity and reliability of an activity monitor with the capability of pro-

viding geographic location using GPS. *Medicine and Science in Sports and Exercise, 34*(5 Suppl.), 41.
Etnier, J.L., Salazar, W., Landers, D.M., Petruzzello, S.J., Han, M. & Nowell, P. (1997). The influence of physical fitness and exercise upon cognitive functioning: A meta-analysis. *Journal of Sport and Exercise Psychology, 19*, 249-277.
European Opinion Research Group. (2003). *Special Eurobarometer: Physical Activity*. Brüssel: European Union.
European Union. (1999). *A pan-EU survey on consumer attitudes to physical activity, body weight and health*. Luxembourg: The European Communities Office for Official Publications.
Ezzati, M., Lopez, A.D., Rodgers, A., Hoorn, S.V. & Murray, C.J.L. (2002). Selected major risk factors and global and regional burden of disease. *The Lancet, 360*(November 2), 1347 – 1360.
Fahrenberg, J., Myrtek, M., Schumacher, J. & Brähler, E. (2000). *Fragebogen zur Lebenszufriedenheit (FLZ)*. Göttingen: Hogrefe.
Faltermaier, T. (2005). Subjektive Konzepte und Theorien von Gesundheit und Krankheit. In R. Schwarzer (Hrsg.), *Gesundheitspsychologie* (Bd. 1, S. 31-54). Göttingen: Hogrefe.
Faltermaier, T. & Kühnlein, I. (2000). Subjektive Gesundheitskonzepte im Kontext: Dynamische Konstruktionen von Gesundheit in einer qualitativen Untersuchung von Berufstätigen. *Zeitschrift für Gesundheitspsychologie, 8*, 137-154.
Fransson, E.I., Alfredsson, L.S., de Faire, U.H., Knutsson, A. & Westerholm, P.J. (2003). Leisure-time, occupational and household physical activity and risk factors for cardiovascular disease in working men and women: the WOLF study. *Scandinavian Journal of Public Health, 31*, 324-333.
Frey, I. & Berg, A. (2002). Erfassung der körperlichen Aktivität in Klinik und Praxis. In G.S.G. Mensink (Hrsg.), *Körperliche Aktivität in Prävention und Therapie. Evidenzbasierter Leitfaden für Klinik und Praxis* (S. 81-86). München: Hans Marseille Verlag.
Friedenreich, C.M. & Orenstein, M.R. (2002). Physical activity and cancer prevention: Etiologic evidence and biological mechanisms. *Journal of Nutrition, 132*, 3456-3464.
Fries, J.F. (2000). Compression of morbidity in the elderly. *Vaccine, 18*, 1584-1589.
Fuchs, R. (1997). *Psychologie und körperliche Bewegung. Grundlagen für theoriegeleitete Interventionen*. Göttingen: Hogrefe.
Fuchs, R. (2003). *Sport, Gesundheit und Public Health*. Göttingen: Hogrefe.
Fuchs, R. (2005). Körperliche Aktivität. In R. Schwarzer (Hrsg.), *Gesundheitspsychologie* (S. 447-465). Göttingen: Hogrefe.
Fuchs, R., Seelig, H. & Kilian, D. (2005). Selbstkonkordanz und Sportteilnahme. Eine clusteranalytische Unterscheidung verschiedener Formen des Dabeibleibens und Abbrechens. *Zeitschrift für Gesundheitspsychologie, 13*, 126-138.
Glasgow, R.E., Bull, S.S., Gillette, C., Klesges, L.M. & Dzewaltowski, D.A. (2002). Behaviour change intervention research in health care settings: A review of recent reports with emphasis on external validity. *American Journal of Preventive Medicine, 23*, 62-69.
Göckenjahn, G. (1991). Stichwort: Gesundheit. In H.-U. Deppe (Hrsg.), *Öffentliche Gesundheit – Public Health* (S. 15-24). Frankfurt/M: Campus.

Gogoll, A., Kurz, D. & Menze-Sonneck, A. (2003). Sportengagements Jugendlicher in Westdeutschland. In W. Schmidt, I. Hartmann-Tews & W. D. Brettschneider (Hrsg.), *Erster Deutscher Kinder- und Jugendsportbericht* (S. 145-165). Schorndorf: Hofmann.

Goschke, T. (2002). Kapitel 2b: Volition und kognitive Kontrolle. In J. Müsseler & W. Prinz (Hrsg.), *Allgemeine Psychologie* (S. 270-335). Heidelberg: spektrum akademischer Verlag.

Grawe, K. (1998). *Psychologische Therapie*. Göttingen: Hogrefe.

Green, L.W. & Kreuter, M.W. (1991). *Health promotion planning: An educational and environmental approach* (2nd ed.). Mountain View, CA: Mayfield.

Grewal, D., Brackett, M. & Salovey, P. (2006). Emotional intelligence and the self-regulation of affect. In D.K. Snyder, J.A. Simpson & J.N. Hughes (Eds.), *Emotion regulation in couples and families : pathways to dysfunction and health* (pp. 37-55). Washington, DC: APA.

Hacker, W. (1978). *Allgemeine Arbeits- und Ingenieurpsychologie. Psychische Struktur und Regulation von Arbeitstätigkeiten.* Bern: Huber.

Hagger, M.S., Chatzisarantis, N.L. & Biddle, J.H. (2002). A meta-analytic review of the theories of reasoned action and planned behavior in physical activity: Predicitive validity and the contribution of additional variables. *Journal of Sport and Exercise Psychology, 24*, 3-32.

Hartmann, P.H. (1999). *Lebensstilforschung. Darstellung, Kritik und Weiterentwicklung*. Opladen: Leske und Budrich.

Haskell, W.L. (1994). Health consequences of physical acitivity: understanding and challenges regarding dose-response. *Medicine and Science in Sports and Exercise, 26*, 649-660.

Haskell, W.L. (2001). What to look for in assessing responsiveness to exercise in a health context. *Medicine and Science in Sports and Exercise, 33*, 454-458.

Hayashi, T., Tsumura, K., Suematsu, C., Okada, K., Fujii, S. & Endo, G. (1999). Walking to work and the risk for hypertension in men: the Osaka Health Survey. *Annals of Internal Medicine, 131*, 21-26.

Hebebrand, J., Dabrock, P. & Lingenfelder, M. (2004). Ist Adipositas eine Krankheit? Interdisziplinäre Perspektiven. *Deutsches Ärzteblatt, 101*, 2468-2474.

Hedges, L.V. & Olkin, I. (1985). *Statistical methods for meta-analysis*. Orlando: Academic Press.

Heinemann, K. (1990). *Einführung in die Soziologie des Sports* (3. erw. Aufl.). Schorndorf: Hofmann.

Helmert, U. & Strube, H. (2004). Die Entwicklung der Adipositas in Deutschland im Zeitraum von 1985 – 2002. *Gesundheitswesen, 66*, 409-415.

Henn, K.P. (2003). Methoden der Körperfettbestimmung. *Deutsche Zeitschrift für Sportmedizin, 54*, 153-154.

Herrmann, T. (1994). Forschungsprogramme. In T. Herrmann & W.H. Tack (Hrsg.), *Methodologische Grundlagen der Psychologie* (S. 251-294). Göttingen: Hogrefe.

Hillsdon, M., Foster, C. & Thorogood, M. (2005). *Interventions for promoting physical activity (Review)* (No. 3). London: The Cochrane Collaboration.

Hoeger, W.K. & Hoeger, S.A. (2005). *Lifetime physical fitness and wellness: A personalized program*. Belmont, CO: Thomas Wadsworth.

Hoeger, W.K. & Hopkins, D.R. (1990). Comparisons of the sit and reach and the modified sit and reach flexibility tests. *Medicine and Science in Sports and Exercise, 22*(Suppl. 2), 10.
Hoffmann, A., Brand, R. & Schlicht, W. (2006). Körperliche Bewegung. In A. Lohaus, M. Jerusalem & J. Klein-Heßling (Hrs.), *Gesundheits-förderung im Kindes- und Jugendalter* (S. 201-220). Göttingen: Hogrefe.
Hoffmann, A. & Schlicht, W. (2006). Sozialisation und Identitätsentwicklung. In B. Strauss & M. Tietjens (Hrsg.), *Handbuch Sportpsychologie* (S. 95-103). Schorndorf: Hofmann.
Hohmann, A., Lames, M. & Letzelter, M. (2002). *Einführung in die Trainingswissenschaft*. Wiebelsheim: Limpert, UTB.
Hölter, G., Beudels, W. & Brand, M. (2002). Körperkonzept und Bewegungstherapie in der Psychosomatik. *Sportwissenschaft, 32*, 363-380.
Hottenrott, K. (2002). *Herzfrequenzvariabilität im Sport*. Hamburg: Czwalina.
Hu, F.B., Sigal, R.J., Rich-Edwards, J.W., Colditz, G.A., Solomon, C.G., Willett, W.C., et al. (1999). Walking compared with vigorous physical activity and risk of type 2 diabetes in women. A prospective study. *Journal of the American Medical Association, 282*, 1433-1439.
Hu, F.B., Tricia, Y.L., Colditz, G.A., Willett, W.C. & Manson, J.E. (2003). Television watching and other sedentary behaviors to risk of obesity and Type 2 diabetes mellitus in women. *Journal of the American Medical Association, 289*, 1785-1791.
Hu, G., Qiao, Q., Silventoinen, K., Eriksson, J.G., Jousilahti, P., Lindstrom, J., et al. (2003). Occupational, commuting and leisure-time physical activity in relation to risk for Type 2 diabetes in middle-aged Finnish men and women. *Diabetologia, 46*, 322-329.
Hunter, J., Schmidt, I. & Jackson, G. (1982). *Meta-Analysis: Cumulating research findings across studies.* Beverly Hills: Sage.
Jackson, A.S., Blair, S.N., Mahar, M.T., Wier, L.T., Ross, R.M. & Stuteville, J.E. (1990). Prediction of functional aerobic capacity without exercise testing. *Medicine and Science in Sports and Exercise, 22*, 863-870.
Jakes, R.W. & Wareham, N.J. (2003). Epidemiology of activity and physical health. In J. McKenna & C. Riddoch (Eds.), *Perspectives on health and exercise* (pp. 31-60). Basingstoke: Palgrave Macmillan.
Jakicic, J.M., Marcus, B.H., Gallagher, A.M., Napolitano, M. & Lang, W. (2003). Effect of exercise duration and intensity on weight loss in overweight, sedentary women. *Journal of the American Medical Association, 290*, 1323-1330.
Jakicic, J.M., Winters, C., Lang, W. & Wing, R. R. (1999). Effects of intermittent exercise and use of home exercise equipment on adherence, weight loss and fitness in overweight women. A randomized trial. Stichwort: Gesundheit. In H.-U. Deppe (Hrsg.), *Journal of the American Medical Association, 282*, 1554-1560.
Janz, K.F., Dawson, J.D. & Mahoney, L.T. (2000). Tracking physical activity and physical activity from childhood to adolescence: The Muscatine Study. *Medicine and Science in Sports and Exercise, 32*, 1250-1257.
Jeffery, R.W., Wing, R.R., Sherwood, N.E. & Tate, D.F. (2003). Physical activity and weight loss: Does prescribing higher physical activity goals improve outcome? *American Journal of Clinical Nutrition, 78*, 684-689.

Kahneman, D. & Tversky, A. (1982). The simulation heuristic. In D. Kahneman, P. Slovic & A. Tversky (Eds.), *Judgement under uncertainty: Heuristics and biases* (pp. 201-208). New York: Cambridge University Press.

Kandel, D.B. (Ed.). (2002). *Stages and pathways of drug involvement. Examining the gateway hypothesis*. Cambridge, UK: Cambridge University Press.

Kanning, M. (2006). *Körperlich aktive Herzerkrankte: Änderungsprozesse und Strategien zur Aufrechterhaltung von körperlich-sportlicher Aktivität* (Dissertation). Stuttgart: Universität Stuttgart.

Kaplan, R.M. (1990). Behavior as the central outcome in health care. *American Psychologist, 45*, 1211-1220.

Karvonen, J. & Vuorimaa, T. (1988). Heart rate and exercise intensity during sports activities. Practical Application. *Sports Medicine, 5*, 303-312.

Keil, U. (2005). Das weltweite WHO-MONICA-Projekt: Ergebnisse und Ausblick. *Gesundheitswesen, 67*(Sonderheft 1), 38-45.

Keil, U. & Kuulasma, K. (1989). WHO Monica Project: Risk factors. *International Journal of Epidemiology, 18*, 46-55.

Kesaniemi, Y.K., Danforth, E., Jensen, M.D., Kopelman, P.G., Lefebvre, P. & Reeder, B.A. (2001). Dose-response issues concerning physical activity and health: an evidence-based symposium. *Medicine and Science in Sports and Exercise, 33*, 351-358.

Kickbusch, I. (1982). Vom Umgang mit der Utopie. Anmerkungen zum Gesundheitsbegriff der WHO. In H.H. Abholz, D. Borgers, Karmaus, W. & J. Korporal (Hrsg.), *Risikofaktoren Medizin* (S. 267-276). Berlin.

King, A.C., Haskell, W.L., Taylor, C.B., Kraemer, H.C. & DeBusk, R.F. (1991). Group- vs. home-based exercise training in healthy older men and women. A community-based clinical trial. *Journal of the American Medical Association, 266*, 1535-1542.

Klaes, L., Cosler, D., Rommel, A. & Zens, Y.C.K. (2003). *WIAD-AOK-DSB-Studie II: Bewegungsstatus von Kindern und Jugendlichen in Deutschland.* Frankfurt/M.: DSB.

Klein, T. (1999). Soziale Determinanten der Lebenserwartung. *Zeitschrift für Soziologie,* 6, 448-464.

Klein, T., Schneider, S. & Löwel, H. (2001). Bildung und Mortalität. Die Bedeutung gesundheitsrelevanter Aspekte des Lebensstils. *Zeitschrift für Soziologie, 30*, 384-400.

Kleinert, J., Golenia, M. & Lobinger, B. (2007). Emotionale Prozesse im Bereich der Planung und Realisierung von Gesundheitshandlungen. *Zeitschrift für Sportpsychologie, 14*, 44-50

Knisel, E., Ziegler, C., Lezinsky, D. & Strang, H. (2007). Selbststeuerung und Affektregulation: Ergebnisse einer Interventionsstudie mit übergewichtigen und adipösen Jugendlichen. *Zeitschrift für Sportpsychologie, 14,* 14-28.

Kohl, H. W. (2001). Physical activity and cardiovascular disease: Evidence for a dose response. *Medicine and Science in Sports and Exercise, 33*, 472-483.

Kohler, M. & Ziese, T. (2004). *Telefonischer Gesundheitssurvey des Robert Koch-Instituts zu chronischen Krankheiten und ihren Bedingungen. Deskriptiver Ergebnisbericht.* Berlin: Robert Koch-Institut.

Kohlmann, C.W. (1997). *Persönlichkeit und Emotionsregulation.* Bern: Hans Huber.

Kolip, P. & Hurrelmann, K. (1994). Was ist Gesundheit im Jugendalter? Indikatoren für körperliches, psychisches und soziales Wohlbefinden. In P. Kolip (Hrsg.), *Lebenslust und Wohlbefinden. Beiträge zur geschlechtsspezifischen Jugendgesundheitsforschung* (S. 25-47). Weinheim, München: Juventa.

Kraemer, W.J., Ratamess, N., Fry, A.C. & French, D.N. (2006). Strength training: Development and evaluation of methodology. In P.J. Maud & C. Foster (Eds.), *Physiological assessment of human fitness* (2nd ed., pp. 119-150). Champaign: Human Kinetics.

Krohne, H.W., Egloff, B., Kohlmann, C.W. & Tausch, A. (1996). Untersuchungen mit einer deutschen Form der Positive and Negative Affect Schedule (PANAS). *Diagnostica, 42*, 139-156.

Krüger, M. (1993). *Einführung in die Geschichte der Leibeserziehung und des Sports. Teil 3: Leibesübungen im 20. Jahrhundert. Sport für alle.* (Bd. 3). Schorndorf: Hofmann.

Kühn, H. (1993). *Healthismus*. Berlin.

Kühn, H. (1999). Eine neue Gesundheitsmoral? Anmerkungen zur lebensstilbezogenen Prävention und Gesundheitsförderung. In W. Schlicht & H. H. Dickhuth (Hrsg.), *Gesundheit für alle. Fiktion oder Realität?* (S. 205-224.). Schorndorf: Hofmann.

Kukkonen-Harjula, K., Laukannen, R., Vuori, I., Oja, P., Pasanen, M.E., Nenonen, A., et al. (1998). Effects of walking on health related fitness in healthy middle-aged adults – a randomized controlled study. *Scandinavian Journal of Medicine and Science in Sports, 8*, 236-242.

Kumahara, H., Schutz, Y., Ayabe, M., Yoshioka, M., Yoshitake, Y., Shindo, M., et al. (2004). The use of uniaxial accelerometry for the assessment of physical-activity-related energy expenditure: a validation study against whole-body indirect calorimetry. *British Journal of Nutrition, 91*, 235-243.

Kupfer, B. & Weyerer, S. (1995). Körperliche Aktivität und psychische Gesundheit bei älteren Menschen: Theoretischer Hintergrund und Möglichkeiten der Intervention. *Verhaltenstherapie, 5*, 21-29.

Laaksonen, M., Luoto, R., Helakorpi, S. & Uutela, A. (2002). Associations between health-related behaviors: A 7-year follow-up of adults. *Preventive Medicine, 34*, 162-170.

Lamprecht, M. & Stamm, H.-P. (1995). Soziale Differenzierung und soziale Ungleichheit im Breiten- und Freizeitsport. *Sportwissenschaft, 25*, 265-284.

Langbein, K. & Skalnik, Y. (2005). *Gesundheit aktiv*. Wien: Ueberreuther.

Lantermann, E.D. (2000). Handlung und Emotion. In J.H. Otto, H.A. Euler & H. Mandl (Hrsg.), *Handbuch der Emotionspsychologie* (S. S. 381-394). Weinheim: PVU.

Latham, N., Andersen, C., Bennett, D. & Stretton, C. (2006). *Progressive resistance strength training for physical disability in older people [update]*: The Cochrane Database of Systematic Reviews, Issue 2. The Cochrane Collaboration: John Wiley & Sons, Ltd.

Lawlor, D. A. & Hopker, S. W. (2001). The effectiveness of exercise as an intervention in the management of depression: systematic review and meta-regression analysis of randomised controlled trials. *British Medical Journal, 322*, 763-767.

Lee, I.M. (2003). Physical activity in women. How much is enough? *Journal of the American Medical Association, 290*, 1377-1379.

Lee, I.M. & Paffenbarger, R.S. (2000). Associations of light, moderate and vigorous intensity physical activity with longevity. The Harvard Alumni Health Study. *American Journal of Epidemiology, 151*, 293-299.
Lee, I.M., Rexrode, K.M., Cook, N.R., Manson, J.E. & Buring, J.E. (2001). Physical activity and coronary heart disease in women: is „no pain, no gain" passe? *Journal of the American Medical Association, 285*, 1447-1454.
Lee, I.M., Sesso, H.D., Oguma, Y. & Paffenbarger, R. (2004). The „weekend warrior" and risk of mortality. *American Journal of Epidemiology, 160*, 636-641.
Lee, I.M., Sesso, H.D. & Paffenbarger, R. (2000). Physical activity and coronary heart disease risk in men: does the duration of exercise episodes predict risk? *circulation, 102*, 981-986.
Lee, I.M., & Skerrett, P.J. (2001). Physical activity and all-cause mortality: What is the dose response relation? *Medicine and Science in Sports and Exercise, 33*(Suppl.), 459-471.
Lehr, U.M. & Thomae, H. (1991). *Alltagspsychologie. Aufgaben – Methoden – Ergebnisse*. Darmstadt: Wiss. Buchgesellschaft.
Leonhardt, C., Keller, S., Becker, A., Luckmann, J., Baum, E., Donner-Banzhoff, N., et al. (2007). Depressivität, Bewegungsangst-Kognitionen und körperliche Aktivität bei Patienten mit Rückenschmerz. *Zeitschrift für Sportpsychologie, 14*, 29-43.
Leventhal, H. (1970). Findings and theory in the study of fear communications. *Advances in Experimental Social Psychology, 5*, 119-186.
Leventhal, H., Brisette, I. & Leventhal, E.A. (2003). The common-sense model of self-regulation of health and illness. In L. Cameron & H. Leventhal (Eds.), *The self regulation of health and illness behavior* (pp. 42-65). London: Routledge.
Leventhal, H., Prohaska, T.R. & Hirschman, R.S. (1985). Preventive health behaviors across the life span. In J.C. Rosen & L.J. Solomon (Eds.), *Prevention in health psychology* (pp. 191-235). Hanover: University Press of New England.
Levine, J.A., Lanningham-Foster, L.M., McCrady, S.K., Krizan, A.C., Olson, L.R., Kane, P.H., et al. (2005). Interindividual variation in posture allocation: Possible role in human obesity. *Science, 301*, 584-586.
Lischetzke, T. & Eid, M. (2006). Wohlbefindensdiagnostik. In F. Petermann & M. Eid (Hrsg.), *Handbuch der Psychologischen Diagnostik* (S. 550-557). Göttingen: Hogrefe.
Ma, J., Liu, Z. & Ling, W. (2003). Physical activity, diet and cardiovascular disease risks in Chinese women. *Public Health Nutrition, 6*, 139-146.
Mader, A. (1990). Aktive Belastungsadaptation und Regulation der Proteinsynthese auf zellulärer Ebene. *Deutsche Zeitschrift für Sportmedizin, 41*, 40-58.
Maier, A. & Basler, H.D. (2003). Gibt es eine Stufenspezifität der Änderungsstrategien bei sportlicher Aktivität? Eine Studie zum transtheoretischen Modell. *Zeitschrift für Gesundheitspsychologie, 11*, 125-131.
Malina, R.M. (1996). Tracking for physical activity and physical fitness across the life span. *Research Quarterly for Exercise and Sport, 67*, 1-10.
Manson, J.E., Greenland, P., LaCroix, A.Z., Stefanick, M.L., Mouton, C.P., Oberman, A., et al. (2002). Walking compared with vigorous exercise for the prevention of cardiovascular events in women. *New England Journal of Medicine, 347*, 716-725.
Manson, J.E., Hu, F.B., Rich-Edwards, J.W., Colditz, G.A., Stampfer, M.J., Willett, W.C., et al. (1999). A prospective study of walking as compared with vigorous

exercise in the prevention of coronary heart disease in women. *New England Journal of Medicine, 341*, 650-658.
Marcus, B.H. & Forsyth, L.H. (2003). *Motivating people to be physically active.* Champaign, IL.: Human Kinetics.
Marmot, M. & Feeney, A. (1997). General explanations for social inequalities in health. In M. Kogevinas, N. Pearce, M. Susser & P. Boffetta (Eds.), *Social inequalities and cancer. International Agency for Research on Cancer (IARC).* (Vol. Scientific Publications, pp. 207-228). Lyon: IAR.
Marshall, S.J. & Biddle, J.H. (2001). The transtheoretical model of behavior change: A meta-analysis of physical activity and exercise. *Annals of Behavioral Medicine, 23*, 229-246.
Marti, B. & Hättich, A. (1999). *Bewegung – Sport – Gesundheit. Epidemiologisches Kompendium.* Bern: Haupt.
Martin, B.W. (2002). Physical activity related attitudes, knowledge and behaviour in the Swiss population: comparison of the HEPA Surveys 2001 and 1999. *Schweizer Zeitschrift für Sportmedizin und Sporttraumatologie, 50*, 164-168.
Martin, B.W. & Marti, B. (1998). Exercise and sports: An undervalued health resource. *Therapeutische Umschau, 55*, 221-228.
Matthews, C.E., Heil, D.P., Freedson, P.S. & Pastides, H. (1999). Classification of cardiorespiratory fitness without exercise testing. *Medicine and Science in Sports and Exercise, 31*, 486-493.
Maud, P.J. & Foster, C. (Eds.). (2006). *Physiological assessment of human fitness* (2nd ed.). Champaign, IL: Human Kinetics.
Mc Auley, E., Elavsky, S., Jerome, G.J., Konopack, J.F. & Marquez, D.X. (2005). Physical activity related well-being in older adults: Social cognitive influences. *Psychology and Aging, 20*, 295-302.
Mc Auley, E., Kramer, F. & Colcombe, S.J. (2004). Cardiovascular fitness and neurocognitive function in older adults: A brief review. *Brain, Behavior, and Immunity, 18*, 214-220.
McDonald, D.G. & Hogdon, J.A. (1991). *Psychological effects of aerobic fitness training. Research and Theory.* New York: Soringer.
McTiernan, A., Kooperberg, C., White, E., Wilcox, S., Coates, R., Adams-Campbell, L.L., et al. (2003). Recreational physical activity and the risk of breast cancer in postmenopausal women: the Women's Health Initiative Cohort Study. *Journal of the American Medical Association, 290*, 1331-1336.
Menke, W. (2000). *Kompendium der Sportverletzungen*. Marburg: Verlag im Kilian.
Mensink, G. (2003). *Bundesgesundheitssurvey: Körperliche Aktivität – Aktive Freizeitgestaltung in Deutschland.* Berlin: Robert Koch Institut.
Mensink, G.B., Deketh, M., Mul, M.D.M., Schuit, A.J. & Hoffmeister, H. (1996). Physical activity and its association with cardiovascular risk factors and mortality. *Epidemiology, 7*, 391-397.
Mensink, G.B.M. (1999). Körperliche Aktivität. *Gesundheitswesen, 61* (Sonderheft 2), 126-131.
Mensink, G.B.M., Lampert, T. & Bergmann, E. (2005). Übergewicht und Adipositas in Deutschland 1984 – 2003. *Bundesgesundheitsblatt – Gesundheitsforschung – Gesundheitsschutz, 12*, 1348-1356.
Michie, S. & Abraham, C. (2004). Interventions to change health behaviours: Evidence-based or evidence-inspired? *Psychology and Health, 19*, 29-49.

Mielck, A. (2000). *Soziale Ungleichheit und Gesundheit. Empirische Ergebnisse, Erklärungsansätze, Interventionsmöglichkeiten.* Bern: Huber.
Milne, S., Orbell, S. & Sheeran, P. (2002). Combining motivational and volitional interventions to promote exercise participation: Protection motivation theory and implementation intentions. *British Journal of Health Psychology, 7*, 163-184.
Mohiyeddini, C. (2002). *Emotion regulation as disposition: Implications for health* (Presentation for the 2nd International Summer School on Humor and Laughter. Theory, Research and Applications). Belfast: Queen's Universität of Belfast.
Mohiyeddini, C. & Bauer, S. (2007). Intentions-Verhaltens-Lücke bei sportlichen Aktivitäten: Die Bedeutung von Emotionen. *Zeitschrift für Sportpsychologie, 14,* 3-13.
Montoye, H.J., Kemper, H.C., Saris, W.H.M. & Washburn, R.A. (1996). *Measuring physical activity and energy expenditure.* Champaign, IL: Human Kinetics.
Morris, J.N. (1996). Körperliche Aktivität gegen Herzinfarkt. In Club of Cologne (Hrsg.), *Gesundheitsförderung und körperliche Aktivität* (S. 104-115). Köln.
Müller, M.J. (1996). Adipositas. *Der Internist, 37*, 101-138.
Naidoo, J. & Wills, J. (2003). *Lehrbuch der Gesundheitsförderung.* Gamburg: Verlag für Gesundheitsförderung.
Netz, Y., Wu, M., Becker, B.J. & Tenenbaum, G. (2005). Physical activity and psychological well-being in advanced age: a meta-analysis of intervention studies. *Psychology and Aging, 20*, 272-284.
Nitsch, J.R. (2000). Handlungstheoretische Grundlegung der Sportpsychologie. In H. Gabler, J. R. Nitsch & R. Singer (Hrsg.), *Einführung in die Sportpsychologie. Teil 1. Grundthemen* (S. 43-164). Schorndorf: Hofmann.
North, T.C., McCullagh, P. & Tran, Z.V. (1990). Effects of exercise on depression. *Exercise and Sport Science Reviews, 18*, 379-415.
Oeppen, J. & Vaupel, J.W. (2002). Broken limits to life expectancy. *Science, 296*, 1029-1031.
Ogden, J. (2000). *Health psychology. A textbook.* (2nd ed.). Buckingham, PH: Open University Press.
Oguma, Y. & Shinoda-Tagawa, T. (2004). Physical activity decreases cardiovascular disease risk in women. Review and Meta-analysis. *American Journal of Preventive Medicine, 26*, 407-418.
Oja, P. (2001). Dose-response between total volume of physical activity and health and fitness. *Medicine and Science in Sports and Exercise, 33* (6 suppl), 428-437; discussion 452-453.
Olivier, N. (2001). Eine Beanspruchungstheorie sportlichen Trainings und Wettkampfs. *Sportwissenschaft, 31*, 437-453.
Orleans, T.C. (2000). Promoting the maintenance of health behavior change: recommendations for the next generation of research and practice. *Health Psychology, 19*(1, Suppl.), 76-83.
Osei-Tutu, K. B. & Campagna, P. D. (2005). The effects of short vs. long-bout exercise on mood, VO_2max and body fat. *Preventive Medicine, 40*, 92-98.
Osgood, C.E., Succi, G.L. & Tanenbaum, P.H. (1957). *The measurement of meaning.* Urbana, IL: University of Illinois Press.
Oster, P., Pfisterer, M., Schuler, M. & Hauer, K. (2005). Körperliches Training im Alter. *Zeitschrift für Gerontologie und Geriatrie, 38*, 10-13.

Oswald, W.D. (2004). Cognitive and physical activity – away for maintaining independent living and delaying the onset of dementia. *European Review of Aging and Physical Activity, 1*, 49-59.
Paluska, S.A. & Schwenk, T.L. (2000). Physical activity and mental health. *Sports Medicine, 29*, 167-180.
Parsons, T. (1958). Struktur und Funktion der modernen Medizin. eine soziologische Analyse. In R. König & M. Tönnesmann (Hrsg.), Probleme der Medizinsoziologie. *Kölner Zeitschrift für Soziologie und Sozialpsychologie, Sonderheft 3*, 10-57.
Parsons, T. (1985). *Das System moderner Gesellschaften*. Weinheim: Juventa.
Pate, R.R., Baranowski, T., Dowda, M. & Trost, S.G. (1996). Tracking physical activity in young children. *Medicine and Science in Sports and Exercise, 28*, 92-96.
Pate, R.R., Pratt, M., Blair, S.N., Haskell, W.L., Macera, C.A., Bouchard, C., et al. (1995). Physical activity and public health. A recommendation from the Centers for Disease Control and Prevention and the American College of Sports Medicine. *Journal of the American Medical Association, 273*, 402-407.
Pate, R.R., Trost, S.G., Dowda, M., Ott, A., Ward, D., Saunders, R., et al. (1999). Tracking of physical activity, physical inactivity and health-related physical fitness in rural youth. *Pediatric Exercise Science, 11*, 364-376.
Perrez, M. (2005). Wissenschaftstheoretische Grundlagen der klinisch-psychologischen Intervention. In U. Baumann & M. Perrez (Hrsg.), *Klinische Psychologie – Psychotherapie* (3. Aufl.) (S. 46-62). Bern: Huber.
Perri, M.G., Anton, S.D., Durning, P.E., Ketterson, T.U., Sydeman, S.J., Berlant, N.E., et al. (2002). Adherence to exercise prescriptions: effects of prescribing moderate versus higher levels of intensity and frequency. *Health Psychology, 21*, 452-458.
Petruzello, S.J., Landers, D.M., Hatfield, B.D., Kubitz, K.A. & Salazar, W. (1991). A meta-analysis on the anxiety reducing effects of acute and chronic exercise. *Sports Medicine, 11*, 143-182.
Petty, R.E. & Cacioppo, J.T. (1986). The elaboration likelihood model of persuasion. In L. Berkowitz (Ed.), *Advances in Experimental Social Psychology* (Vol. 19). Orlando, FL: Academic Press.
Plotnikoff, R.C., Hotz, S.B., Birkett, N.J. & Courneya, K.S. (2001). Exercise and the transtheoretical model: A longitudinal test of a population sample. *Preventive Medicine, 33*, 441-452.
Polivy, J. & Herman, C.P. (2002). If at first you don't succeed. False hopes of self change. *American Psychologist, 57*, 677-689.
Prochaska, J.O. & DiClemente, C.C. (1982). Transtheoretical therapy: Toward a more integrative model of change. *Psychotherapy: Theory, Research and Practice, 20*, 161-173.
Prochaska, J.O. & DiClemente, C.C. (1983). Stages and Processes of self-change in smoking: Toward an integrative model of change. *Journal of Consulting and Clinical Psychology, 51*, 390-395.
Prohl, R. (1999). *Grundriß der Sportpädagogik.* Wiebelsheim: Limpert.
Puca, R. M. & Langens, T. A. (2002). Kapitel 2a: Motivation. In J. Müsseler & W. Prinz (Hrsg.), *Allgemeine Psychologie* (S. 226-269). Berlin: Spektrum.
Pudel, V. & Schlicht, W. (2005). *Das Abnehmbuch.* Stuttgart: Hampp.

Rankinen, T., Pérusse, L., Rauramaa, R., Rivera, M., Wolfarth, B. & Bouchard, C. (2001). The human gene map for performance and health related-fitness phenotypes. *Medicine and Science in Sports and Exercise, 33*, 855-867.

Rankinen, T., Pérusse, L., Rauramaa, R., Rivera, M., Wolfarth, B. & Bouchard, C. (2003). The human gene map for performance and health-related fitness phenotypes: The 2003 update. *Medicine and Science in Sports and Exercise, 36*, 1451-1469.

Rief, W. & Hermanutz, M. (1998). Responses to activation and rest in patients with panic disorder and major depression. *British Journal of Clinical Psychology, 35*, 605-616.

RKI (2006). *Gesundheit in Deutschland* (Gesundheitsberichterstattung des Bundes). Berlin: Robert-Koch Institut.

Rodriguez, D.A., Brown, A.L. & Troped, P.J. (2005). Portable Global Positioning Units to Complement Accelerometry-Based Physical Activity Monitors. *Medicine and Science in Sports and Exercise, 37*(11 Suppl.), 572-581.

Rogers, R.W. (1975). A protection motivation theaory of fear appeals and attitude change. *Journal of Psychology, 91*, 93-114.

Ronda, G., Van Assema, P. & Brug, J. (2001). Stages of change, psychological factors and awareness of physical activity levels in the Netherlands. *Health Promotion International, 16*, 305-314.

Rosen, C.S. (2000). Is the sequencing of change processes by stage consistent across health problems? A meta-analysis. *Health Psychology, 19*, 593-604.

Rosenberg, M.J. & Hovland, C.I. (1960). Cognitive, affective, and behavioral components of attitudes. In W.J. McGuire, R.P. Abelson & J.W. Brehm (Eds.), *Attitude organization and change* (pp. 1-14). New Haven, CT: Yale University Press.

Rosenthal, R. & Rubin, D.B. (1982). A simple, general purpose display of magnitude of experimental effect. *Journal of Educational Psychology, 74*, 166-169.

Rossi, P. H., Freeman, H. E. & Lipsey, M. W. (1999). *Evaluation. A systematic approach* (Vol. 6). Thousand Oaks: Sage.

Rost, R. (1994). *Sport und Gesundheit*. Berlin: Springer Verlag.

Rubin, A. & Chassay, C.M. (1996). When anxiety attacks: Treating hyperventilation and panic. *Physician Sports Medicine, 24*, 54-65.

Rusch, H. & Irrgang, W. (2002). Aufschwung oder Abschwung? Verändert sich die körperliche Leistungsfähigkeit von Kindern und Jugendlichen oder nicht? *Haltung und Bewegung, 22*, 5-10.

Rütten, A. (1998). Sportliche Aktitivät und öffentliche Gesundheit. In K. Bös & W. Brehm (Hrsg.), *Gesundheitssport: Ein Handbuch* (S. 52-62). Schorndorf: Hofmann.

Rütten, A. & Abu-Omar, K. (2003). Prävention durch Bewegung. zur Evidenzbasierung von Interventionen zur Förderung körperlicher Aktivität. *Zeitschrift für Gesundheitswissenschaften, 11*, 229-246.

Rütten, A., Abu-Omar, K., Lampert, T. & Ziese, T. (2005). *Körperliche Aktivität* (Bd. Gesundheitsberichterstattung des Bundes, Heft 26). Berlin: Robert Koch Institut.

Ryan, R.M. & Deci, E.L. (2000). Self-determination theory and the facilitation of intrinisic motivation, social development, and well-being. *American Psychologist, 55*, 68-79.

Sallis, J.F. (1999). Influences on Physical Activity of Children, Adolescents and Adults. In C.B. Corbin & R.B. Pangrazi (Eds.), *Toward a better understanding of physical fitness and activity: Selected topics* (pp. 27-32). Scottsdale, Arizona: Holcomb Hathaway Publishers.

Sallis, J.F. & Owen, N. (1999). *Physical activity and behavioral medicine*. Thousand Oaks, CA: Sage.

Samitz, G. & Baron, R. (2002). Epidemiologie der körperlichen Aktivität. Definitionen, Klassifikationen, Methoden und Konzepte. In G. Samitz & G.B. Mensink (Hrsg.), *Körperliche Aktivität in Prävention und Therapie* (S. 11-31). München: Hans Marseille Verlag GmbH.

Scheibe, J.H. (1994). *Sport als Therapie*. Berlin: Ullstein.

Schifferdecker-Hoch, F. & Denner, A. (1999). Mobilitäts-, Muskelkraft- und Muskelleistungsfähigkeitsparameter der Wirbelsäule. Alters- und geschlechtsspezifische Referenzdaten. *Manuelle Medizin, 37*, 30-33.

Schipperges, H. (1982). Gesundheit im Wandel. In H. Schaefer (Hrsg.), *Funkkolleg Umwelt und Gesundheit – Aspekte einer sozialen Medizin* (Bd. 2, S. 351-368). Frankfurt/M.

Schlicht, W. (1992). Das sportliche Training: Überlegungen auf dem Weg zu einem integrierten Belastungs-Beanspruchungs-Konzept. In J. P. Janssen, W. Schlicht, H. Rieckert & K. Carl (Hrsg.), *Belastung und Beanspruchung* (S. 31-44). Köln: Sportbuch Strauß.

Schlicht, W. (1994). *Sport und Primärprävention* (Bd. 4). Göttingen: Hogrefe.

Schlicht, W. (1995). *Wohlbefinden und Gesundheit durch Sport*. Schorndorf: Hofmann.

Schlicht, W. (1998). Gesundheit. In O. Grupe & D. Mieth (Hrsg.), *Lexikon der Ethik im Sport* (S. 211-217). Schorndorf: Hofmann.

Schlicht, W. (1999). Meta-Analysen. In B. Strauß, H. Haag & M. Kolb (Hrsg.), *Datenanalyse in der Sportwissenschaft* (S. 519-532). Schorndorf: Hofmann.

Schlicht, W. (2000). Gesundheitsverhalten im Alltag: Auf der Suche nach einem Paradigma. *Zeitschrift für Gesundheitspsychologie, 8*, 49-60.

Schlicht, W. (2002 a). Physical activity and health promotion. In N. J. Smelser & P. Baltes (Eds.), *The international encyclopedia of the social and behavioral sciences* (Vol. 17, pp. 415-418). Oxford, England: Elsevier.

Schlicht, W. (2002 b). Theory of planned behavior. In R. Schwarzer, M. Jerusalem & H. Weber (Hrsg.), *Gesundheitspsychologie von A bis Z* (S. 597-600). Göttingen: Hogrefe.

Schlicht, W. (2003). Sport und Bewegung. In M. Jerusalem & H. Weber (Hrsg.), *Psychologische Gesundheitsförderung* (S. 213-231). Göttingen: Hogrefe.

Schlicht, W. (2005). *Das Aktivitätsbuch*. Stuttgart: Hampp.

Schlicht, W. (2006). Glück und Wohlbefinden durch Risikosport. In H. Breuninger (Hrsg.), *Glück*. Ulm.

Schlicht, W. & Kanning, M. (2003). Körperlich-sportliche Bewegung in der kardiologischen Rehabilitation: Motivierungs- und Bindungsmöglichkeiten einer telefonischen Nachsorge. *Praxis. Klinische Verhaltensmedizin und Rehabilitation, 16* (61), 53.

Schlicht, W., Kanning, M. & Bös, K. (2003). *Psychosoziale Interventionen zur Beeinflussung des Risikofaktors Bewegungsmangel: Theoretische Modelle und praktische Evidenzen*. Frankfurt/M.: VAS.

Schmidt, L. (2005). Public Health Ansätze. In M. Jerusalem & H. Weber (Hrsg.), *Psychologische Gesundheitsförderung* (S. 163-180). Göttingen: Hogrefe.

Schmitz, A. & Schlicht, W. (2000). Öffentliche Spiel-, Begegnungs- und Bewegungsräume in der Stadt – Chancen und Probleme eines interdisziplinären Projektes. In J. P. Janssen (Hrsg.), *Leistung und Gesundheit: Themen der Zukunft; Bericht über die Tagung der Arbeitsgemeinschaft für Sportpsychologie (asp) vom 12.-14. Mai 1999 in Kiel* (S. 283-288). Köln: bps-Verlag.

Schönpflug, W. (1993). Applied Psychology: Newcomer with a long tradition. *Applied Psychology: An International Review, 42*, 5-30.

Schulze, G. (1992). *Die Erlebnisgesellschaft: Kultursoziologie der Gegenwart.* Frankfurt/M.: Campus.

Schwartz, F.W. & Walter, U. (1998). Altsein – Kranksein? In F.W. Schwartz, B. Badura, R. Leidl, H. Raspe & J. Siegrist (Hrsg.), *Das Public Health Buch* (S. 124-140). München: Urban & Schwarzenberg.

Schwarzer, R. (1992). Self-efficacy in the adoption and maintenance of health behaviors: Theoretical approaches and a new model. In R. Schwarzer (Ed.), *Self-efficacy: Thought Control of Action* (pp. 217-243). Washington, DC: Hemisphere.

Schwarzer, R. (2002). Health Action Process Approach. In R. Schwarzer, M. Jerusalem & H. Weber (Hrsg.), *Gesundheitspsychologie von A bis Z* (S. 241-244). Göttingen: Hogrefe.

Schwarzer, R. (2004). *Psychologie des Gesundheitsverhaltens* (2. Aufl.). Göttingen: Hogrefe.

Schwenkmezger, P., Eid, M. & Hank, P. (2000). Sozioökonomischer Status und Qualität der Umgebung. In M. Amelang (Hrsg.), *Band 4. Determinanten individueller Unterschiede* (S. 129-204). Göttingen: Hogrefe.

Seelig, H. & Fuchs, R. (2006). Messung der sport- und bewegungsbezogenen Selbstkonkordanz. *Zeitschrift für Sportpsychologie, 13*, 121-139.

Shaw, K., O'Rourke, P., Del Mar, C. & Kenardy, J. (2005). *Psychological interventions for overweight or obesity* (Cochrane Review). The Cochrane Database of Systematic Reviews, 2005 Apr. 18;(2):CD003818.

Shelldon, K.M. & Elliot, A.-J. (1999). Goal striving, need satisfaction, and longitudinal well being:The self concordance model. *Journal of Personality and Social Psychology, 76*, 482-497.

Shepard, R.J. (1997). What is the optimal type of physical activity to enhance health. *British Journal of Sports Medicine, 31*, 277-284.

Shepard, R. J. (2006). Exercise dose-response effects in older adults. In W. Zhu & W. Chodzkozajko (Eds.), *Measurement issues in aging and physical activity* (pp. 23-34). Champaign, Il: Human Kinetics.

Singer, P. & Salovey, J.A. (1988). Mood and memory: Evaluating the network theory of affect. *Clinical Psychology Review, 8*, 211-251.

Slattery, M.L. (1996). How much physical activity do we need to maintain health and prevent disease? Different diseases – different mechanisms. *Research Quarterly for Exercise and Sport, 67*, 209-212.

Slentz, C.A., Duscha, B.D., Johnson, J.L., Ketchum, K., Aiken, L.B., Samsa, G.P., et al. (2004). Effects of the amount of exercise on body weight, body composition and measures of central obesity. *Archive of Internal Medicine, 164*, 31-39.

Sniehotta, F. & Schwarzer, R. (2004). Modellierung der Gesundheitsverhaltensänderung. In M. Jerusalem & H. Weber (Hrsg.), *Psychologische Gesundheitsförderung* (S. 677-694). Göttingen: Hogrefe.

Snyder, C.R. & Lopez, S.J. (Eds.). (2005). *Handbook of positive psychology*. Oxford: University Press.

Sokolowski, K. (1993). *Emotion und Volition*. Göttingen: Hogrefe.

Statistisches Bundesamt. (1998). *Gesundheitsbericht für Deutschland (Kurzfassung)*. Wiesbaden: Statistisches Bundesamt.

Steinhagen-Thiessen, E. & Borchelt, M. (1996). Morbidität, Medikation und Funktionalität im Alter. In K.-U. Mayer & P. Baltes (Hrsg.), *Die Berliner Altersstudie* (S. 151-184). Berlin: Akademie.

Steyer, R., Schwenkmezger, P., Notz, P. & Eid, M. (1997). *Der mehrdimensionale Befindlichkeitsfragebogen*. Göttingen: Hogrefe.

Sundquist, K., Qvist, J., Sundquist, J. & Johansson, S.E. (2004). Frequent and occasional physical activity in the elderly: a 12-year follow-up study of mortality. *American Journal of Preventive Medicine, 27*, 22-27.

Sygusch, R., Brehm, W. & Ungerer-Röhrich, U. (2003). Gesundheit und körperliche Aktivität bei Kindern und Jugendlichen. In W. Schmidt, I. Hartmann-Tews & W.D. Brettschneider (Hrsg.), *Erster Deutscher Kinder- und Jugendsportbericht* (S. 63-84). Schorndorf: Hofmann.

Taylor, S.E. (1999). *Health Psychology* (4th ed.). New York: Mc Graw Hill.

Tellegen, A., Lykken, D.T., Bouchard, T.J., Wilcox, K.J., Segal, N.L. & Rich, S. (1988). Personality similarity in twins reared apart and together. *Journal of Personality and Social Psychology, 54*, 1031-1039.

The WHO MONICA Principal Investigators. (1988). Monitoring trends and determinants in cardiovascular disease. A major international collaboration. *Journal of Clinical Epidemiology, 41*, 105-114.

Tietjens, M. (2001). *Sportliches Engagement und sozialer Rückhalt im Jugendalter. Eine repräsentative Surveystudie in Brandenburg und Nordrhein-Westfalen*. Lengerich: Pabst.

Tietjens, M., & Hoffmann, A. (in Druck). Entwicklung und Sozialisation. In W. Schlicht & B. Strauß (Hrsg.), *Grundlagen der Sportpsychologie* (Reihe Enzyklopädie der Psychologie Bd. 1). Göttingen: Hogrefe.

Trost, S.G., Owen, N., Baumann, A.E., Sallis, J.F. & Brown, W. (2002). Correlates of adults' participation in physical activity: review and update. *Medicine and Science in Sports and Exercise, 34*, 1996-2001.

Trudeau, F., Laurencelle, L., Tremblay, J., Rajic, M. & Shephard, R.J. (1999). Daily primary school physical education: effects on physical activity during adult life. *Medicine and Science in Sports and Exercise, 31*, 111-117.

Tudor-Locke, C. & Bassett, D.R. (2004). How many steps/day are enough? Preliminary pedometer indices for public health. *Sports Medicine, 34*, 1-8.

Tudor-Locke, C., Williams, J.E., Reis, J.P. & Pluto, D. (2002). Utility of pedometers for assessing physical activity: convergent validity. *Sports Medicine, 32*, 795-808.

Twisk, J.W.R., Kemper, H.C. & van Mechelen, W. (2000). Tracking of activity and fitness and the relationships with cardiovascular risk factors. *Medicine and Science in Sports and Exercise, 32*, 1455-1462.

US Department of Health and Human Services. (1996). *Physical acitivity and health: A report of the Surgeon General Centers for Diseaese Control and Prevention*. Atlanta, USA.

van Raalte, J.L. & Brewer, B.W. (1996). *Exploring Sport and Exercise Psychology*. Washington, DC: APA.

Van Tulder, M.W., Malmivaara, A., Esmail, R. & Koes, B.W. (2000). Exercise therapy for low back pain. A systematic review within the framework of the Cochrane Collaboration Back Review Group. *Spine, 25*, 2784-2796.

Villeneuve, P.J., Morrison, H.I. & Craig, C.L. (1998). Physical activity, physical fitness, and risk of dying. *Epidemiology, 9*, 626-631.

Visser, M., Plujim, S.M., Stel, V.S., Bosscher, R.J. & Deeg, D.J.H. (2002). Physical activity as a determinant of change in mbility performance: The longitudinal aging study Amsterdam. *Journal of the American Geriatrics Society, 50*, 1774-1781.

Wagner, P. (2000). *Aussteigen oder Dabeibleiben. Determinnanten der Aufrechterhaltung sportlicher Aktivität in gesundheitsorientierten Sportporgrammen.* Darmstadt: WBG.

Wagner, P. & Singer, R. (2004). Ein Fragebogen zur Erfassung der habituellen körperlichen Aktivität. *Sportwissenschaft, 33*, 383-397.

Wagner, P., Singer, R., Woll, A., Tittelbach, S. & Bös, K. (2004). Der Zusammenhang von habitueller körperlicher Aktivität und Gesundheit: Dargestellt an zwei Feldstudien. *Zeitschrift für Gesundheitspsychologie, 12*, 139-147.

Waller, H. (2002). *Gesundheitswissenschaft* (3. Aufl.). Stuttgart: Kohlhammer.

Ward, D.S., Evenson, K.R., Vaughn, A., Rodgers, A.B. & Troiano, R.P. (2005). Accelerometer Use in Physical Activity: Best Practices and Research Recommendations. *Medicine and Science in Sports and Exercise, 37*(11, Suppl.), 582-588.

Weinstein, N. (1984). Why it won`t happen to me: perception of rsik factors and susceptibility. *Health Pschology, 3*, 431-457.

Weinstein, N.D. (1988). The precaution adaption process. *Health Psychology, 7*, 355-386.

Weinstein, N.D., Rothman, A. & Sutton, S.R. (1998). Stage theories of health behavior. Conceptual and methodological issues. *Health Psychology, 17*, 290-299.

Weitkunat, R., Haisch, J. & Kessler, M. (1997). *Public Health und Gesundheitspsychologie*. Bern: Verlag Hans Huber.

Weller, I. & Corey, P. (1998). The impact of excluding non-leisure energy expenditure on the relation between physical activity and mortality in women. *Epidemiology, 9*, 632-635.

Weltman, A., Seip, R. & Tran, Z. (1987). Practical assessment of body compostion in obese males. *Human Biology, 59*, 523-536.

WHO (1986). *Ottawa Charta for Health Promotion*. Ottawa: WHO.

WHO (2002). *The World Health Report 2002. Reducing risks – promoting healthy life.* Geneva: World Health Organization.

Wiebe, D. & Korbel, C. (2003). Defensive denial, affect, and the self regulation of health threats. In L. Cameron & H. Leventhal (Eds.), *The self regulation of health an d illness behaviour* (pp. 185-203). London: Routledge.

Wilhelmi, U. (1991). *Bewegung und Sport in der psychiatrischen und psychosozialen Versorgung*. Frankfurt: Verlag Peter Lang.

Williamson, G.M. (2000). Extending the Activity Restriction Model of Depressed Affect: evidence from a sample of brreast cancer patients. *Health Psychology, 19*, 339-347.

Wislöff, U., Najjar, S., Ellingsen, Ö., Haram, P.M., Swoap, S., Al-Share, Q., et al. (2005). Cardiovascular risk factors emerge after artificial selection for low aerobic capacity. *Science, 301*, 418-420.

Witkiewitz, K. & Marlatt, G.A. (2004). Relapse prevention for alcohol and drug problems. That was zen, this is tao. *American Psychologist, 59*, 224-235.

Wittchen, H.-U. & Jacobi, F. (2005). *Psychische Störungen in Deutschland und der EU. Größenordnung und Belastung.* Vortrag auf dem 1. Deutschen Präventionskongreß.

Witte, K. (1992). Putting the fear back into fear appeals: The extended parallel process model. *Comm Monographs, 59*, 329-349.

Witte, K. (1994). Fear control and danger control: A test of the Extended Parallel Process Model (EPPM). *Comm Monographs, 61*, 113-194.

Witte, K. & Allen, M. (2000). A meta-analysis of fear appeals: Implications for effective public health campaigns. *Health Education Behavior, 27*, 591-615.

Woll, A. (1998). Kommune. In K. Bös & W. Brehm (Hrsg.), *Gesundheitssport: Ein Handbuch* (S. 341-363). Schorndorf: Hofmann.

Woll, A. (2004). Diagnose körperlich-sportlicher Aktivität im Erwachsenenalter. *Zeitschrift für Sportpsychologie, 11*, 54-70.

Wurm, S. & Tesch-Römer, C. (2005). Alter und Gesundheit. In R. Schwarzer (hrsg.), *Gesundheitspsychologie* (S. 71-89). Göttingen: Hogrefe.

Yu, S., Yarnell, J. W., Sweetnam, P.M. & Murray, L. (2003). What level of physical acitivity protects against premature cardiovascular death? The Caerphilly study. *Heart, 89*, 502-506.